U0152713

# 阎小萍
## 从脾胃论治风湿病
## 经验撷要

主　编　阎小萍

副主编　赖斯宏　赵超群　白　雯　胡春宇

编　委（按姓氏笔画排序）

| | | | | |
|---|---|---|---|---|
| 马　骁 | 王建东 | 王建明 | 王琬茹 | 孔维萍 |
| 白　雯 | 朱俊岭 | 刘　畅 | 苏英翔 | 李　珩 |
| 李世雨 | 李宏艳 | 李霄鹏 | 杨学青 | 杨雪梅 |
| 杨嘉毓 | 张　楠 | 张英泽 | 陈　璐 | 陈鹏凯 |
| 苑　艺 | 欧阳波 | 罗　薇 | 金笛儿 | 赵超群 |
| 胡　艳 | 胡春宇 | 徐　愿 | 徐学谨 | 陶庆文 |
| 崔云馨 | 阎小萍 | 彭建英 | 董秋梅 | 赖斯宏 |
| 路　平 | 解国华 | 靖卫霞 | 薛相虎 | |

人民卫生出版社

·北京·

**图书在版编目（CIP）数据**

阎小萍从脾胃论治风湿病经验撷要 / 阎小萍主编
—北京：人民卫生出版社，2024.3
ISBN 978-7-117-36153-8

Ⅰ. ①阎… Ⅱ. ①阎… Ⅲ. ①风湿性疾病–中医临床–经验–中国–现代 Ⅳ. ①R259.932.1

中国国家版本馆 CIP 数据核字（2024）第 064937 号

| 人卫智网 | www.ipmph.com | 医学教育、学术、考试、健康，购书智慧智能综合服务平台 |
| 人卫官网 | www.pmph.com | 人卫官方资讯发布平台 |

**阎小萍从脾胃论治风湿病经验撷要**
Yan Xiaoping Cong Piwei Lunzhi Fengshibing
Jingyan Xieyao

主　　编：阎小萍
出版发行：人民卫生出版社（中继线 010-59780011）
地　　址：北京市朝阳区潘家园南里 19 号
邮　　编：100021
E - mail：pmph @ pmph.com
购书热线：010-59787592　010-59787584　010-65264830
印　　刷：鸿博睿特（天津）印刷科技有限公司
经　　销：新华书店
开　　本：710 × 1000　1/16　印张：18
字　　数：233 千字
版　　次：2024 年 3 月第 1 版
印　　次：2024 年 5 月第 1 次印刷
标准书号：ISBN 978-7-117-36153-8
定　　价：69.00 元

打击盗版举报电话：010-59787491　E-mail：WQ @ pmph.com
质量问题联系电话：010-59787234　E-mail：zhiliang @ pmph.com
数字融合服务电话：4001118166　E-mail：zengzhi @ pmph.com

# 仝　序

　　中医药是中华民族的优秀瑰宝，也是我国医药卫生事业的重要组成部分。数千年来，为中华民族的繁衍昌盛做出了重要贡献。习近平总书记指出，"中医药学是我国各族人民在长期生产生活和同疾病作斗争中逐步形成并不断丰富发展的医学科学，是我国具有独特理论和技术方法的体系""凝聚着深邃的哲学智慧和中华民族几千年的健康养生理念及其实践经验"。为此，中医药事业的振兴发展需要优秀人才组成的梯队支撑，而"教书育人"，培养一支高素质的中医人才梯队，是我们中医药事业蓬勃发展的关键。自中华人民共和国成立以来，中医药高等教育在实践中摸索出了一条院校教育和师承式教育相结合，培养高层次的中医人才的路径，且取得了丰硕的成果，培养了一大批中医药的骨干人才，支撑了当代中医药学科的传承发展。

　　阎小萍教授就是这种教育模式下培养的中医人才队伍中的佼佼者之一。我和阎教授在中日友好医院并肩奋斗了十八个春秋，我亲眼目睹了她工作认真、忘我，学习刻苦、不懈；目睹了她一丝不苟、尊师虔诚、侍诊师旁，三年如一日的艰辛；目睹了她1995年毕业，带着焦树德教授"把抗风湿的大旗扛好"的嘱托，在院领导的关怀、支持下，奋力地创立并发展了"中医风湿病

3

科"。对于跟焦树德老师学习的收获,她学而时习之,不断总结,不断取得新的收获;对于不断发展的西医风湿免疫的知识,她不仅刻苦学习,还年年组织"诊、治、研进展学习班",自己坐在第一排,认真聆听,详细记录,及时总结、充实自己,并严格要求全科医生除值班外均要全程参加,力争获益,提高科室诊治风湿病的水平。因此中日友好医院中医风湿病科的楼道里都是加床的病人,门诊病人更是络绎不绝。她严于律己,关心病人,每周一下午到晚上坐在办公室内认真查阅病房中每一份病历,将问题梳理清楚,详细记录,为周二上午的科主任查房做好充分准备,根据病情轻、中、重分级,并提出相应的预设诊疗方案。周二上午查房,查看到每一位病人,几乎每次都查到下午 1 点左右,使他们满意、心安,积极配合中医结合治疗及内外同治而获效。这样,吸引了全国各地患者及国外的患者。

阎小萍教授身上具备"坚持不懈的奋斗""勤思敏行的苦学""善于总结的撰写"的特点。她撰写了"跟师三部曲"(即《焦树德学术思想临床经验综论》《焦树德临证百案按》《从师实录与心悟》),《强直性脊柱炎》《类风湿关节炎与强直性脊柱炎合理用药 300 问》《常见风湿病诊治手册》《常见风湿病及骨科疾病中西医结合诊治》等著作;还作为副主编、编委等参编了张英泽院士主编的《骨科常见疾病整合诊疗学》《实用中医风湿病学》等。2022 年又编著了《医法心得十讲》,今又将付梓《阎小萍从脾胃论治风湿病经验撷要》一书。本书是阎小萍教授数十年辨治风湿病经验总结之一。她强调辨治风湿病健脾和胃法应贯穿始终,否则胃气败,百药难施;她强调要深悟"纳运相得""升降相因""燥湿相济"之理,方可更好地运用健脾和胃法于风湿病的辨治之中;她强调益肾固本、燮理枢机更应寓于健脾和胃法之中;她更强调健脾和胃法在"风湿病未病"中的及早灵活运用。总之,从中不难看出疑难、危重的诸种风湿病患者长期追随阎小萍教授辨治之因。重先天（肾），顾后天（脾）辨治之法亦可供中医诸同道们参考用之。故本书将出版之际，爰为序、彰扬之、励后学。

中国中医科学院广安门医院副院长、教授、主任医师

中国科学院院士、中国中医科学院首席研究员

# 田　序

　　我国的中医药事业正处于中华人民共和国成立以来蓬勃发展的最好时期。习近平总书记明确指出："中医药学是中国古代科学的瑰宝，也是打开中华文明宝库的钥匙。"总书记的指示不仅是对千百年来中医药学的最大肯定，也为新时代中医药事业发展指明了方向。我们应该增强民族自信心，切实做好"中医传承"与"创新发展"的工作，要认真地挖掘中医药宝库中的精华，力争在建设健康中国、实现中国梦的伟大征程中，为人民做出更大的贡献。"全国名中医"阎小萍教授就是这样一位尊师重学，一步一个足迹地走在征途上的"中医人"。

　　阎教授毕业于天津中医药大学，在临床一线工作20多年后，即1992年，拜首批全国老中医药专家学术经验继承工作指导老师之一、我国著名风湿病专家焦树德先生为师。侍诊3年，尽得真传，于1995年以优异的成绩被原人事部、原卫生部、国家中医药管理局正式确认为焦老的学术经验继承人，并荣获"出师证书"。30年来，阎教授仍念念不忘恩师的教诲，勇敢扛起"传承"大旗。临证之余，把恩师的宝贵经验撰著成文，其中《焦树德学术思想临床经验综论》《焦树德临证百案按》《从师实录与心悟》影响深广，使焦老的宝贵经验得以广泛传习。与此同时，阎教授笔耕不辍，结合自己的临床心得，还出版了《强直性脊柱

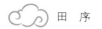 

炎》《常见风湿病及相关骨科疾病中西医结合诊治》《医法心得十讲》等专著。

近期,阎教授集 50 余年的临床经验体会撰写而成的《阎小萍从脾胃论治风湿病经验撷要》一书,即将付梓。该书在系统评述健脾和胃法的历史源流及内涵基础上,围绕风湿病这一世界性难题,论述了风湿病对脾胃的影响、抗风湿药物对脾胃的损伤以及风湿病缠绵难愈的根源等问题,从脾胃为后天之本、气血生化之源、肢节肌肉之养等功能角度,论述了风湿病从脾胃论治的理论渊源、诊治思路和用药经验。阎教授在临床上将健脾和胃法贯穿于风湿病治疗的始终,诊之初,加入健脾和胃之品,以防除湿药物伤胃;诊之中,擅用甘平温运之品以益脾阳,相伍甘凉之剂以滋脾阴;诊之后,重用健脾和胃之品,以扶正强身。

阎教授是著名的风湿病专家。患者络绎不绝,经常"一号难求"。风湿病是疑难杂症,需长期规范地治疗,有的患者追随几年甚至十几年,仍坚持复诊服药不间断,很少有因服中药后胃肠不适等而停用者,反而更多的是服中药治风湿后,身轻、体健、耐劳、肤荣发黑,其奥妙之处在于善用健脾和胃法,不仅培补后天、补益气血,而且除湿蠲痹、祛邪安正。在阎教授的辨治处方中,几乎每一张处方都有据证择用的健脾和胃之品,可谓一大特色。

总之,关注健脾和胃在辨治风湿病中的运用是非常必要的,而对临证辨治其他疾病也有参考之必要。故爰为之序,以示同道,以励后学。

北京中医药大学东直门医院脑病科教授、主任医师
中国工程院院士、中国医学科学院学部委员

田金洲

# 自　序

　　中医药学是中华民族的瑰宝，是具有中国特色的生命科学，数千年来为中华民族的繁衍昌盛做出了重要的贡献，同时也对世界文明进步产生了积极影响。习近平总书记指出："中医药学是我国各族人民在长期生产生活和同疾病作斗争中逐步形成并不断丰富发展的医学科学，是我国具有独特理论和技术方法的体系"，"凝聚着深邃的哲学智慧和中华民族几千年的健康养生理念及其实践经验"。习总书记关于中医药的一系列重要论述，是对我们中医人的鼓舞，也使中医药的发展迎来了大好的契机。

　　我有幸成为"中医人"队伍中的一员，有幸成为首批全国老中医药专家学术经验继承工作指导老师焦树德教授的亲传弟子，1995年2月毕业扛起有"尪痹第一人"之称的焦老师交给我的"抗风湿大旗"，创建了中日友好医院中医风湿病科，在中医、中西医结合的抗风湿大道上又奋力拼搏了近30年。竭力按焦老师"善思、善悟、善总结"的教诲，总结出版了跟师三部曲即《焦树德学术思想临床经验综论》《焦树德临证百案按》《从师实录与心悟》。嗣后又出版了《强直性脊柱炎》《类风湿关节炎与强直性脊柱炎合理用药300问》《常见风湿病诊治手册》《常见风湿病及骨科疾病中西医结合诊治》等多部著作，2022年又出版了《医法心得十讲》。现又付梓将出版《阎小萍从脾胃论治风湿病经验撷要》一书。这本书是我从医50余年,尤其是师从焦老学习,毕业近30年的临证经验体会的总结。风湿病是难治性疾病之一,涉及筋、脉、肉、皮、骨及其相对应的脏腑。肾是"先天之本","肾虚"是风湿病发病的重要基础,"补肾"是辨治风湿病重要方法之一。而脾为"后天之本""气血化生之源",滋补先天、支撑中央、协诸脏腑。因而健运脾胃应贯穿在风湿病辨治的整个过程中。胃和脾健方可扶正祛邪,否则胃气一败则百药难施。所以脾胃调则五脏和,"未病"之时顾护脾胃助正气、利祛邪;"大病"之时顾护脾胃是利扶正、助祛邪、保生机;"病后"之时顾护脾胃、利正复、清余邪、助康复。总之,"脾胃双调"则"五脏安和"。而补益肾阳、温运中土而助脾阳,治以甘平以益脾阴,"益脾阳、滋脾阴"有机结合方能健运中土,加之巧用燮理气机以助脾升胃降之势。在择方用药之时,莫忘"阴中求阳、阳中求阴"而"双调阴阳";莫忘从化之嫌,要"寒热并用";莫忘"安调五脏",擅用"脏腑辨证";莫忘"呆补易滞",关注"动静结合";莫忘"扶正祛邪",重视"调和营卫"。为此,我在辨治风湿病诸种疾病中每张处方均酌情加入健运脾胃之品。

为保证医案的真实性与完整性,有些药物如虎骨、穿山甲尚保留在医案中,目前临床上已禁用,特此说明。

在行医途中,积累了点滴体会,愿与同道分享,更望启迪后学。我们携手共进,在传承的大道上砥砺前行,共创辉煌!

阎小萍

**2023 年 2 月 28 日**

# 目 录

# 第一章

## 健脾和胃法的历史源流及内涵

　　风湿性疾病,是一组累及骨与关节及其周围软组织及其他相关组织和器官的慢性疾病。而中医学中认为风湿病属"痹证"或者"痹病",是指人体的营卫失调,感受了风寒湿热之邪,合而为病;或者日久正虚,内生痰浊、瘀血及毒热,正邪相搏,使肌肤、血脉、经络、筋骨,甚至脏腑的气血痹阻,机体失于濡养,而出现以肢体关节、肌肉的肿胀、疼痛、酸楚、麻木、重着、僵直、变形及活动受限等症状为特征,甚至累及脏腑的一类疾病的总称。在风湿病发病过程中,肾虚是其发病的根本,但脾虚亦是一个重要的致病因素。《素问·评热病论》曰:"邪之所凑,其气必虚。"《灵枢·五变》云:"肉不坚,腠理疏,则善病风。"从中我们看到正气亏虚是风湿病发病的内在原因。而人体之正气有赖于气血的濡养,脾在化生气血、转输气血方面起着重要作用;若脾胃亏虚,则气血生化乏源,进一步致使正气亏虚,风、寒、湿、热诸邪乘虚侵扰而致病。

　　此外《医宗必读》言:"一有此身,必资谷气,谷入于胃,洒陈于六腑而气至,和调于五脏而血生,而人资之以为生者也,故曰后天之本在脾。"明代张介宾亦言:"人之始生,本乎精血之源,人之既生,由乎水谷之养。非精血无以立形体之基,非水谷无以成形体之壮。精血之司在命门,水谷之司在脾胃,……本赖先天为之主,而精血之海又必赖后天为之资。"由此可见,脾胃功能的正常运行需要依赖肾中阳气的温煦,以助其正常发挥脾主运化

1

的生理功能,而肾之所藏精气,亦有赖于水谷精微的不断化生与补充,二者相互依存,相互资助,相互促进,在病理上亦常相互影响,互为因果。换言之,风湿病发病的主要原因之一为肾虚,肾虚是基础,病程日久累及于脾,致使脾肾两亏,反过来进一步加重病情。

随着科技的发展、生活节奏的改变,脾胃虚损的证候在日常生活中较为常见,而在风湿(痹)病人群中尤为多见。首先,增快的工作节奏、不规律的生活及不合理的饮食结构,日久导致脾虚,若加风、寒、湿等邪气侵袭,内外交困,易发风湿(痹)病;再者,在风湿病的辨治中,常用药如非甾体抗炎药、慢作用抗风湿药、雷公藤制剂及苦寒、温燥、搜风剔络的中药等,会造成胃肠道不良反应。且风湿病需要长期反复用药,更使脾胃损伤加重,反过来影响治疗用药、病情控制、生活质量及疾病预后。因此顾护后天脾胃,在风湿病的诊疗中必不可少。

中医认为,脾胃位居中焦,五行属土,为"气血生化之源",《黄帝内经》称脾胃为"仓廪之官""后天之本"。脾胃是运化水谷精微及水湿的重要脏腑,人体气机的正常升降以及人体生命活动的延续,都有赖于脾胃运化水谷精微的给养。可见,脾胃功能正常与否对于人体脏腑功能正常发挥以及机体正常运转都具有十分重要的意义。而针对脾胃功能失调而采用的治法,我们称为健脾和胃法。具体而言,健脾和胃法主要是针对脾胃功能失和,采用健运脾胃、调和脾胃的治法,以达到脾升胃降、脾胃调和的目的,在各种疾病的诊治中应用广泛。阎小萍教授在长期诊治风湿病的过程中,十分注重健脾和胃法的运用,在选药处方上直接或者间接地予以健脾和胃作用的药物,并贯穿疾病辨治之始终,临床疗效颇佳。健脾和胃法作为中医的重要治法之一,其具有绵长的历史源流,叙述如下。

## 一、健脾和胃法的渊源

### （一）古代医家对健脾和胃法渊源的认识

1. 古代医家对健脾和胃法的认识

（1）先秦两汉时期：《黄帝内经》中涉及脾胃的内容主要是体现在脾的生理功能、脾胃的关系以及脾胃对机体气机的影响三个方面。第一，在脾的生理功能方面。《素问·经脉别论》云："饮入于胃，游溢精气，上输于脾，脾气散精，上归于肺，通调水道，下输膀胱，水精四布，五经并行。"《素问·至真要大论》言："诸湿肿满，皆属于脾。"这些条文指出脾具有主运化水液的功能，这也是"脾虚生湿""脾运失健，湿痰内生""脾为生痰之源""脾虚水肿"的发生机制。《素问·灵兰秘典论》言："脾胃者，仓廪之官，五味出焉。"提出脾脏居于中焦，联系脏腑，沟通上下内外表里，助他脏化生精、气、血、津液，为全身输送营养物质。人体食入水谷首先入胃，经胃"受纳腐熟"，由小肠"泌别清浊"化生为精微与糟粕。此为脾之"运化"作用，此功能主要依赖脾气的推动。《灵枢·营卫生会》将脾胃消化转输水谷精气的作用总结为"中焦如沤"。沤者，沤渍食物使之变化。"沤"字把中焦脾胃消化饮食，吸收精微，蒸化津液，输布营养的全过程蕴含其中。第二，在脾胃的二者关系方面。《素问·太阴阳明论》言："脾与胃以膜相连耳，而能为之行其津液，何也？岐伯曰：足太阴者，三阴也，其脉贯胃属脾络嗌，故太阴为之行气于三阴。阳明者表也，五脏六腑之海也，亦为之行气于三阳。脏腑各因其经而受气于阳明，故为胃行其津液，四肢不得禀水谷气，日以益衰，阴道不利，筋骨肌肉无气以生，故不用焉。"条文提示脾对津液的转输作用是通过"脾气散精""脾为胃行其津液"的功能实现的，脾胃将所化之津液上输于肺，进一步输布全身。第三，脾胃为气机升降的枢纽。脾胃居于中焦，脾主升，胃主降，二者相辅相成，为气机升降之枢纽。脾升胃降，实际上是概括机体对饮食物的消化、吸收、输布和排泄的全过程，对维持正常气机以及津液代谢起着承上启下的作用。此后张仲景在继承《黄帝内经》学术思想的基础上提出"见肝之病，知肝传脾，当先实脾"的既病防变思想及"四季脾旺不受邪"的理论，启迪众学者及后人平素顾护脾胃，使脾胃旺健而不受外邪侵袭。仲景先师指出，在辨治脾胃之疾时要祛邪更要扶正，要辅助脾之升、胃之降。其在《伤寒论》中有诸多临证辨治脾胃之疾的论述，如《伤寒论·辨阳明病脉证并治》云"阳明之为病，胃家实是也"。指出"胃家实"为阳明经病和腑病的统称。阳明经病亦称阳明经证，阳明病经证以热证为主，方选白虎汤类以辛凉清热。阳明腑病又称阳明腑证，阳明病腑证以实证为主，方选承气汤类以通腑泄热。又如"脾家虚"，即指脾虚证，系指脾气、脾阳、脾阴不足所出现的各种证候。脾家虚以太阴虚寒为主要病机，治疗以理中汤、四逆汤为主温运脾阳。此外，仲景先师在《金匮要略》中对常见的脾胃内伤杂病，从病因病机、辨证立法、处方用药及预后护理等方面都进行了较系统的论述，如麦门冬汤等。《神农本草经》简称《本草经》，是我国现存最早的药物学专著，是我国早期临床用药经验的第一次系统总结，被誉为中药学经典著作。《神农本草经》不只进行了药物的搜集工作，还有意识地对所收药物进行了分类工作，将365种药物按照上、中、下分为三类，其中记载诸多具有健脾和胃作用的药物，具体可细分为理气健脾类、温脾阳类、滋阴健脾类、利湿或渗湿健脾类、苦寒通降类等。可见，在健脾和胃的用药方面，《神农本草经》做出了重要贡献。

（2）晋唐时期：《针灸甲乙经》是晋朝医学家皇甫谧所编著的一部针灸学著作，在书中明确了脾胃表里关系。皇甫谧认为："脾合胃，胃者五谷之腑。……脾胃为合，故足太阴与阳明为表里。……脾主为胃，使之迎粮，视唇舌好恶，以知吉凶。"此外，在脾胃病针灸治疗上，《针灸甲乙经》记载了大量治疗脾胃之疾的穴位，对后世医家在脾胃病的针灸治疗方面发挥了重要指导作用。《黄帝内经太素》为隋代杨上善撰,在书中杨氏注重"治神养身""顺养调食",注重药养与食养结合。《黄帝内经太素》卷二《调食》专篇论述了中医在药物治疗同时,常配合"五果""五谷""五畜""五菜"辅助治疗,以养精益气。这些对后世脾胃养生具有很好的指导作用,体现了中医药食同源的养生特色。《诸病源候论》为我国第一部论述各种疾病病因、病机和证候之专著。此书继《黄帝内经》《难经》《伤寒杂病论》等著作之后,在病因方面使中医病因学说趋于系统、全面,书中丰富了脾脏生理功能理论,延续了脾胃为水谷之海的认识,并充实了脾脏相关疾病的证候与症状,诸如黄疸、水肿、霍乱、痛疽、寄生虫等。此外,书中还指出"脾胃温和,则能消化",即脾胃不可寒、不可热,以温为度,这一观点对后世治疗脾病用药特点产生了一定影响。孙思邈的《备急千金要方》是综合性临床医著,被誉为中国最早临床百科全书。孙思邈注重"温食"以养生,他在"春夏取冷太过"病因观基础上,提出生冷之物多寒多湿,取之太过,则会伤及脾阳,湿阻中焦。《千金翼方·养性》中指出"老人于四时之中,常宜温食,不得轻之"。又云:"如其下痢,宜与姜、韭温热之菜。"说明孙思邈不仅主张"温食"的预防保健作用,还注重其治疗作用,体现了孙思邈顾护脾胃的学术思想与整体养生观。此外他还提出"五脏不足,求于胃",认为调理脾胃是治疗五脏不足的根本,调治脾胃恢复脾健胃和可使"气得上下,五脏安定,血脉和利,精神乃治",充实和完善了脾胃学说的内容。

（3）宋金元时期:《太平圣惠方》为北宋官方大型方书类著作,该书在前人治疗脾胃基础之上,对脾胃病证有所创新,并创制治疗脾胃疾病的相关药方,直至今日依然具有较大临床应用价值。书中从脾失于运化的病机、病证方面进行阐述,并首创以"多涎"单独作为病证的论治,根据"中焦壅疏,痰饮积聚,伏留脾间,故令多涎"之病机,对风湿伤脾证而夹热者,用健脾祛风除湿兼以清热,方以旋覆花散。同时对于中风的病因病机也有自己独特的认识,认为其"因脾胃虚弱,血气偏虚,风邪所侵",定位在脾胃,法以温中健脾、祛风除湿、活血通络,方用附子散。《医学启源》为近代张元素所撰,张元素精研《黄帝内经》,深得其要旨,在《医学启源》中对脾胃生理功能以及脾胃在脏腑中所处重要地位作了阐述,认为"脾土为万物之母,胃为人之根本",形成了中医脏腑辨证中以"脾"为核心的完整而系统的理法方药学术体系。在脾胃病辨证方面,张元素主张以寒热、虚实为纲,至今仍然对于脾胃病证治有着重要的提示和指导意义;并且在诊治脾胃病之时形成了基于中医脏腑辨证体系的"脾胃分论"用药原则,即治脾宜守、宜补、宜升,治胃宜和、宜攻、宜降,为后世中医临证调治脾胃病证提供参考和指导。《仁斋直指方论》为宋代医家杨士瀛编撰而成。书中充分体现了杨士瀛重视调气血、安五脏的学术思想,其强调"人以气为主,一息不运则机缄穷,一毫不续则穿壤判……血脉之所以流行者,亦气也";在五脏之中,十分注重中焦脾胃,调气主张"不可无温中之剂",常用和剂七气汤、沉香降气汤、和剂流气饮、枳壳散、大沉香丸等。此外杨氏亦十分重视脾肾同调,常用二神丸或不换金正气散合安肾丸。《儒门事亲》是金代张从正编撰的中医著作。张氏秉承刘完素论脾胃之理,但其重点论述了湿乃脾胃疾病的基本病机,并且注重脏腑辨证,其最主要学术特色是对于汗、吐、下三法的运用有着独到见解,形成以攻邪治病的独特风格,提倡"以通为用",善用"发汗祛湿"及"导滞泄下"的治法。其在脾胃证治上,主要体现在以下两个方面:一则提倡攻邪以复胃气;二则注重调养脾胃,时时注意以食养方法恢复胃气,注重通过饮食调补脾胃。《脾胃论》是李东垣创立脾胃学说的代表著作,卷上为基础部分,引用大量《黄帝内经》原文以阐述其脾胃论主要观点和治疗方药;卷中阐述脾胃病具体论治;卷下详述脾胃病与天地阴阳、升降浮沉的密切关系。李氏承袭易水张元素脏腑辨证之学,对其脾胃学说尤崇,发挥脾胃内伤的病因病机,其脾胃内伤学说以"脾胃同论"为特征。在对脾胃的认识方面,李氏强调脾胃乃气血生化之源,为元气之本,并提出"内伤脾胃,百病由生"的观点。在临证辨治脾胃之疾时重在"健脾"以恢复脾主升、主运化之职；"和胃"以恢复胃主降、以和为顺之能。李氏在辨治用药时主张益气泻火、升清降浊，以辛甘温升阳益胃为主剂，避开苦寒伤脾胃之品，倡导"补脾胃""泄阴火""升发脾阳""甘温除热"等治法。其"甘温除热"理论和所创的补中益气汤等方剂开辟了内伤发热辨治之蹊径，为后世医家所效法。再如元代著名医学家朱震亨（丹溪）师承刘完素再传弟子罗知悌，旁通李杲、张从正。朱丹溪将其重要学术观点"阳常有余，阴常不足"用于脾胃病的治则与组方用药中，养胃气、益阴精，补阴以配阳，强调脾胃在阴气生成中的重要作用。在其辨治"痰病"时提出"实脾土、燥脾湿，是治其本也"，又指出"大凡治痰，用利药过多，致脾气虚，则痰易生而多"。此外，朱丹溪辨治"郁证"时，仍重在中焦脾胃，提出"凡郁皆在中焦"，创制了辨治六郁的代表方剂越鞠丸、保和丸等。在养生保健方面，他也主张"脾得温则易化而食味进"，并提出"补肾不如补脾"的学术观点，对后世产生了很大影响。方书《济生方》为南宋严用和所撰，在对于脾胃的论述方面主要体现在以下三个方面：脾主运化与冲和失常；中州为本，顾护脾胃；补脾不若补肾。在脾胃病的论治方面，如上述所提，十分重视脾肾双补、脾肾同调，认为补脾不若补肾，肾气若壮，丹田之火上蒸脾土，脾土温和，中焦自治。此外严氏重视脏腑之间在生理、病理上的关系，注重整体观念；在用药方面力倡温补，温补脾肾之阳多用干姜、鹿茸、肉苁蓉、附子之类，开辟了温补脾肾方药之先河。

（4）明清时期：《本草纲目》为明代李时珍所著，书中系统论述了药物知识。在脾胃论述方面，李时珍在李东垣学术思想基础上，提出"脾乃元气之母"，突出强调脾为后天之本的地位，充实和发展了"脾土"的概念，重视脾胃功能在养生中的作用，至今仍有着重要临床意义。此外他重视气机升降，重视脾胃对气机的影响，为后世治疗脾系疾患拓宽了思路。《景岳全书》为明代张介宾所著。张氏为温补学派的主要代表人物，强调命门的重要性，主张补益真阴真阳；在临床辨治疾病之时，其十分重视胃气,常把"保胃气"作为重要的治疗原则。此外,还提出痰之所生,以脾土虚;泄泻之本,皆在脾;积聚之病,专培脾胃等观点,在立法遣药方面,十分注重温运之法。《外感温热篇》和《临证指南医案》皆为清代叶桂所著。从叶氏医案所载脾胃病的论治可见其深受仲景和东垣之影响,在学术上他重视脾胃在人体中的重要作用,更十分重视脾胃病证的辨治。叶氏对"上下变损"之证强调"当治其中"。由此足以看出叶氏对脾胃病证的重视程度。此外,叶氏更详细地阐述了"脾胃分治"之理,认为"脾宜升则健,胃宜降则和",强调脾升胃降。在降胃和胃的辨治之时强调胃阴的作用,指出"所谓胃宜降则和者,非用辛开苦降,亦非苦寒下夺以损胃气,不过甘平或甘凉濡润以养胃阴,则津液来复,使之通降而已矣"。其创立的养胃生津之益胃汤一直沿用至今。《温病条辨》为清代吴瑭(字鞠通)所著,其创立的三焦辨证与仲景的六经辨证、叶桂的卫气营血辨证可谓互为羽翼。在其论治脾胃病之时,吴氏将重视脾胃贯穿温病治疗始末,详细分析了"可下"与"不可下"的用方规律;在治疗脾胃之疾时注重"寒热调和",以平为期。此外,吴鞠通还注重燥脾湿,运中阳;健脾气,疏中焦;理脾气,治如衡等理论。《医林改错》为清代王清任所著。王清任论脾胃病证之时强调"瘀血"及其病理产物也是重要的致病因素之一,并围绕"瘀"的概念展开对脾胃病的辨治,取得了较好的临床效果。《血证论》为清代唐宗海所著,其专门辨别各种血证,其中对脾胃系疾病如吐血、呕血、便血、便秘、泄泻、痞满、腹痛等均有较为详细的记载。同时其指出治气血究于脾,此外其十分重视脾阴概念,详细论述脾阴内涵,提出治中焦、滋脾阴相关治法,为后世基于"脾阴"论治脾胃病提供理论基础。

2. 古代医家辨治风湿病健脾和胃法的运用　早在《黄帝内经》就有关于痹证病因的论述,如"血气皆少……感于寒湿,则善痹骨痛""血气皆少,……善痿厥足痹"。气血是由脾胃化生的水谷精微中最富有营养的部分所生,若脾胃亏虚,水谷精微不得运化、布散,则气血生化不足,不能灌注血脉,筋骨失养,不荣则痛,而成痹证。此外,在《素问·太阴阳明论》提出"四肢皆禀气于胃,而不得至经,必因于脾乃得禀也。今脾病不能为胃行其津液,四肢不得禀水谷气,气日以衰,脉道不利,筋脉肌肉皆无气以生"。这些都说明脾与风湿病的发病关系密切。而张仲景在《黄帝内经》等多部医学经典的基础上进行归纳、总结,结合自己的临床实践,丰富了痹证的五脏一体观,并在《金匮要略·中风历节病脉证并治》言"味酸则伤筋……咸则伤骨",提出五味与风湿病的关系,进一步提示饮食在风湿病发病过程中的重要作用。南宋医家严用和所撰《济生方》中言:"皆因体虚,腠理空疏,受风寒湿气而成痹也"。说明正虚贯穿于痹证的整个发生、发展过程中,是痹证发生的基本条件,也是痹证转归的关键因素。"补土派"代表人物李东垣,提出"内伤脾胃,百病由生"的著名论点,并创立了脾胃学说,在风湿病诊治中,李氏十分注重脾胃,提出益气健脾、升阳泻火以除痹的理论,并根据《黄帝内经》中"少火生气,壮火食气"的论述,提出"火与元气不两立,一胜则一负"的观点。其在《脾胃论》中提到以调中益气汤治疗"四肢满闷,肢节烦疼,难以屈伸,身体沉重"的虚痹症状,使脾胃恢复正常功能,则虚痹可除。明代方隅编写的综合性医书《医林绳墨》指出:"大率痹由气血虚弱,营卫不能和通,致令三气乘于腠理之间。"阐释痹病发生与气血、营卫的关系。明代李梃在《医学入门·痹风》曰:"痹属风寒湿三气侵入而成,然外邪非气血虚则不入。"说明脾胃虚弱,正气不足,腠理不固,易感外邪,风、寒、湿三气乘虚而入,正虚无以抵邪,进一步发为痹证,可见其认为脾胃虚弱是痹证发病之本。《景岳全书》是张景岳温补思想的集中体现,也是张景岳毕生治病经验的总结。张景岳为《灵枢·论疾诊尺》中"尺肤涩者,风痹也"作注曰:"尺肤涩者血少,血不能营,故为风痹。"认为营血虚少是感受风邪发为风痹的基础,而营血与脾胃的关系密切。清代林佩琴撰《类证治裁·痹症》,云"诸痹……良由营卫先虚,腠理不密,风湿寒乘虚内袭""总以补助真元,宣通脉络,使气血流畅,则痹自已",指出治痹善补正气,而补正气则主要指补益中焦脾胃而言。清代另一位著名医家叶天士在辨治痹证时,重视脾胃,培补中焦,认为痹证多病久入络,并善用虫药以通为用。

总之,古代医家充分认识到健脾和胃法的重要意义,并且在风湿病诊治过程中,亦十分重视脾胃。

### (二)近代医家对健脾和胃法的认识

近代医家也强调了健脾和胃在风湿病诊治中重要地位,并将健脾和胃法作为辨治风湿病的重要治疗法则。

吴生元教授认为,中医风湿病发病多由湿邪为因,且贯穿痹病始终,这是由于湿邪性质及其致病特点所致。湿为阴邪,易损伤阳气,阻遏气机,且其性重浊、黏滞,湿邪阻滞经络关节,阳气不得布达,则可见肌肤不仁、关节疼痛重着等;且因其湿而不易速愈,或反复发作,故祛湿在痹病辨治中占有重要地位。湿邪既去,则风无所留,寒无所依,热无所引。治湿时应该根据标实与本虚,分明"湿盛"和"脾虚"主次,权衡轻重,灵活运用。若是以湿盛为主者,应施以除湿之法,疾病急重期之时,邪气较盛,易于化热,多选用清热利湿,并稍佐芳香化湿之药,但不能妄加补虚之品以助热邪,亦不能过用寒凉之品清热以助湿邪;若以脾虚为主者,临床当以健脾与祛湿之药同用,运用苦温健脾燥湿之剂;病之后期,湿盛则阳微,湿从寒化,从而伤及脾阳,这是湿邪致病的发展趋势,当用温热药助阳以燥湿,临床多选用温运脾阳的药物,既可达扶正之功,又可使风寒之邪自除。此外吴生元教授强调治疗痹病,治湿用药应以轻疏灵动为贵,以求中病即止,使湿邪得以透达,脾运得以健旺,气血流通,寒热化解,痹阻之症自然可除。

李振华教授擅长治疗脾胃疾病以及痹证。他总结了脾胃的生理、病理特点和药物性味、归经相互结合的临床用药大法,并依据《黄帝内经》中"脾胃为仓廪之官""脾胃为后天之本"和李东垣"善治病者,唯在调理脾胃"等中医理论,结合自身多年临床经验,潜心研究脾胃病的预防和治疗原则,并提出一系列的脾胃病学术思想和临床观点,如"脾本虚证无实证"。在诊治风湿病之时,李振华教授注重健脾和胃的运用:①痹病之肢体关节肿胀多为湿邪所致,湿邪聚积与脾虚水湿不化有关,治疗时应注重健脾和胃药物的应用;②痹病治疗应不忘虚实,扶正与祛邪要有机结合;③要灵活运用温经散寒之品;④久痹伤正,正气必虚,应随证施用补益气血、滋养肝肾之药,使正气逐渐恢复,方可使病有转机。在强直性脊柱炎(大偻)的辨治中,李振华教授认为脾虚与强直性脊柱炎的发病密不可分:一则脾虚致营卫不和,外邪侵袭而致病,脾虚运化失常,气血生化不足,进而影响营阴在脉内的正常运行。二则脾虚致痰湿内聚,为生痰之源。只有脾胃的功能正常,才能输布所运化的水谷精微与津液,中土得化,水谷之精升降有序,气血不得以凝滞,避免湿聚成痰以及痰邪进一步凝聚成浊形成有形之实邪,周身肌肉关节得以濡养,百病勿生。三则脾虚致气血、阴阳失调。脾脏虚弱则气血生化不足,则表卫不固、腠理疏松,外邪侵袭,或留着于肌表,或阻滞经络,或聚于肢体关节,而形成痹病。四则脾虚日久牵及先天。脾虚日久,气血生化乏源,营卫失和,人之藩篱不固,骨髓失充,骨质不坚,最终致使脾肾两虚之证。李振华教授系统总结和分析了脾虚在强直性脊柱炎的病和治疗过程中扮演的重要角色,具有一定的临床指导意义。

路志正教授认为痹病的发生发展较为复杂,是内因、外因共同作用的结果。先天禀赋不足是重要内因,但后天调养、脾胃功能的强弱在痹病的发生发展、传变预后中起重要作用。在临证中,路志正教授强调应重视脾胃作为人体后天之本的重要地位,认为"五脏六腑皆禀气于胃""脾为后天之本"。另外依据"脾主肌肉四肢"理论,认为脾为气血生化之源,只有脾胃强健,气血充盈,则筋脉关节得以濡润,四肢肌肉有所禀受。路志正教授在类风湿关节炎(尪痹)的诊治过程中,认为治疗时不应一味投以峻猛之药以攻邪,而应顾护脾胃之气,注重气血恢复;若一味猛攻,虽暂祛病邪,然正气亦伤,起居稍有不慎,极易复感,令病情反复,不利疾病恢复,因此恢复脾胃气血功能是治疗尪痹的关键。此外路志正教授强调饮食调护的重要性,从人的膳食结构、生活条件、生活习惯等变化入手,研究现代各种常见病的发病机理,认为饮食失调,损伤脾胃,是各种疾病发病的关键因素。在治疗之时,路老采张仲景、李东垣、叶天士等各家之长,调理脾胃重在升降相宜而顾其润燥,升脾阳、降胃气,使得脾胃健运,胃气来复,诸病自除。

颜德馨教授在多年的临床实践中非常重视脾胃的作用,认为脾胃是水谷之海,在人体气血津液传输过程中发挥着重要的作用。在临证诊治中,注重脾升胃降,善调脾胃气机。颜德馨教授认为脾胃是升降运动的枢纽,在人体内的作用犹如天地自然的交泰,并依据《素问·阴阳应象大论》"清气在下,则生飧泄;浊气在上,则生䐜胀"的论述,认为脾胃功能失常之时,则脾气不能升,胃气不能降,脾胃运化功能失调,清气不得升发宣散,浊气不得凝敛下降,故治脾推崇李东垣"升阳"之学,常用甘温之法以复脾气之健运,治胃推崇叶天士的"宜凉、宜润、宜降、宜通"胃阴之说,常用甘寒或酸甘之法以待胃津来复,从而恢复脾胃的升降功能。另外颜德馨教授善治湿邪为患之疾,善用苍、白二术之枳术丸,依据《黄帝内经》"诸湿肿满,皆属于脾"的理论,强调脾胃功能贵在健运,同用苍、白二术燥湿健脾,使湿去脾自健,脾健湿自化,常可收到较好的临床效果。颜德馨教授的学术经验在风湿病诊治中亦起到了重要指导作用,一方面,风湿病多出现气机不畅而引起的诸种病证;另一方面,湿邪作为风湿病主要致病因素,健脾祛湿、利节化浊也是治疗风湿病的重要治法之一。

焦树德教授在诊治风湿病方面具有丰富的临床经验,尤其是在类风湿关节炎以及强直性脊柱炎的诊治中独具特色,并经过系统、详尽的文献整理、学习和总结之后,确立了类风湿关节炎的中医病名——尪痹,以及强直性脊柱炎的中医病名——大偻。尪痹和大偻的病名沿用至今,获得了众多医家的广泛认可。

在尪痹的诊治中,焦树德教授认为肾虚是尪痹发生的根本病因病机,因先天禀赋不足,或后天失养、房劳过度、劳累过极、产后失血、月经过多等而致肾虚,并围绕肾虚创立了补肾祛寒治尪汤、补肾清热治尪汤等有效方剂。这些方剂虽都以补肾为本,但在具体用药中我们可以看到焦树德教授时刻注重顾护脾胃,在处方中常加入补骨脂、薏苡仁等具有补肾、健脾、祛湿功效的药物。在辨治大偻时创立的方剂,如补肾强督治偻汤、补肾强督清化汤、补肾强督利节汤和补肾强督调肝汤等中亦是如此。针对脾胃病的辨治,焦树德教授创立了辨治胃脘痛经验方——三合汤及四合汤,"痛在心口窝,三合共四合"。三合汤由良附丸、百合汤、丹参饮三方组合而成,主治肝郁气滞、胃部寒凝所致的胃脘疼痛。如果兼有胃脘刺痛、痛处固定、唇舌色黯或有瘀斑等瘀血证候者,三合汤再加失笑散(蒲黄、五灵脂),取名"四合汤"。这些在风湿病患者出现胃脘疼痛之时也取得了较好的临床效果,值得我们学习和借鉴。

## 二、现代医学对风湿病脾胃损伤的认识

### (一)中医脾胃与西医消化系统的关系

中医学脾、肝、心、肺、肾的概念与西医解剖学的同名脏器不同,但西医消化系统的主要功能与中医学里脾"主运化"、胃"主受纳"的关系十分密切。换言之,中医脾胃主要是指消化系统,只是中医所言之脾胃的外延更加广泛。同时随着研究逐步深入,人们对于微生物群与健康的关系了解逐渐加深,认识到人类并非单纯的多细胞生物体,而是与大量微生物群共存的"超级生物体"。这些与人体共存的微生物对于人体稳态、某些疾病的致病机制以及对疾病的影响程度,在免疫学界、微生物学界均引起了广泛讨论和更深入的研究。目前研究表明,肠道菌群与免疫系统之间联系紧密,肠道菌群对促进免疫系统的发育及调控

免疫系统功能发挥着重要作用。主要体现在：①驱动免疫系统的发育成熟，人体肠道菌群的建立与免疫系统的发育之间具有高度的相关性，免疫系统的成熟有赖于肠道菌群的促进。②调控维持免疫功能的稳态，肠道菌群在促进人体免疫系统发育的基础上，可进一步通过肠道 Toll 样受体（TLR）等信号通路调控固有免疫系统和特异性免疫系统，维持肠道内外免疫稳态。当肠道菌群发生紊乱，免疫稳态无法维持时，可能导致风湿病的发生。风湿病是以人体自身反应性 T 细胞和 B 细胞过度活化，大量自身抗体产生，并引起多器官多系统广泛损伤为主要特征的慢性炎症性疾病。其可能的机制为：①肠道细菌迁移至肠外组织而致病。由于肠道益生菌被膜遭到破坏，益生菌减少，肠黏膜丧失屏障功能，致病菌易位占据了益生菌的位置，并制造自己的被膜，形成"肠瘘"。致病菌不断繁殖并进入血液，附着于组织并触发免疫系统产生大量抗体，导致免疫细胞和抗体攻击正常组织和器官。②肠道菌群产生的小分子物质进入血液循环而致病。肠道菌群失调后，肠道通透性改变，某些过度生长的细菌产生过量的小分子物质可能会透过肠道进入循环系统而作用于全身组织器官。③肠道菌群通过共有黏膜免疫系统而致病。人体黏膜表面形成了一个保护宿主、防止感染和抵抗环境干扰的完整的组织网络，被称为黏膜免疫系统。在这个系统中，某个部位被免疫激活会引起远端另一部位的免疫改变。④肠道菌群通过肠黏膜上皮 TLR 信号通路致病。TLR 免疫信号传导通路对肠道免疫调节起关键作用，具有病原体传感器的作用，可参与肠道的固有免疫及肠外的特异性免疫的调节。

在不同的风湿病中，肠道菌群扮演着不同的角色。在类风湿性关节炎中，其发病与肠道菌群紊乱的相关性已被国内外多项研究证实，目前发现类风湿患者肠道中丁酸代谢菌群通过影响肠道内丁酸净含量，参与类风湿关节炎疾病活动、抗体生产和关节变形，揭示了肠道内丁酸代谢菌在类风湿关节炎发病机制中的关键作用。系统性红斑狼疮的确切发病机制尚不清楚，目前普遍认为是因 T 淋巴细胞、B 淋巴细胞异常活化和功能紊乱，产生大量自身抗体导致多器官多系统的损害。而肠道菌群正是与免疫系统 T 淋巴细胞、B 淋巴细胞的功能调节密切相关，这也预示着肠道菌群紊乱可能参与了系统性红斑狼疮的发病。强直性脊柱炎患者也存在着肠道菌群的紊乱。国外学者报道，强直性脊柱炎患者相比于健康对照组，回肠末端出现毛螺菌、韦荣球菌、普雷沃菌、紫单胞菌和类杆菌丰度的明显升高。而痛风、银屑病与系统性硬化症中也呈现出其发病与肠道菌群关系密切。由此不难看出，肠道菌群紊乱与多种风湿免疫病密切相关。

### （二）药物导致脾胃损伤

在治疗风湿病过程中，尚有很多风湿病如强直性脊柱炎、类风湿性关节炎、系统性红斑狼疮等没有根治之法，这使得非甾体抗炎药（NSAIDs）、改善病情抗风湿药物（DMARDs）以及激素等药物的应用频率较高，且服药时间较长。在治疗过程中，这些药物都会产生不同程度的胃肠道副作用，造成脾胃功能受损。其中非甾体抗炎药是一类具有抗炎与镇痛作用的药物，可改善风湿（痹）病患者的炎性症状，缓解疼痛。这些药物通过抑制环氧化酶的活性，减少内源性前列腺素合成，发挥其抗炎镇痛作用。其中非甾体抗炎药对胃肠道的损害具体表现有以下 4 点：①消化不良症状。这是非甾体抗炎药导致的最常见的反应，10%~12% 的患者服用非甾体抗炎药时会出现呕吐、上腹饱胀、嗳气、腹部不适隐痛、食欲减退、恶心等症状，这些症状与胃镜下所见没有程度关系，因而单凭临床症状不能预测非甾体抗炎药对胃肠道黏膜损伤的轻重程度。②小肠黏膜的损伤。非甾体抗炎药对胃黏膜的损伤最为明显，除此之外，也可使小肠黏膜受到损伤。病变包括溃疡、出血、肠腔狭窄和穿孔、炎症反应等，临床表现主要有腹痛、腹泻、便血或黑便，穿孔时会有急性腹膜炎的征象。③消化性溃疡。患者长期口服非甾体抗炎药可发生消化性溃疡，在临床症状主要表现是上腹部疼痛；但是大多数患者服用非甾体抗炎药后,发生溃疡而常无明显症状,即使存在腹部疼痛,往往也不典型,而且无节律性特点。④胃肠道出血和穿孔。胃肠道出血的主要原因可能是由于胃肠黏膜糜烂,也有可能是因为继发于溃疡的并发症。胃肠黏膜糜烂的出血量一般较少,临床表现主要为大便潜血阳性或黑便;如果是溃疡并发出血,其出血量的多少与被侵蚀的血管大小有关,有的临床表现为柏油样黑便,有的则表现为一天内多次血便或呕血。另一个我们需要重视的药物就是激素。激素是一个非常广义的名词,包括甲状腺激素、肾上腺激素、糖皮质激素等。而在风湿病诊治过程中,我们所提及的激素主要是糖皮质激素,代表药物是泼尼松、地塞米松。因为它有强大的抗炎、抗休克、抗过敏作用,针对病情严重或伴有脏器损害的风湿病时常用之,但其副作用也是显而易见的,主要包括骨质疏松、应激性溃疡、皮质醇增多症以及免疫抑制后的感染等。其中,消化性溃疡往往最早出现,也是最容易出现的不良反应,溃疡严重者甚至会消化道穿孔、出血,直至危及生命。糖皮质激素减少胃肠道保护的机制同非甾体抗炎药相似,都是通过抑制磷脂酶 A2,减少花生四烯酸合成,进而减少体内的前列腺素。而前列腺素具有细胞保护作用,其可以促进胃、十二指肠黏液和碳酸氢盐的分泌以及增加黏膜血流等,此外激素还会增加胃酸、胃蛋白酶分泌,减少胃黏液分泌,使胃肠黏膜的抵抗力下降,在胃部的侵蚀因素作用下可诱发或加剧胃、十二指肠溃疡;激素还可以抑制上皮细胞再生和肉芽组织形成,使溃疡修复减慢,从而抑制溃疡的恢复。激素的副作用较多,且易出现,给患者治疗造成隐患,同时也加重了患者负担,但是因其强大的抗炎作用,仍广泛应用在各种风湿病的诊治之中。这也使得我们更应该关注应用激素治疗的风湿病患者的脾胃功能,发挥中医药的优势,运用预防为主、防治结合的治疗手段,发挥激素抗炎作用的同时避免脾胃损伤造成的不良反应。

风湿病多表现为关节肌肉疼痛、筋脉挛急等症状,而引起本病的外在因素主要是风、寒、湿、热之邪,因此在中药的选择方面常应用具有清热、除湿、散寒、祛风等作用的药物以祛邪外出,苦温燥湿、祛风除湿、清热通痹、苦寒祛湿、除湿蠲痹等则为常用治法。在临床辨治过程中,部分医家常选用虫类、蛇类等搜风剔络之品以及有毒之中药,如蜈蚣、全蝎、地鳖虫、附子、细辛、川乌、草乌、雷公藤等,这一类药物则更易损伤脾胃之气,从而致使脾胃运化功能失健;针对风湿病中出现的红、肿、热、痛之征而常用苦寒中药,如黄芩、黄连、黄柏等,这些药物会损伤脾胃之阳;此外,针对风湿病中寒湿症状较明显时,常用温燥药物,如苍术,厚朴,肉桂,桂枝,干姜,附子等,这些药物则会损伤脾胃之阴,造成脾胃功能受损。临床常见的脾胃症状有胃脘胀闷、不思饮食、恶心呕吐,或腹痛、腹胀、腹泻等,脾胃运化失司从而导致机体气血生化乏源。

因此在诊治风湿病,尤其是需要长期服用激素、免疫抑制剂、非甾体抗炎药的患者,我们均应当重视脾胃,只有脾胃功能正常运行,才能更好地纳受药物,水谷和水液才能正常输布,人体的气血和正气才能更好地发挥抵御外邪的作用。由此,从祛邪以及扶正的角度来看,健脾和胃都是风湿病诊治过程中十分重要的法则。

## 三、健脾和胃法的内涵

在长期的诊治风湿病过程中,诸多医家认为风湿病多以肾虚为根本,但脾虚亦是风湿病发病的重要致病因素之一。其一,因为脾与肾二者关系密切;其二,主要是因为脾与湿、痰、瘀三邪的产生相关。痰、湿、瘀三邪相合,阻闭经络,深侵入骨节,导致关节肿胀、僵硬、变形,关节屈伸不利,活动受限,或产生关节周围结节,肌肉麻木感。由此可见水湿、痰浊、瘀血在风湿病中的发生发展过程中起着非常重要的作用,而三者形成、发展、相互蕴结俱由脾虚而来。

脾在三焦中位于中焦,在人体代谢水液及输布至各脏腑中起着重要的枢纽作用。脾运化水谷精微及水湿功能健旺,既能使四肢百骸、脏腑等充分得滋润和濡养,又能使体内各部位组织器官水液分布正常,防止水湿潴留。反之,若脾运化水湿的功能失常,必然会致使多余的水湿在体内停聚,从而产生痰饮、水湿、浊邪等病理产物。《说文解字》直言曰:"痹,湿病也。"《杂病源流犀烛》言:"若夫湿流关节一症,身体烦疼,为病尤剧。""中湿者,其脉沉而微缓……且湿喜归脾,流于关节,四肢疼痛而烦。"前贤所述无不认为湿与风湿病或与其相关证候有着密不可分的关系。

阎小萍教授认为湿浊之邪一旦停留于人体之内,不仅会阻碍气血运行和津液输布,还可使脾胃正气受损,生化乏源,而衍生他病。因而,临床可出现湿邪阻络导致的多种风湿病,以及精气血津液不足所产生的各种症状。此外,风湿病大多病程较长,需长期服用药物,因此脾胃损伤更为常见,所以健脾和胃在预防和治疗风湿病方面充当着重要角色。在临床辨治过程中,阎小萍教授也常将健脾和胃法贯穿疾病治疗之始终,除脾虚致痹以及药物造成脾胃损伤的原因之外,阎小萍教授秉承先后天之本的关系,也极其重视补脾以养先天。在风湿病的辨治中,阎小萍教授对健脾和胃法的运用主要有以下几个方面。

### (一)健脾和胃是治疗风湿病的根本大法之一

阎小萍教授认为风湿病的发生、发展、转归、预后皆与机体正气强弱、邪气盛衰密切相关,机体气血阴阳亏损、正气不足,邪易入侵而致风湿病的发生。正气是秉承于父母的先天之气及脾胃所颐养的后天之气。先天之气与后天之气相互依赖,先天之气的保养,有赖于后天之气的培育,而后天之气又赖于先天之气的温煦。所以,阎小萍教授辨治风湿病时非常重视和提倡顾护脾胃之正气,重视脾肾双补。

《素问·痹论》中云:"荣者,水谷之精气也,和调于五脏,洒陈于六腑,乃能入于脉也,故循脉上下,贯五脏,络六腑也。卫者,水谷之悍气也,其气慓疾滑利,不能入于脉也,故循皮肤之中,分肉之间,熏于肓膜,散于胸膜,逆其气则病,从其气则愈,不与风寒湿气合,故不为痹。"意即来源于水谷的营卫之气与风湿病的发生有密切关系。阎小萍教授认为营卫为人体之藩篱,为邪进、邪出之通道,若营卫气强,则风寒湿三邪不易与皮肉关节相合而发为痹病;营卫气弱,则风寒湿易与皮肉关节相合而为风湿病。营卫气全赖脾与胃化生的水谷精微以滋润、滋养,因此脾胃健旺才能拒邪防痹。《素问·刺法论》云:"正气存内,邪不可干;邪之所凑,其气必虚。"即言此理。

脾胃为后天之本,二者同居中焦,脾主运化,胃主腐熟,脾胃功能旺盛,才能化生气血津液,机体的生命活动才得以持续,完成正常的生理功能。若脾胃虚弱,健运失司,腐熟功能失职,气血生化乏源,出现气血亏虚之证,全身各脏腑组织得不到濡养滋润。由于正气不足,又易致外感,反复交替,病久不愈。因此辨治风湿病时,一定要注意顾护脾胃,使脾胃化生有源,气血旺盛。

### (二)滋脾阴,养胃阴为治疗风湿病重要法则

阎小萍教授在临床辨治风湿病时,尤其是干燥综合征、皮肌炎与多发性肌炎、硬皮病等疾患,注重滋脾阴、养胃阴的治疗法则。

干燥综合征隶属于中医之燥痹,由于先天禀赋不足,阴津匮乏;或后天感受燥邪、温热之邪,损伤津液;或过服辛热燥烈药品而耗伤阴津;或居住干燥缺水之地;或久在高温下作业;或接触化学药品、有害元素等损伤阴津,从而导致燥痹的产生。津液是维持人体生命活动必不可少的重要物质,以荣养滋润机体各个组织、器官,内而脏腑脑窍,外至四肢百骸、筋骨、皮毛。若气虚不能运行津液,则周身失于敷布润泽;若阴虚津液枯涸,脏腑组织失运、失荣,燥邪内生,气血运行受阻,痹病乃成。

硬皮病隶属于中医皮痹的范畴。本病属本虚标实,正气不足、气血亏虚为本,外邪侵袭为标。内因是虚,是发病基础,或饮食劳倦,损伤脾肾,气血化源不足,皮肤失荣;或先天禀赋不足,

或房劳伤肾,肾阳虚则皮肤无以温煦,肾阴虚则皮肤无以润泽。外因是其诱发因素,在脾肾阳虚的基础上,感受外邪而致病。《素问·痿论》云:"脾主身之肌肉。"即人体脏腑皮肉、四肢百骸皆赖脾运化之气血的濡养。生理上,脾健则水谷以化,气血有源,后天不竭,脾阳得以温煦肌肉、四肢及皮毛,故肌肉丰满、肌肤润泽;病理上,脾失健运,则水谷运化不能,气血生化乏源,血虚无以温润肌肤,故皮毛枯槁、硬化如革。

皮肌炎与多发性肌炎隶属于中医的肌痹,众多医家认为脾胃虚弱为肌痹发生的内在因素之一。脾胃为气血生化之源,可充养肌肉、腠理,又为水液代谢的枢纽。若饮食不节,生冷无忌,饥饱无度,损伤脾胃,或过食膏粱厚味,脾胃呆滞,或忧思过度,或劳倦伤脾,而致脾胃虚弱,则气血亏,荣卫弱,易发肌痹。邪入络阻,气血运行不畅,不通则痛,故可发生肌肉、肢节疼痛等症状。病久气血更亏,又脾虚不能运化,水湿内停,蕴成痰浊,痰浊阻络,四肢沉重、肿胀、无力,甚则肌肉萎缩、麻木不仁。脾胃虚弱,影响生克制化,则心肾受损,可出现心悸、气短、腰酸、腰痛、尿少、浮肿等症。

阎小萍教授认为,辨治此类风湿病时,不仅要注意温阳健脾,尤应注重益养胃阴。胃为阳土,喜润而恶燥,胃病多热、多燥(津伤);脾为阴土,喜燥而恶湿,故脾病多寒、多湿。脾胃体用各异,阳明燥土得阴自安,太阴湿土得阳始运。脾胃与它脏腑相合,共同主四时、灌四旁,对于人体的心、肺、肝、肾诸脏均有营养滋润的作用,故在辨治此类风湿病时亦不能忽略固护阴液,可运用甘缓益胃、甘凉濡润、清养悦胃及酸甘敛阴等治疗方法。临床选用药物时,阎小萍教授多用山药、黄精、沙参、百合等滋补脾胃之阴。

### (三)脾主四时与风湿病

阎小萍教授在临床上辨治风湿病过程中,依据"四季脾旺不受邪"的理论,在临床上应用"实脾"法。若脾虚易受邪时,则当补脾益土；脾气充足，不易受邪，则无须补之。脾主四时理论的运用应当密切与治未病理论相结合，尤其是在四季之末各十八日脾令旺时，此时往往脾气充盛，所以不必过用补益。这体现了中医因时制宜的治疗原则。例如，在临床上风湿病常见肝气郁结之证，症状除见有精神抑郁，善太息，胸闷胁胀，舌淡红苔薄，脉弦以外，也常可见脘腹胀满，大便偏溏，纳呆食少，舌苔薄腻，脉象濡缓等脾虚兼症，若于平时则宜用调肝健脾，方可选用逍遥散加减；倘若四时推移之中，但见脘闷减轻，食欲增加，大便质干，以及舌苔变薄，脉象不濡等，则视为以时消长，脾气来复，治疗原则可选用调肝解郁，而少用健脾，可用柴胡疏肝散加减或四逆散加减，待肝气平复，阴阳匀平，病证向愈。阎小萍教授在临床上非常注重李东垣之脾胃学说，治病时常以"内伤脾胃，百病由生""胃气一败，百药难施"的观点辨治风湿病，所以在处方用药时常可见阎小萍教授应用顾护脾胃治法贯穿治疗风湿病的始终。

阎小萍教授在临床中强调，应依据脾主四时的理论，对于四季脾旺要灵活看待以及应用，对于"四季脾旺不受邪"之理论，既要准确的理解其内涵，也要灵活思考以及理解其精神。如尤怡在《金匮要略心典》中说道："脏病惟虚者受之，而实者不受。"结合脾时理论似可理解为，一年四季之中，无论何时，脾不虚者不受邪气所传，即勿补之；若有脾虚者，则无论其主时与否，皆应先实脾以防传变。这一观点，也是阎小萍教授在辨治风湿病运用时脏理论的灵动性和临证以证候为本的原则性的体现。

李东垣《脾胃论》曰："脾胃虚弱，随时为病，随病制方"。其中随时为病之说，就足以说明李东垣非常重视脾主四时理论在临床治疗内科杂病的应用，体现了脾主四时理论在辨证论治时的指导意义。不仅如此，因脾主四时，且脾土居于中央，若脾胃虚弱，脾胃受损之时，也会影响波及其他四脏，从而导致五脏病变丛生。所以临床上应用健脾和胃法治疗风湿病是很常用的法则。人体受病，正气受损，水谷精气生化乏源，脾胃不足，元气失于濡养而导致身体亏虚，从而疾病就可衍变为各种内伤疑难杂病。古人对于脾胃与疾病关系的理论说法和认识，给后世治病时的理论观点带来了重大影响，让后世医家治病之时意识到更应该注重先后天之本，构成了脾胃补土学派的理论基石。如明代的薛己在《校注妇人良方》中曾言："盖胃为五脏之根本，胃气一虚，诸病悉至。"清代喻昌在《医门法律》中也指出："胃气强，则五脏俱盛；胃气弱，则五脏俱衰"。这些论述都足以说明脾胃对外感、内伤杂病乃至于风湿病的发生都具有极其重要作用及其临床指导意义。李东垣强调四时之中以脾土为胜的学术观点，在其文中对于"百病皆由脾胃衰而生"作出了深刻诠解。有鉴于此，临床上无论是预防疾病，亦或养生调护，均会将调理脾胃、顾护胃气作为重要的原则和治疗措施之一。因为只有脾气健旺，升降正常，水谷生化有源，正气才能得到源源不断的滋养，进一步防治各种疾病发生和疾病发生后的不良反应。

脾主四时理论在《黄帝内经》确立以后，一直是脾胃理论构建的基础，并指导中医脾胃学说的发展，说明了中焦脾胃在运化水谷转输精微中，在机体脏腑经络以及气血运行布散和气机升降枢纽上具有十分重要的意义和作用，同时强调了天地四时之间与脾土之天人相应关系。脾主四时这一重要理论基础不但在构建藏象理论上具有重要学术意义和临床指导作用，也是中医脾胃学说由古至今不断发展的重要理论依据，很好的体现在李东垣、张仲景和叶天士的脾胃思想之中。

1. 四季脾旺不受邪，健脾即扶正祛邪　张仲景在《金匮要略·脏腑经络先后病脉证》中说："夫治未病者，见肝之病，知肝传脾，当先实脾，四季脾旺不受邪，即勿补之。中工不晓相传，见肝之病，不解实脾，惟治肝也。"四季脾旺不受邪的理论即源自于此。四季脾旺多指四季后各十八日而言，内涵四季之中脾气健旺的辩证思想。张仲景根据《黄帝内经》中述"正气存内，邪不可干"以及"邪之所凑，其气必虚"的正邪发病观，与脾主四时理论相结合，若在四季脾旺之时，一般情况之下脾胃气盛皆不易受邪,治疗时只需调肝无需实脾,这也体现了中医辨证论治运用的灵活性。

2. 寒热温凉之药,按季辨证运用　阎小萍教授认为"寒热温凉之药,按季辨证运用"的思想应贯穿风湿病临证治疗的全过程。寒热温凉之药,按照季节辨证运用,意指无论是寒热还是温凉的药物,皆应当结合时令季节,以时运用,并注意顾护脾气、保其胃气的思想。其中还强调了春夏为阳,用温热药时要适度为宜;秋冬为阴,用寒凉药时要适可而止。根据土旺四季之末的道理,寒热温凉之药随时可用的理念,还强调了心之脾胃、肝之脾胃、肺之脾胃及肾之脾胃的观点,重点突出了脾胃为后天之本,乃气血生化之源。

人体功能活动产生的基础物质和脾主四时理论相合应用,心血的运行,肝精的生成,肺气的宣降,肾阴肾阳的化生等,都有赖于脾的四时布散精微功能。体现在诊治杂病方面,临床特别强调灵活运用脾主四时的理论,时刻以治脾为其要领。在临证辨治之时,由于先后二天俱伤,按照脾主四时的理论,脾胃后天之精微能够滋养先天之元气,因此当以后天为急,必以补脾升阳为其先导。

## 四、治疗风湿病健脾和胃法贯穿始终

脾胃功能的强弱和风湿病的发生、发展、预后有着密切关系。因为五脏六腑皆禀气于胃,脾为后天之本,主肌肉四肢,亦为气血生化之源,若脾胃亏虚,生化无源,气血不足,一方面不能祛邪外出人体,导致邪扰正气;另一方面气虚则血行无力,导致瘀血内停、痹阻关节、流注经络,则见关节红肿热痛,皮肤结节或瘀斑等。风湿病是慢性反复发作性疾病,且病情迁延难愈,多需长期服药治疗,急性期表现为关节疼痛明显,诸多医家辨治之时往往重视风寒湿热等外邪,用药多为苦寒之品,易造成祛邪太过,损伤脾胃;缓解期,患者往往表现为畏寒、喜暖,怕风、怕冷明显，此时辨治用药易出现滥用大辛、大热之剂，损伤脾胃。而西医治疗风湿病主要是使用非甾体抗炎药、激素、免疫抑制剂、雷公藤多甙片等，均对胃肠道及肝、肾有不同程度损害，临床可出现胃溃疡、胃黏膜糜烂等。而阎小萍教授辨治时提倡标本同治，需考虑其主次，治标而不忘顾本，临床才能够得到更好的疗效。

**（一）胃气一败，百药难施**

古人治病之时，必注重顾护胃气，认为"胃气一败，百药难施"。《伤寒论》中强调"勿犯胃气"，李东垣在《脾胃论》中提出"内伤脾胃，百病由生"。脾胃一旦受损，则受纳运化不足，升降失调，饮食营养吸收障碍，气血生化乏源，筋脉百骸失于濡养，脏器无所受益，机体免疫力降低，防御机能减弱，则百病易生。而风湿病患者正气虚弱，邪气侵袭，这些都是导致病情反复发作的重要因素。在疾病治疗过程中，药物药效的正常发挥也需要脾胃受纳、运化和转输作用的配合，只有药物得到充分吸收，药物才能达到病所，起到祛风寒，除湿热等作用。若脾胃虚弱，药物得不到充分吸收，又不能更好地直达病所，则疗效降低。

总之，治疗风湿病中运用调理脾胃法应着重注意"健脾"。因为脾健则无湿得生，无湿则无饮得停，无饮则无痰得存。脾胃健旺意即五脏六腑俱旺，气血充盈则筋脉荣、关节利、肌肉充、关节得以濡润和滋养，四肢肌肉皆有所禀受。在辨治风湿病的过程中也应注重"护胃"。治疗风湿病的中药每多配祛风及滋养肝肾之品，风燥太过、滋腻太甚则伤脾胃；对于病重或者病情缠绵的患者，通常还应联合应用非甾体抗炎药、慢作用抗风湿药以及激素等药物，并且需长期服用，这些药物对胃黏膜都会出现不同程度的损害，所以在辨治中应该注意调整扶正与祛邪，并将健脾与和胃贯穿疾病的始终，才能收到较好的治疗效果。

**（二）阴平阳秘，脾胃健运，方可祛痹**

《素问·生气通天论》曰："阴平阳秘，精神乃治。阴阳离决，精气乃绝。"这是对人体生理功能的描述。人体的正常生命活动,是阴阳两个方面保持着对立统一的协调关系的结果。阴阳双方的平衡称为"阴平阳秘",是指阴阳双方的比例是不断变化的,但是又稳定于正常限度之内的状态,是人体动态的平衡,而非绝对的静止。这并不是意味着在正常或生理情况下,人体的阴阳双方不存在相互排斥,而只是阴阳双方的相互排斥在正常情况下表现不明显,难以观察。人体维持这种平衡状态的机制,是建立在阴阳的对立制约、互根互用基础上,阴阳双方在一定的限度内转化和消长运动。阴阳双方维持着动态平衡的关系,在自然界标志着气候的正常变化,四时寒暑的正常更替,从而在人体标志着生命活动的有序、协调、稳定。

风湿病应用的药物多为辛温苦燥之品,长期使用容易损耗气血,伤及阴津,所以择方用药时要注意不要过于温燥或苦寒,注意阴阳搭配合理,性味归经、遣方用药需与辨证相符,不可一味应用辛燥克伐之品祛邪,并且顾护脾胃之药贯穿始终。若过用辛温发散之药,耗伤阴血津液,从而导致邪气未去而正气已伤,不思饮食,食欲缺乏,药食难进,以致沉疴难愈,患者丧失劳动能力,生活不能自理,甚至终身残疾。若要使机体阴平阳秘,首要条件就是各个脏腑功能调和,而脾胃为重要的因素之一。因此脾胃健运,输布水谷精微至人体各器官,方能达到阴平阳秘。

### (三)调理饮食情志,规范服药方法以顾护脾胃

随着现代社会的进步与发展,现在的疾病谱和过去相对而言发生了重大变化,而对疾病的病因病机的认识亦有了殊多改变。阎小萍教授认为除了在药物方面治疗风湿病,更应该从多方面、多角度着手。其中,人们的膳食结构及心态等更为重要,诸多患者是因生活调护、起居失常而感邪发病。因此在辨治风湿病过程中,针对患者不同的生活饮食习惯,个体化地进行辨证论治,方能达到更好的治疗效果。另外,阎小萍教授强调要善于

与病人沟通，帮助其端正生活心态，否则肝郁气滞、克伐脾土，也不利于风湿（痹）病的治疗。阎小萍教授深入研究探讨常见的风湿病，如大偻（强直性脊柱炎）、尪痹（类风湿关节炎）、燥痹（干燥综合征）、痛风性关节炎、骨痹（骨关节炎）等疾病的发病机理，认为饮食失调，损伤脾胃，是风湿病发病的关键因素之一，脾胃损伤常见气虚、血少、瘀血、气机紊乱、湿蕴、痰阻等病证。辨证论治要着眼于发病的根源，调理脾胃、顾护后天之本是其治本之道，即"调中央以通达四旁"。阎小萍教授博采李东垣、张仲景、叶桂等各家之长调理脾胃，注重升降相宜，且顾其润燥，健脾益气，清养胃阴，调畅气机，升脾阳、降胃气，法取中庸，勿劫胃津，勿伤脾阳，脾胃健运，胃气来复，气机通畅，则诸病自除。

阎小萍教授嘱咐患者服药时不宜空腹，因为患者多需长期服食中药，风湿病之药多祛风化湿、利节通络，而风湿病患者脾胃多虚，容易出现脾胃运化失司的症状，因此阎小萍教授建议服用中药一般于饭后半小时至一小时。每次煎煮的药量则应控制在180ml至200ml之间，有些患者由于经验不足，致使煎药量过多，每次服用300ml以上，从而导致肠胃过于壅塞，造成或加剧脾胃受损，症状严重之时则停服中药。因此在临床需和患者仔细沟通说明，正确掌握煎服方法。在服药期间，若有胃肠道反应，则以每次少量，分3至4次服用为佳。因为中药讲究其性味归经，若饭后即服，对药效也有影响。日常生活中，宜纳食有时，饮食宜清淡、易消化，少食肥甘厚味，忌暴饮暴食、饥饱不均，以免加重损伤脾胃。并且在注意营养的同时要慎补，很多患者自认为风湿病多为虚，予以过量海鲜、牛羊肉等肥甘厚腻而导致食积，也会造成阳盛生热。因此补益之品如若应用不当，则会适得其反，这也是中医"有是证，用是药"的内涵。因此补益必须针对个人的体质及虚之所在而补之，否则只会徒增脾胃负担，得不偿失。

另外我们应该注意到的是，风湿病在患者心中被当成"不死的癌症"，这些都加剧了患者的心理负担，在临证辨治过程中，许多前来就诊的患者往往情志抑郁、消极悲观,这使得心理调护显得十分重要,也是针对风湿病患者诊疗疾病过程中较为关键的环节。因此阎小萍教授常注重与患者的沟通,常嘱咐患者常保持精神愉快,帮助其端正心态,鼓励患者积极工作,努力学习,心胸宽广,愉快生活。若情志抑郁,心绪不畅,终日郁郁寡欢,可致肝气郁结,肝气犯胃,致脾胃气机升降失司,吸收和消化功能受到影响,从而影响药物的疗效,也不利于风湿(痹)病的治疗。脾胃功能的强弱和风湿病的疗效、预后、转归息息相关,脾胃强健旺盛,则外邪难以蓄积为患,应以培土胜湿治病求本为目的,从而使机体正气得固,顽痹方可去矣。

**(四)健脾和胃法的运用特点**

阎小萍教授秉承先贤及恩师焦树德教授学术思想,深研《黄帝内经》理论及李东垣《脾胃论》,融汇古今,提出健脾和胃法在风湿病中的六种运用,包括升阳、和降、柔润、调肝、活络、祛湿等,形成了独具特色的风格。

(1)升阳:即指升发脾胃之阳,其目的在于恢复脾胃运化及升降功能。升发脾胃之阳,以补充元气而生阴血,这是李东垣论治脾胃病独创的治疗法则,也是在《脾胃论》体现出中的一种重要指导思想。常用的益气升阳方剂有补中益气汤、调中益气汤、升阳益胃汤、升阳除湿汤等。

(2)柔润:脾乃太阴湿土,喜刚燥;胃乃阳明燥土,喜柔润。叶天士在《脾胃论》的基础上进一步发展出柔润养胃的治则,补充的东垣的不足。叶天士认为:"太阴湿土,得阳始运,阳明阳土,得阴自安,以脾喜刚燥,胃喜柔润也。""仲景急下存津,其治在胃,东垣大升阳气,其治在脾。"常用方剂如益胃汤、增液汤、沙参麦门冬汤等。

(3)和降:李东垣在升发之中虽也佐以苦降之品,但通降之法在后世才得到进一步发展。胃为多气多血之乡,发病每多实证,所以有"实则阳明"之说。清代叶天士曾说:"阳明胃腑,通补为宜。"选药要有走有守、有动有静,达到通不伤正,补不滞邪。华岫云说:"脾胃之病,虚实寒热,宜燥宜润,固当详辨,其于升降二字,尤为紧要。盖脾气下陷固病,即使不陷,而但不健运,已病矣;胃气上逆固病,即不上逆,但不通降,亦病矣。"其又说:"所谓胃宜降则和者,非用辛开苦降,亦非苦寒下夺以损胃气,不过甘平或甘凉濡润以养胃阴,则津液来复,使之通降而已矣。"此说体现了《黄帝内经》所说的六腑者传化物而不藏,以通为用的理论,因为和降深契胃腑之生理功能,所以为治疗脾胃病常用的法则。此类方剂有旋覆代赭汤、橘皮竹茹汤、通幽汤、增液承气汤、护胃承气汤等。临床上我们常用的和降中焦法,亦包括在通降之中。

（4）调肝:华岫云于《临证指南医案·木乘土门》曰"余另分此一门者,因呕吐不食、胁胀脘痞等恙,恐医者但认为脾胃之病,不知实由肝邪所致,故特为揭出,以醒后人之目耳。"在此条文中可见,在辨治脾胃病时,应时刻注重调肝、养肝。肝为风木之脏,又为将军之官,其性急而多动,故肝病必犯脾胃,是称其所乘之故,因而在辨治脾胃病时应注重调肝,以防其太过产生"木乘土"之弊。常用的方剂如越鞠丸、痛泻要方、四逆散、逍遥散等。

（5）祛湿:《素问·脏气法时论》曰"脾苦湿,急食苦以燥之"。若脾虚而水湿停留不化,则需要用燥湿之剂以治之。但是要注意脾苦湿、胃苦燥,因此当遣方用药时应对白术等苦温燥湿之品谨慎择药,不可太过,或稍佐温润之品。《素问·至真要大论》曰:"湿淫于内,治以苦热,佐以酸淡,以苦燥之,以淡泄之。"在苦温燥湿剂之中应配以淡渗泄湿之品,再稍佐酸以治土之品,方为适宜之法。常选用方剂如实脾饮、苓桂术甘汤、五苓散、防己黄芪汤等。

（6）活络:脾胃病年久不愈者,则可病及血分。叶天士在论肝病犯胃之时曰:"初病在气,久必入血。"因此在辨治日久之脾胃病时,或者出现脘腹痛处固定不移,舌上有瘀斑、瘀点,大便色黑等症时,则需在调治脾胃药中佐用活络行瘀、苦辛通降之品。常用方如金铃子散、丹参饮、失笑散等。

　　阎小萍教授非常强调脾胃的重要性,临床上在辨治各种风湿(痹)病时,均不忘时时"注意调护脾胃"。如遇到"胃虚则脏腑经络皆无以受气而俱病"之时,倘若没有脾胃学说作指导,而是见脏病治其脏、见腑病治其腑、见寒治寒、见热治热,必然不能取得满意的临床效果。反之,此时如果运用脾胃学说,循其规律,把握住主要矛盾,从脾胃论治,则往往效如桴鼓。此外针对诸多疑难复杂之重证,也常常以脾胃功能的健全与否作为判断转归和采取措施的依据。掌握了脾胃学说的诊治规律,不但对诊治脾胃病有指导意义,而且在它的启示下,对诊治其他脏腑的疾病也会起到一隅三反的作用。

# 第二章

# 脾胃与风湿病的关系

　　风湿病主要是因人体营卫失调,在外感受风寒湿之邪,合而为病;或日久正虚,内生痰浊、瘀血、毒热,正邪相搏,使经络、肌肤、血脉、筋骨,甚至腑脏的气血痹阻,失于濡养,而出现的以肢体关节、肌肉疼痛、肿胀、酸楚、麻木、重浊、变形、僵直及活动受限等症状为特征,甚至累及脏腑的一类疾病。风湿病的发生发展与营卫失和、外感邪气,或脏腑失调,内生痰、瘀、热毒等痹阻经络相关。《类证治裁·痹证论治》中云:"诸痹……良由营卫先虚,腠理不密,风寒湿乘虚内袭,正气为邪气所阻,不能宣行,因而留滞,气血凝涩,久而成痹。"在治疗方面,多数医家采用脏腑辨证,认为脾为后天之本,气血生化之源,脾虚则气血生成不足,易形成营卫失和之证,是风湿病发病主要病因之一。此外"脾主肌肉"的理论、"脾在涎为液"的论述,以及脾与他脏生克制化关系,都体现出脾与风湿病关系密切。

## 一、从中西医角度认识脾胃的形态和功能

### （一）脾胃的形态

　　从西医学角度来看,脾是重要的淋巴器官,位于腹腔的左上方,呈扁椭圆形,暗红色、质软而脆,分为内、外两面,上、下两缘,前、后两端。胃又称胃脘,分上、中、下三部。胃上部包括贲门;

胃的中部,即胃体的部位;胃的下部称包括幽门;脾胃同居腹腔,但各司其职。中医学关于脾胃形态的描述早在《黄帝内经》就有所提及。如《灵枢·肠胃》提到:"胃纡曲屈,伸之,长二尺六寸,大一尺五寸,径五寸,大容三斗五升。"此外还有"脾与胃以膜相连"的记载。至《难经》则描述了脾胃的解剖学形态,并附有图形。《难经·四十二难》言:"脾重二斤三两,扁广三寸,长五寸,有散膏半斤,主裹血,温五脏,主藏意。"《类经图翼》说:"脾,形如刀镰,与胃同膜而附其上之左,俞当十一椎下。"《医学入门·脏腑》云:"形扁似马蹄,又如刀镰"。可见中医很早就有关于脾胃形态的论述。

### (二)脾胃的功能

1. 古代医家对脾胃功能的认识　古代各时期医家论述了中医脾胃的具体功能,随着时代的发展逐渐完善,并形成体系。下文将简述脾胃功能的发展和渊源。

(1)脾主运化,为气血生化之源:脾主运化是脾的生理功能之一。脾主运化包括两个方面,一是运化水谷精微,即脾具有把水谷(食物)转化为精微,并将精微物质转输至全身的生理功能;二是运化水湿,即脾对水湿有吸收、转输和布散的作用。《素问·灵兰秘典论》中言:"脾胃者,仓廪之官,五味出焉。"《灵枢·五味》云:"胃者,五脏六腑之海也,水谷皆入于胃,五脏六腑皆禀气于胃。"《素问·六节脏象论》中述:"脾、胃、大肠、小肠、三焦、膀胱者,仓廪之本,荣之居也,名曰器,能化糟粕,转味而入出者也。其华在唇四白,其充在肌,其味甘,其色黄,此至阴之类,通于土气。"这些条文说明了足太阴脾为转输之官,胃肠主受传水谷,膀胱为水精之腑,三焦主决渎水道,故皆为仓廪之本。《古今图书集成·医部全录》云:"脾藏荣,故为荣之居。器者生化之宇,具升降出入之气,脾能运化糟粕,转味而入养五脏,输出腐秽于二阴,故名之曰器也。四白,唇之四际白肉也。口为脾窍而主肌,故华在唇四白,其充在肌。甘者土之味,黄者土之色也。脾为阴中之至阴,通于土气。"此条文中指脾而言,其居于中央,是水谷精微之源,受浊者为阴,故曰至阴。

南北朝陶弘景创作的古代医学著作《本草经集注》中出现了脾"消谷",将脾在消化过程中的功能分离出来,即"橘柚,味辛,温,无毒……主脾不能消谷,气冲胸中,吐逆,霍乱,止泄,去寸白"。隋代医家巢元方所著《诸病源候论》中更加明确的将脾胃在消化水谷上的功能细化,使脾主运化的理论得到进一步发展,其言"所以然者,脾胃为表里,脾主消水谷,胃为水谷之海,脾虚,寒气积久,脾气衰弱,故食不消也"。唐代孙思邈之《千金要方》用"消"字来概括脾在消化过程中的作用,《千金要方》中言"凡人病脉已解,而反暮微烦者,人见病者瘥安而强与谷,脾胃气尚弱,不能消谷,故令微烦,损谷则愈"。宋代严用和撰写的《济生方》是现存文献中最早明确"脾主运化"的著作,其言"夫人受天地之中以生,莫不以胃为主。盖胃受水谷,脾主运化,生血生气,以充四体者也"。到了金元时期,脾主运化的功能得到了进一步丰富,其中李杲认为,脾胃是元气之本,言"真气又名元气,乃先身生之精气,非胃气不能滋之"。朱震亨则说:"脾具坤静之德,而有乾健之运,故能使心肺之阳降,肾肝之阴升,而成天地交之泰,是为无病之人。今也,七情内伤,六淫外侵,饮食不节,房劳致虚,脾土之阴受伤,转输之官失职,胃虽受谷不运化,故阳自升,阴自降,而成天地不交之否。于斯时也,清浊相混,隧道壅塞,气化浊血瘀郁而为热,热留而久,气化成湿,湿热相生,遂成胀满。"指出在饮食物的消化过程中,胃只是受纳的作用,而"运化""转输"水谷则是脾的功能,将脾胃功能进行区别。

明代医家张介宾的《类经》中对脾主运化的理论有较详细的论述。《类经》中言"脾主运化,胃司受纳,通主水谷,故皆为仓廪之官。五味入胃,由脾布散,故曰五味出焉。"至清代,诸医家逐渐完善理论,并形成了体系,对脾主运化的概念和理解达到了很高的层次。如清代著名医家叶桂,在继承金元时期李杲学术思想的基础上,提出"脾胃当分论、分治",并首创"胃阴学说",从而进一步完善了脾胃学说。

（2）脾升胃降，为气机升降之枢，《素问·六微旨大论》指出"出入废则神机化灭，升降息则气立孤危。故非出入，则无以生长壮老已；非升降，无以生长化收藏。是以升降出入，无器不有。故器者生化之宇，器散则分之，生化息矣。故无不出入，无不升降"。气机是指气的运动，是人体脏腑经络的功能活动的基础。而中焦脾胃则是气机升降之枢。《黄帝内经》言："食气入胃，散精于肝，淫气于筋；食气入胃，浊气归心，淫精于脉；脉气流经，经气归于肺，肺朝百脉，输经于皮毛；毛脉合精，行气于府，府精神明，留于四脏，气归于权衡，权衡以平""饮入于胃，游溢精气，上输于脾；脾气散精，上归于肺，通调水道，下输膀胱。水精四布，五经并行"。这就是说脾胃对于人体气机正常运行有着重要作用，为"人体的后天之本""气血生化之源""脏腑经络之根"。金元时期以李杲所著的《脾胃论》为脾胃学说的代表，运用"脾升胃降"这一理论作为解析脏腑生理、病理的依据及诊疗疾病的思路。《脾胃论》言："盖胃为水谷之海，饮食入胃，而精气先输脾归肺，上行春夏之令，以滋养周身，乃清气为天者也；升已而下属膀胱，行秋冬之令，为传化糟粕，转味而出，乃浊阴为地者也。"《脾胃论·阴阳升降论》中又言："在人则清浊之气皆从脾胃出，荣气荣养于身，乃水谷之气味化之也。"《脾胃论·脾胃盛衰论》曰："大抵脾胃虚弱，阳气不能生长，是春夏之令不行，五脏之气不生。"至清代叶桂则提出"纳食主胃，运化主脾；脾宜升则健，胃宜降则和""太阴湿土，得阳始运，阳明阳土，得阴自安；以脾喜刚燥，胃喜柔润也"的论点。可见脾宜升、胃宜降，而脾胃共同决定了气机的正常运行，是人体气机以及生命活动的关键。

（3）脾主统血：脾主统血是脾的生理功能之一。统，即统摄、固摄、控制、约束之意。脾主统血，是指脾能够统摄、控制血液在脉管内运行，而不致溢出脉外的作用。早在《难经》就提出了脾主统血的理论。《难经·四十二难》言："（脾）主裹血，温五脏。"这为后世脾统血理论的形成奠定了重要基础。明薛己之

33

《薛氏医案》也明确提出"心主血""肝藏血""脾能统摄于血"的说法。总体而言，如果脾气健运，气血生化有源，气足而固摄作用健全，血液就能循脉运行而不溢出脉外；如若脾气虚弱，运化无力，统血无权，血不循脉道而逸出脉外，就会导致各种出血之证，即脾不统血诸证。

（4）脾主肌肉、四肢：《素问·平人气象论》云"藏真濡于脾，脾脏肌肉之气也"，说明脾主肌肉之气。《素问·宣明五气》言"阴病发于肉""脾主肉""久坐伤肉"，脾在五脏中为阴中之至阴，在体为肉，是以太阴之病发于所主之肌肉。张志聪注解言："五脏元真之气通会于肌肉腠理，脾气通于五脏，故所主在肉。""脾喜运动，故久坐伤肉。"《素问·逆调论》："帝曰：人之肉苛者，虽近衣絮，犹尚苛也，是谓何疾？岐伯曰：荣气虚，卫气实也。荣气虚则不仁，卫气虚则不用，荣卫俱虚则不仁且不用，肉如故也。"这主要言若荣气不得卫气之和，则荣气虚；卫气若不与荣气相和，则卫气实也。其中所言"肉苛"的含义是皮肤、肌肉麻木沉重，其病因病机是荣卫两虚，肢体皮肉失养。营气即运行于脉中的营养物质，是由脾所主之水谷精气中的精华部分所化生，分布于血脉之中，随血液循环营运于全身。卫气是循行于脉外之气，由水谷精气所化生，运行体表以闭固腠理、防御外邪，以及温养肌肤等。营卫俱虚不仅使身体无法得到足够的营养物质，也使机体的防御功能减弱，因此皮肤肌肉麻木，病邪容易侵犯人体，致使人体的生理功能不能正常运行。《素问·阴阳应象大论》则指出"脾生肉"，《素问·太阴阳明论》指出"四肢皆禀气于胃"，《素问·痿论》说"脾主身之肌肉"，说明古人已经认识到人体肌肉丰腴、四肢健壮与脾胃健运密切相关。脾胃为气血生化之源，全身的肌肉都需要依靠脾胃所运化的水谷精微来营养，才能发达丰满；四肢同样也需要脾胃运化的水谷精微等营养，以维持其正常的生理活动。因此，脾气健运，肌肉、四肢得以荣养，则肌肉壮实，四肢有力；若脾失健运，运化功能障碍，肌肉、四肢的营养缺乏，则肌肉瘦削，四肢软弱无力，甚则萎弱不用。这也为"治痿独取阳明"提供了一定的理论基础。

（5）脾在液为涎:《素问·宣明五气》说"脾为涎",故有涎出于脾而溢于胃之说。在正常情况下,涎液上行于口,但不溢出口外;若脾胃不和,则致涎液分泌增加,而发生口涎自出等症,故说脾在液为涎。"脾在液为涎"理论在干燥综合征(燥痹)的辨证中具有重要作用。因燥痹是由燥邪(外燥、内燥)损伤气血津液,而致阴津耗损、气血亏虚,使肢体筋脉失养,瘀血痹阻,痰凝结聚,脉络不通,导致肢体疼痛,甚则肌肤枯涩、脏器损害的病证,而口干、眼干等津液亏损之证为其主要临床表现。因此在辨治燥痹之时,常责之于脾,只有脾主津液的生理功能正常,津液才能正常输布,液干津亏之证才能得到缓解。此外,"脾在液为涎"理论除在燥痹应用广泛外,在其他风湿病出现津液亏耗之证时,都可据此酌情遣方择药处之。

（6）脾为胃行其津液:《素问·厥论》言"脾主为胃行其津液者也"。从中我们看出古代医家很早就认识到脾对津液的运化,而"脾主为胃行其津液"主要阐释的是脾与胃之间的关系。明代张介宾《类经·十二官》中解释道:"脾主运化,胃司受纳,通主水谷。"具体而言,胃主受纳消化,脾主吸收运化,当饮食进入胃腑,在胃的腐熟消化后,精微部分被吸收,经脾的运化作用,分别输运到全身。二者相互为用,升降协调,纳运相和,共同完成饮食物的消化和水谷精微的吸收、转输,维持人体正常的生命活动。因此,我们常言"健脾以和胃,和胃以健脾",二者关系密切,缺一不可。

2. 现代医家对脾胃功能的认识　当代内科脾胃学派的医家,在古代脾胃学说的基础之上,结合当代医学理论的发展,总结临床经验,提出创新观点,不断丰富和完善脾胃学说。如邓铁涛认为,对脾胃实质的认识需要建立在大量中西医结合研究的基础之上,邓老认为从生理、病理上来看,中医的"脾胃"应包括西医的整个消化系统的功能及与之有关的体液。陆建武等认为,中医脾胃与西医非特异性免疫在功能上有一定的相似之处。

一方面,免疫防御功能与中医卫气功能类似,皆有抵抗外感之邪的作用,而卫气禀受于脾胃水谷之气;另一方面,《素问·刺法论》云"脾为谏议之官,知周出焉",这与免疫系统的监视功能不谋而合。彭松林等认为,免疫监视功能的正常运行与脾的运化、升清密不可分,后者是前者的物质基础,可以通过理脾、健脾等增强机体免疫监视,预防疾病。另外,免疫的稳定作用是指机体免疫系统具有维护体内生理平衡的功能,而脾胃对五脏功能的协调平衡有重要作用。总而言之,现代医家在继承古代理论基础上相结合用于临床实践,疗效确切。

现代医学认为风湿病是一种可累及全身多个器官的自身免疫性疾病,其发病机制的重要部分是免疫紊乱。而机体免疫分为特异性免疫和非特异性免疫,其功能主要有免疫防御、免疫监视和免疫自身稳定。这与中医学"正气"的论述不谋而合,免疫功能的强弱与人体正气的盛衰有着密切的关系。人体的正气即维持免疫功能正常所需的基本物质,必须赖以脾的运化功能供给。近些年来,应用现代科学方法,开展对脾胃的实质与生理、病理、免疫等方面的研究,对脾胃的认识和理解进一步深入,形成了较为系统的理论体系。

## 二、风湿病与脾胃的关系

中医学中风湿病亦称痹证、痹病,其发病多为本虚标实,本虚涉及肾、肝、脾等脏腑气血阴阳的亏虚,或脏腑功能的减退;标实有风、寒、湿、热、痰、瘀等。脾胃为"后天之本",四季脾旺不受邪,脾胃与风湿病的病因、病机、转归、预后关系非常密切。若脾胃一衰,则百脉失养,诸病丛生。《黄帝内经》有"食气入胃,浊气归心,淫精于脉""饮入于胃,游溢精气,上输于脾,脾气散精,上归于肺"之训,更有"胃之大络,名曰虚里,贯隔络肺,出于左乳下,其动应衣,脉宗也"之说。脾胃为宗气之源,若肥甘无度,饥饱不调,情志过极,劳逸过度,致使脾胃损伤;气虚无以上奉,则宗气匮乏。明代李梴《医学入门·痹风》曰:"痹属风寒湿三气侵入而成,然外邪非气血虚则不入。"清代林佩琴《类证治裁·痹证》中提到"诸痹……良由营卫先虚,腠理不密,风寒湿乘虚内袭。正气为邪气所阻,不能宣行,因而留滞,气血凝涩,久而成痹。"由此说明正虚是痹病发生的基础,邪侵是痹病发病的重要条件,而脾功能的异常及气血阴阳的亏虚对风湿病形成亦起着重要作用。下面将脾与风湿病的关系进行论述。

### (一)脾胃虚弱是风湿病发病的重要因素

脾胃派李杲提出"内伤脾胃,百病由生"之说。《医宗金鉴·痹病总括》也指出"脾胃气虚之人病诸痹也"。可见如若脾虚运化无力,气血生化之源不足,则人正气亦虚,善病痹;反之脾气充足,气血生化之源充足,则人正气亦盛,邪不易侵。如《难经》曰:"四季脾旺不受邪。"又如李杲曰:"若胃气一虚,无所禀受,则四脏经络皆病。况脾全借胃土平和,则有所受而生荣,周身四脏皆旺,十二神守职,皮毛固密,筋骨柔和,九窍通利,外邪不能侮也。"更进一步说明了脾虚是痹病的发病基础。

1. 脾胃虚弱,肌骨失养,易发风湿　全身的肌肉都由脾所主。《素问·太阴阳明论》云:"四肢皆禀气于胃,而不得至经,必因于脾,乃得禀也。"《素问·痿论》中曰:"脾主身之肌肉"。意即脾主四肢、肌肉,具有濡养和温煦四肢、肌肉的功能。

脾胃虚弱,肌肉四肢失于滋润,外感于风寒湿邪,而发为风湿病。肌肉四肢的滋润依赖津液,而津液的生成与输布均依赖脾所运化。如果脾的输布、运化功能障碍,肌肉四肢就会失去津液的滋润而干燥,严重者亦可引起筋肉的拘急、挛缩,或者引起肌肉的强硬、强直。脾不能正常输布津液,也可引起肌肉水湿凝聚,出现水肿之证。

脾胃虚弱,肌肉四肢失于营养,外感于风寒湿邪,发为风湿病。在《素问·太阴阳明论》中说:"脾主为胃行其津液者也。"而在《黄帝内经素问集注》中亦说:"(脾)主运化水谷之精,以生养肌肉,故合肉。"人体的肌肉在生理状态下的营养需求,运动时候所消耗的能量,或者肌肉损伤需要修补再生都是依赖水谷之精气所化生。当脾气虚弱时,水谷之精气的生成会逐渐减少,输布也会显得迟缓滞涩,肌肉四肢的营养不足,肌肉失养则必见消瘦,严重时可见有四肢肌肉萎缩,并可出现倦怠乏力、少气懒言等,甚至出现全身肌无力。

脾胃虚弱,肌肉四肢失于温煦,外感于风寒湿邪,发为风湿病。《灵枢·本脏》说:"卫气者,所以温分肉,充皮肤,肥腠理,司开合者也。"《素问·阴阳应象大论》中曰:"清阳实四肢"。意即四肢肌肉主要依赖卫气温养,而卫气是由属中焦之脾胃生成的。阳气使肌肉保持正常的温度;阳气不足则可见肌肉湿冷,尤其多见四肢清冷;阳气太过旺盛则肌肉温度升高,可出现全身发热,这种发热中医也称之为阳明经热。气化是人体产生热量的重要原因,水谷精气在阳气的温煦之下开始气化;当阳气过于亢盛时,气化就会亢进;反之,当阳气不足时气化则会下降。气化亢盛时主要有产热太过、发散太过、消耗太过等表现,因此常发生伤津、发热、耗气、动风、动血等,并可形成热痹,或者筋肉损伤。如果气化不足,则可见产热不足、水湿凝聚内停等变化,也会导致肌肉的拘急、收引、肿胀。总之,卫气对于肌肉的生理作用除了可以温煦肌肉、影响肌肉的气化之外,还能够增强肌肉对风寒湿外邪的防御作用,以保护肌肉。因此,若脾阳不足则可引起肌肉的卫外功能下降,风寒湿三邪则容易侵害肌肉而形成肌痹。肌肉的营养不良、干燥、温热不足、气化异常往往会使风湿病深入侵犯五脏六腑,形成更为严重的五脏痹等。

2. 脾胃虚弱,营卫失充,易发风湿 《灵枢·决气》言:"上焦开发,宣五谷味,熏肤,充身,泽毛,若雾露之溉,是谓气。"而这里的气主要是营卫之气,营卫之气是由脾胃所化生。而外邪往往容易从营卫而入,却难从营卫而出。主要是风与湿合邪,侵袭人之体表,则卫气受遏,营卫之气不和;侵袭人之经脉,则经络不畅,气血运行障碍。因此营卫之气与风湿病的发生有直接关系。

营行脉中,内注于脏腑,外濡四肢百骸;卫主脉外,"而先行四末、分肉、皮肤之间"。二者均为化生于水谷精微,并将其营养物质输转至人体全身,营卫的生成、运行、会合和功能正常,这些正是脾主运化的具体表现,亦是维持人体筋骨、关节肌肉活动的物质基础。显然,脾主运化功能失调,营卫气血生化乏源与风湿病密切相连。《素问·痹论》云:"荣者,水谷之精气也,和调于五脏,洒陈于六腑,乃能入于脉也,故循脉上下,贯五脏,络六腑也。卫者,水谷之悍气也,其气慓疾滑利,不能入于脉也,故循皮肤之中,分肉之间,熏于肓膜,散于胸腹。逆其气则病;从其气则愈,不与风寒湿气合,故不为痹。"亦指出,来源于水谷的营卫之气与痹病发生有密切关系,营卫气强,则风寒湿不易与皮肉关节相合而为痹;营卫气弱,则风寒湿易与皮肉关节相合而为痹证。营卫气全赖脾胃化生的水谷精微以滋养补充,所以脾胃健旺才能拒邪防痹。

3. **脾胃虚弱,筋失濡养,易发风湿** 肝属木,主风,风以动之,其性为喜升发条达;又主筋,诸筋者皆属于节,为气血调节之枢。脾属土,主运化水湿,主四肢、肌肉,为气血生化之源。脾胃运化水湿、气机升降的正常运行,皆有赖于肝气的疏泄。因"肝之系下连气海,兼有相火寄生其中",脾气柔润滋养、脾血之灌溉,始有条达之性、疏泄之能;而主水谷精微运化之脾脏,必得肝木之疏泄,始能化生如常。若肝、脾两脏功能失去平衡,则肝木易盛而乘伐脾土(肝气乘脾),脾土易虚而招致肝木乘伐(脾虚肝乘),或脾失健运,影响肝之疏泄而致"土壅木郁"。肝藏血与脾统血是相互关联的。血液之成,源于脾胃;既成之血,藏之于肝,依机体所需而运行诸经。血液之行,以心肺之气为动力,以肝脾之气为约束,脾气健运,血液化生充足,则肝有所藏;肝血充足,荣之于筋,则脾有所统,二者息息相关,相辅相成。若脾化生气血不足,无以化生为血供给肝,则肝藏血功能失常,则肝之经筋、组织失养,血不养筋,导致筋脉空虚不荣,外邪则可客于肌肉、筋脉之间而发为风湿病,症见肢体麻木,手足拘挛,屈伸不利。

由此可见,肝脾失调导致风湿病(痹病)的发病机理有二。其一,肝经之风火妄动,导致木旺乘土,风、湿、热等邪窜犯经络。肝与脾本为制胜之脏,假若其人素禀脾虚肝旺,则急躁易怒,肝经之风阳火动,克犯脾土,从而导致脾失健运,积湿蕴热,风湿病(痹病)由之而生。临床上不仅可见其两胁灼痛、头痛耳鸣、胃痛吞酸诸症,也能见到其肢体关节红肿灼热、走窜疼痛诸症。如《脾胃论·脾胃盛衰论》曰:"肝木旺则挟火势,无所畏惧而妄行也,故脾胃先受之。或身体沉重,走注疼痛,盖湿热相搏,而风热郁而不得伸,附着于有形也。或多怒者,风热下陷于地中也。……或生痹……皆风热不得升长,而木火遏于有形中也。"其二,肝气郁结,木不疏土,导致湿热内蕴经络。若其人平素性情抑郁,情志不畅,则肝气郁遏,木气不达,疏泄不及。此时,脾本失健运,倘若又兼醇酒厚味,嗜食辛辣肥甘,则更导致湿热内蕴,湿热蕴于经络终致风湿病。临床上不仅可见两胁胀痛、食欲不振、脘痞之证候,且常见湿热蕴于经络,气机痹阻之关节、四肢、肌肉红肿热痛的风湿病证候。其三,肝失疏泄,脾失健运,血液化生不足,则肝无所藏,肝血不足,失荣于筋,脾无所统,血不养筋,肌肉亦无水谷精微所养,故可见肢体麻木,四肢无力,筋挛肉倦之状。

4. 脾胃虚弱,肾失温养,易发风湿　肾为先天之本,脾为后天之本,辨治风湿病,不能脱离脾肾两者。若脾胃失健,则湿从内生,又外受风寒湿三邪,内外之湿相合困脾,导致黏滞之湿邪久羁不除,病程缠绵;日久伤肾,肾虚则必殃于脾;加之患者长期服药,定有伤脾碍胃之嫌。脾运化水谷精微,化生气血,为后天之本;肾藏精,主命门真火,为先天之本。《医述》云:"先天为后天之根"。脾的运化,必须得肾阳的温煦蒸化,始能健运。所以《张聿青医案》说:"脾胃之磨化,尤赖肾中之一点真阳蒸变,炉薪不熄,釜爨方成也。"《傅青主女科·妊娠》曰:"脾为后天,肾为先天,脾非先天之气不能化,肾非后天之气不能生。"

在临床上,风湿病常可见腰背疼痛,遇寒或劳累后加重,腰膝酸软,困倦乏力,晨僵,纳呆,大便溏泻等脾肾阳虚的表现。肾阳虚衰则容易致使脾失温煦,运化失司,升降失调,一方面脾虚易产生内湿,且阳虚气虚,卫外不固,营不内守,御邪无能,而复感外湿浊邪,内外合邪则更伤脾肾;另一方面,水谷精微之生化乏源,而致使肌肉、关节、四肢失于濡养,后天之本匮乏,无以滋养先天,从而致使肾阳虚日益甚。所以在风湿病的病因病机中,既有脾不运化水谷精微,肾精不充的本虚证;亦有脾不运化水湿,致使湿浊之邪内生,引动外湿,内外湿浊之邪又复伤及脾肾,导致寒邪易于内侵的标实证;或脾肾两虚而致的寒邪内生之虚实夹杂。在治疗上,补肾壮骨、扶正祛邪是治疗总则。而健脾祛湿法是重要的辅助治疗方法,使内湿得以祛除,外湿难侵,水谷精微生化有源,而达到最终治疗目的。而且健脾利湿应该贯穿风湿病治疗的始终,意即以健脾化湿、和胃理中之品,通过运脾、温脾、健脾的方法从祛寒、除湿方面增强补肾壮骨的效果;同时补虚扶正,不致"复感三邪"而使病邪渐深。因此,从脾肾论治,可顾护肾先天之本,又顾护脾胃后天之本,相得益彰。

### (二)脾与湿邪关系密切

湿邪是风湿病的主要病因之一。湿邪留滞是风湿病发生发展的始动因素。湿为水之渐,水为湿之甚。所以在风湿病的发病过程中,一旦治疗湿邪不得其法,则易致使水湿泛滥而出现以肢体、关节的肿胀、疼痛等症状为主的风湿病(痹病)。湿邪又分为内湿与外湿,内湿主要责之于脾脏,外湿则为外感湿邪,内、外湿又可相互影响。所以,在辨治风湿病的过程中,应关注健脾运湿,同时采取多角度、多手段、个体化的治湿之法。

脾居于中焦,脾为湿土之脏,喜燥而恶湿,在人体水液代谢中起着不可取代的重要枢纽作用。脾功能健旺,则能够运化水湿,既能够使体内各个组织、器官得其水津的充分滋润与濡养,又不致使水湿潴留。反之,若脾运化水湿的功能失调,必然会导致水湿在体内潴留,从而产生痰饮、湿浊等病理产物,甚则出现水肿。古人对此早已记载,《素问·至真要大论》有云"诸湿肿满,皆属于脾"。《景岳全书·痰饮》中曰:"痰即人之津液,无非水谷之所化,此痰亦既化之物,而非不化之属也。但化得其正,则形体强,营卫充,而痰涎本皆血气;若化失其正,则脏腑病,津液败,而血气即成痰涎。"由此可见,脾虚则容易生痰浊,痰浊随气升降流行,内而脏腑,外至筋骨皮肉,流注于各个关节,阻碍气血之流通,加上外感风寒湿邪气,深侵入肾,伤骨、损筋、削肉,且邪又易从热化导致筋骨关节气血郁滞,郁久则化毒,发为痹病。正如《杂病源流犀烛》中所说:"湿痰者,痰涎流注肌肉间,时作酸疼。"

1. 古代文献对湿与脾的认识　《素问·痿论》云:"有渐于湿,以水为事,若有所留,居处相湿,肌肉濡渍,痹而不仁,发为肉痿。故《下经》曰:肉痿者,得之湿地也。"可见,痿痹之证均与"湿"有着密切的关系。《素问·至真要大论》又言:"诸湿肿满,皆属于脾。"直接说明了湿与脾胃的关系。古今诸多医家辨治风湿病,从健脾益气、除湿和胃入手,兼以祛风散寒,取效甚捷,从临床证明脾虚与湿痹的关系。在辨治寒痹时,除了可以应用散寒温阳、祛风除湿法之外,更可加黄芪、党参以健脾益气,使气旺则阳旺。此外前人早已经总结出了"脾健湿邪可去,气旺顽麻自除"的辨治风湿病经验,值得我们现在借鉴运用。《素问》中云:"所谓痹者,(脏腑)各以其时,重感于风寒湿之气也。"在冬季,若脾肾虚弱,元气不充,阳气虚弱,又反复感受风寒湿三邪,则易患骨痹、肾痹。《素问》"以冬遇此者为骨痹……骨痹不已,复感于邪,内舍于肾。"临床上,肾虚寒盛证是类风湿性关节炎(尪痹)的主要证型之一,若见患者脾胃虚弱,肾气不足,肾精亏耗,尤其在冬季,更要加强健脾益气、补肾温阳、脾肾双调,以增强正气,祛除邪气,防止重感于邪,防止邪气深入久羁而加重病情。同理,在秋凉时节易反复感受风寒湿三邪而患筋痹和肝痹,骨骼和筋肉是风湿病常发病之部位。因此,夏季健脾可以祛湿治痹,秋季健脾可以防治筋痹与肝痹,冬季健脾主要有助于预防和辨治骨痹和肾痹。四时都要顾护脾胃,使脾胃不致太虚,而致正不胜邪。

2. 湿邪是风湿病的重要致病因素　湿邪侵袭是风湿病的重要病因之一,其与季节气候异常、居处环境条件欠佳、起居饮食调摄不慎等因素有关。在此条件下,邪气易侵袭人体,痹阻关节,造成风湿病的发生。故《素问·痹论》曰:"痹之安生?岐伯对曰:风寒湿三气杂至,合而为痹也。"又曰:"所谓痹者,各以其时重感于风寒湿之气也""不与风寒湿气合,故不为痹"。因此,湿邪与痹症有着密切的关系,是形成风湿病的重要条件。湿邪依据产生的来源分为外湿和内湿。外湿是指感受自然环境的湿邪而言,其多由季节气候异常或居住环境所引起。在自然界中,如果四季气候发生太过或不及;或非其时而有其气,如春天当温反寒,冬天当寒反暖;或变化过于急骤,如暴寒暴热,超越了人体的调节和适应能力,变为外邪侵犯人体,而引发风湿病。《素问·本病论》曰:"天埃黄气,地布湿蒸,民病四肢不举,昏眩肢节痛,腹满腯臆。""少阴不迁正,即冷气不退,春冷后寒,暄暖不时。民病寒热。四肢烦痛,腰脊强直。"金张子和在《儒门事亲·指风痹痿厥近世差玄说》中曰:"此病之作多在四时阴雨之时,及三月九月,太阴寒水用事之月,故草枯水寒为甚,或濒水之地,劳力之人,辛苦失度,触冒风雨,寝处津湿,痹从外入。"这些都说明了季节和环境变化形成的外在湿邪与痹证的发生有着密切关系。风湿病的发生也与长期处于阴冷寒湿之地相关。如明代朱橚《普济方·诸痹》指出:"此病盖因久坐湿地,及曾经冷处睡卧而得。"如果经常涉水,或居住地寒冷潮湿低洼,或因淋雨、衣鞋湿后未能及时更换,或在地库、矿井下、低温车间以及冷藏室长期工作,容易发风湿病。

外湿致病特点:①湿为阴邪,容易损伤人体的阳气。②湿邪易阻气机,导致气机升降失常,阳气不伸。③湿性重浊,困着筋骨,令人筋骨酸痛、屈伸不利;湿滞经络,流注关节、肌肤,阳气布达受阻,可见肌肤麻木不仁、疮疡、湿疹、斑疹;湿浊流注下焦,则小便混浊、不利,大便溏泄,即《金匮要略》所言之"湿痹之候,其人小便不利,大便反快,但当利其小便"。④湿性趋下,易袭击阴位,易伤及人体下部,《素问·太阴阳明论》中曰"伤于湿者,下先受之"。

与外湿相对而言,由体内自身产生的湿邪我们称之为内湿。内湿多由脏腑功能异常,水液代谢失调而致水湿痰浊停聚所产生。换言之,内湿为水液代谢失调的病理产物,与肺、脾、肾等功能失调均有密切关系,但与脾的关系最为密切。正如《素问·至真要大论》中说:"诸湿肿满,皆属于脾"。脾之运化失司是湿邪内生的关键。肺为水之上源,而肺气的宣发肃降、气机的调畅有助于脾之运化,脾的运化有赖于肾阳的温煦和气化,所以在肾阳虚损时,必致脾运化失司,从而导致湿浊内蕴,易致外感湿邪,内湿素盛于体而发病,外湿即可以内侵脏腑,内湿或外溢肌肤。

外湿和内湿虽有不同之处,但在发病过程中却又息息相关,互相影响。若伤于外湿,湿浊之邪困脾,脾健运失职则容易形成湿浊之邪内生;脾阳虚损,水湿不化,进而容易招致外湿由外入内侵袭。起居失常,饮食失调,脾胃虚弱,健运失职,湿浊内生,复感外邪,流注于人体各个关节,临床则可见关节肿痛、僵硬、伸展不利;郁于肌肤,则可见肢体困重乏力、水肿。湿浊郁久,津液气血流通不畅,痰、瘀等病理产物形成,经络痹阻,筋骨受损,出现骨损、筋挛、肉削等病理变化;若病情缠绵难愈,脏腑阴阳失调,则成顽痹。

综上所述,外湿多由气候潮湿,或涉水冒雨,居住潮湿等外界湿邪所致;内湿则是湿从中生,多由脾失健运,不能运化精微,以致水湿停聚而成,即所谓"脾虚生湿"。但外湿和内湿又相互影响,外湿发病,必伤及脾,脾失健运,则湿浊内生;而脾阳虚损,水湿不化,又易于感受外湿。

3. 脾虚湿盛与风湿病的发生关系密切　"湿之为病最多,人多不觉湿来,但知避风、避寒,而不知避湿者,因其害最缓、最隐,而难觉察也。"风湿病的发生多认为"风寒湿三气杂至,合而为痹"。风湿相合、或风湿化热,邪阻于肢体经络,从而发生风湿病。南方多湿,北方亦多湿,因为湿之来源有天、地、人之不同。天暑下逼,氤氲蒸腾,或感受寒冷、雾露、雨淋,是天之湿也;久居湿阴之地,江河湖海之滨或水中作业,是地之湿也;饮冷无度,过食生冷,素嗜浓茶,或饥饱无常,过食海鲜、肥甘厚味,伤及脾气,皆人之湿也。天地之湿伤人,常在脾胃之正气不足时;而伤于饮食的内湿,又多有脾虚。脾虚湿盛和风湿病息息相关,只有脾胃强健,湿浊自难蓄积为患,方能祛邪祛痹。

脾喜燥恶湿,湿浊邪之停留于体内,不仅可以阻碍气血津液的输布,同时亦加重了脾胃受损。脾虚则水湿运化无权,水湿内停为患,痹阻筋络、关节,所谓"不通则痛",从而出现关节的肿痛。脾虚容易感受风、寒、热等外邪,其每每与湿相夹,风性善行数变,可聚亦可散,因此治宜疏导,热可清之,寒可温之,唯有湿邪重浊黏腻难祛,内外湿相并,伤人时如油入面,胶着难祛,故也有"无湿不成痹"之说。湿邪在风湿病发生、发展及转归中起着重要作用,也是导致风湿病经久不愈的重要原因。

人体能否祛除湿邪,决定于脾胃是否健旺。

如果脾主运化水湿功能衰弱或者障碍,既是体内产生湿邪的根本原因,又是外湿浊邪侵入的内因,湿邪为本病发展变化的始动因素之一,在人体起着主导作用,所以脾的运化功能是否正常,也就成为本病发病的关键。

4. 湿邪所致风湿病的特点 风湿病是以关节、肌肉病变为主的一类疾病,大多数可涉及全身多个器官组织、功能、系统。其临床特征有二:①病程冗长,缠绵难解。风湿性疾病大多具有慢性、进行性为主的特点,晚期则日益加重,最终可导致残疾或死亡。风湿病目前在医学界尚缺乏特效的根治方法。风湿病病情慢性迁延,如果不及早治疗,则将影响终身。从中医角度来认识风湿病,中医认为人体正气不足是此疾病发生的内因,外因主要是气候因素。现代流行病学调查证明了前贤对风湿病的病因认识是正确的。例如在日本的研究中，多留淳文调查类风湿关节炎的病因，其结论是发现本病的病因中，气候及其变化是发病的重要相关因素，其中比寒冷更有影响的是湿度。与此同时，指出引发类风湿性关节炎的诱因有 50% 是劳累。中医认为湿为阴邪，性质为重浊黏滞，容易阻遏气机，进而损伤阳气，在体内不易速去，久之则阻遏气血运行，而致病势缠绵难愈，这与风湿病的特点相符。②病情反复发作。中医认为，任何疾病，内因均为其发生演化的根本因素。《灵枢·百病始生》中指出："风雨寒热，不得虚，邪不能独伤人"。脏腑阴阳失调、正虚邪恋、营卫不调等，皆对风湿病的发病及转归起决定性的作用，是风湿病经久不愈，病情反复发作，内传入里，正邪相争的原因。五脏各有所主，脾主肌肉，脾虚则肌肉不丰，四肢关节失养；肺主皮毛，肺虚则腠理不密，卫外不固；肝主筋，肝虚则筋爪不荣，筋骨不韧；肾主骨，肾虚则骨髓失充，骨质不坚。《黄帝内经》认为："五脏皆有合，病久而不去者，内舍于其合也"。风湿病初起之时，表现在筋、脉、皮、骨；若病久而不愈，则可内传入脏，形成脏腑痹；五脏更伤，致肢体、关节症状加重，形成了恶性循环。由于脏腑亏虚，功能失调，致使正虚邪恋，气滞血瘀，津凝成痰，气血痰浊交阻，痰瘀乃成，留着于骨、关节、肌肉之间，病情缠绵不已，复感于邪，致风湿病反复发作。针对风湿病的特点，阎小萍教授临床强调脾胃之正气与湿浊之间的关系。在其诊治风湿病时，几乎方方不离顾护脾胃，不忘给湿邪以出路——渗湿、化湿、利湿、散湿等。

### （三）脾与瘀血

《素问·痹论》："病久入深，营卫之行涩，经络时疏，故不通。"叶天士则更是明确提出"久病入络"。痹证虽证型繁多，但总离不开"瘀"，而且必兼有"瘀"。阎小萍教授亦十分重视风湿病中"瘀"的作用，认为在风湿病的早期即存在"瘀"的概念，并在遣方用药之中处处体现活血通络的学术思想。

1. **脾生化乏源致瘀**　脾为后天之本,气血生化之源;脾虚则生化乏源,气虚血少,血行无力而致瘀。如《景岳全书·胁肋》曰:"凡人之气血,犹源泉也,盛则流畅,少则壅滞,故气血不虚则不滞,虚则无有不滞者。"周学海《读医随笔》:"气虚不足以推血,则血必有瘀;血虚不足以滑气,则气必有聚。"此处所提及的气虚即是指脾气虚,进一步说明脾虚与瘀血的生成关系密切。

2. **脾失运化致瘀**　脾胃为气机升降之枢纽。唐容川说:"(脾)其气上输心肺,下达肝肾,外灌溉四旁,充溢肌肉,所谓居中央、畅四方者如是,血即随之运行不息。"当脾失运化时,则"清气遏而不升,浊气逆而不降",气滞而血瘀。另外脾不能运化津液,使脉道涩滞不通而成瘀,血如舟,津液如水,水充则舟行,反之则瘀。脾虚失其运化,致痰饮水湿内聚,阻滞肌肉关节,致血流不畅而成瘀。

3. **脾不统血致瘀**　脾主统血的生理功能,早在《难经》中就有记载,如"脾主裹血"即指脾气能裹摄、约束血液循行于经脉之中,使其不致逸出脉外。汉代张仲景在《金匮要略》中提出用黄土汤治疗脾虚下血。明代张景岳、清代唐容川也都明确指出了脾虚不能摄血,可致下血出血。唐容川云:"血之运行上下,全赖乎脾。"脾胃虚损,则统摄无权、血行无力,血液上溢下渗而出血,离经之血滞留体内即成瘀血。

4. **脾阳虚致瘀**　血得温则行,得寒则凝。脾脏阳气虚衰,寒由内生,寒凝气滞,致血液运行不畅而成瘀。即《灵枢·百病始生》云:"温气不行,凝血蕴里而不散"。瘀血一旦形成,又可成为重要的致病因素,瘀血阻滞影响脾胃气机升降,遏阻气血的运行,使精微不能四布,整体生命活动紊乱,从而致脾更虚。如此反复,恶性循环,进一步促使瘀血的形成,致使缠绵难愈,日久甚至结成癥瘕积聚,发生恶变,危及生命。

总之,脾胃功能与风湿病发病甚为密切。脾既是四肢百骸、五脏六腑水谷精微的供给之源,又是运化水湿与瘀血的动力之源。脾失健运,则内生痰湿、瘀血等病产物,痰(湿)瘀胶结,缠绵难愈,是风湿病反复发作、病程冗长的原因之一。在诊疗中当切记祛湿不忘活血,活血不忘祛湿,但终以"健脾"为本,脾健则水湿得运,瘀血得通,疾病自愈。

# 第三章

# 中医对风湿病的认识

## 一、风湿病的概念

### （一）风湿病中医学概念

中医学关于"风湿病"的论述，自古有之，绝非是新命名，更非是受近代西医学的启迪才命名的。探究中医文献，凡提及"风湿"的，其含义不外有二：一是指病因；二是指疾病的名称。如在长沙马王堆出土的《五十二病方》中就有关于"风湿"的记载；在《神农本草经》中"风湿"记载多达 26 处；《黄帝内经》中除《素问·痹论》之外，以"风湿"单独出现还有 17 处。汉代张仲景《伤寒论》一书更有其特点，其 398 条言"痹"，论及"风湿"者多达 37 处；于《金匮要略》中则明确以"风湿"作为病名，如"病人一身尽痛，发热，日晡所剧者，名风湿""风湿，脉浮身重，汗出恶风者，防己黄芪汤主之"。《金匮要略》继承了《黄帝内经》风湿病的病因病机理论，即风、寒、湿三气杂至合而为痹的理论指导思想，更开辟了新的领域，强调内伤所致风湿病，使风湿病的病因病机理论更加完善。隋代巢元方《诸病源候论》一书，将"痹"隶属于"风候"项下（风痹候、历节风候、风湿痹候等）或散在其他诸论中（腰痛候、风湿腰痛候等），在每候下，论及其病因，皆由风、寒、湿毒所致。至清代喻昌（字嘉言）的《医门法律》中则更以"风湿"作为专论，详尽论述风湿为患从而引起肌肉、关节病证的机理及治疗处方,颇为独具匠心。由此可见,"风湿"之名,其实在中医学里已经存在几千年的历史,而后世之所以未进一步作为病名提出,未能使用仲景之说的"风湿"命名,而在临证时多用"痹证""痹病"一名,其中之原因可能有二:一是沿袭着《黄帝内经》中习惯的称谓;二是受历史所限,对风湿病缺乏系统深入的探讨与研究。

　　风湿病是病因病机极其复杂,且临床症状和表现多端的一大类疾病。以"风湿病"的命名取代"痹病"之称,是后来连续几次的全国痹病学术会议上,全国矢志研究痹病的中医、中西医结合专家经过反复论证确立的。"痹"字之异体字为"痺"也,《辞海》曰"痺,痹之异体"。风湿痹病之"痹"字,含义较为丰富,在不同的语句中,含义不尽相同,既可以表示病名、症状,也可以表示病机。在中医古代文献中记载,广义的"痹",多是泛指人体为邪所闭,经络受阻,气血运行不利,或是脏腑气机不畅而引起的一类病证。如《说文解字》中曰:"痹,湿病也。"《素问·痹论》云:"痹在于骨则重,在于脉则血凝而不流,在于筋则屈不伸,在于肉则不仁,在于皮则寒。"这里的痹指痹阻皮、脉、筋、骨的外在表现。在明代朱棣《普济方·脚痹》中曰:"夫脚气痹弱者,荣卫俱虚也。"《圣济总录》曰:"脚气痹弱者,荣卫俱虚也。《内经》谓荣气虚则不仁,卫气虚则不用,荣卫俱虚,故不仁不用。其状令人痹不知痛,弱不能举。"而这里的"痹"是指麻木不仁的症状及痹阻皮脉筋骨的外在表现。在《痹证论》《玉机微义·痹症门》《痹证治验》《类证治裁·痹证》中,以病名出现的"痹病",意即某部位疼痛,如身痛、肩痛、腿痛、腰痛等。清代王清任于《医林改错·痹症有淤血说》曰:"凡肩痛、臂痛、腰痛、腿痛或周身痛者,总名曰痹症。"《中藏经》亦曰:"五脏六腑感于邪气,乱于真气,闭而不仁,故曰痹。"《景岳全书·风痹》云:"盖痹者,闭也,以血气为邪所闭,不得通行而病也。"清代高学山《高注金匮要略·血痹虚劳病脉证治》曰:"痹者,卑也,着也。正气卑弱,而血液有沉着之象,故曰痹。"这里指的"痹"是病机。而狭义的"痹",则多是指"痹证"或者"痹病"。宋代王贶《全身指迷方》中曰:"若始觉肌肉不仁,久而变生他证,病名曰痹。"这里的"痹",为指病名而言。二者均以"痹"命名,而实异矣。故若将狭义痹更名为风湿病,则可避免此概念混淆之弊。

　　凡是有提到"某痹""痹证""痹病""风湿",其含义当中大概有三:一是作为病名而称;二是指病因;三是指病位。"痹症""痹病"之名虽已沿用多年,但作为一个大的病类命名,却不能囊括所有病种。如痛风、鹤膝风、历节、腰痛、身痛等,均不以"某痹"称之,人为地分出另做一类病证讨论,给痹病的研究造成混乱。"风湿病"可以把这些具有所似病因、病机、证候表现的疾病归为一类疾病,更便于辨治和研究。中医风湿病学的概念是指风、寒、湿、热等外邪内侵,或人体脏腑功能失调,气血虚弱,内生痰浊、气滞、血瘀或热毒,出现以肢体、肌肉、关节、筋骨重着、疼痛、酸楚、麻木、肿胀、僵直、活动受限甚至变形,或累及脏腑为主要特征表现的一大类病证。

### (二)风湿病西医学概念

　　西医学的风湿病学经历了古老又漫长的发展阶段。"风湿"一词最早见于公元前4世纪希波克拉底全集有关人体解剖一文中。当时论述到人体生命决定于血液、黏液、黄胆汁和黑胆汁的平衡。若冷湿黏液下注于内脏、四肢、关节,则会引起疼痛等病变。此时的风湿病仅是一种病理概念。直至16~17世纪时,西方学者才将风湿病概念应用到临床疾病或证候群和某些综合征当中。

　　在公元18世纪以前,西医学对风湿病和关节炎的认识还不清晰,直到1676年才对这两种疾病做出了比较详细的描述。

　　18世纪以后,风湿病学有了比较迅速的发展。医生从临床症状、体征、实验检查等多方面长期仔细地观察,对体液病理学说及"所有关节炎都是痛风的变种"学说提出了怀疑,并取得一些实证。如,从实验结果中发现痛风病人的血液中尿酸盐过多的现象,而且这种尿酸盐以结晶形式逐渐在关节内沉积下来,由此对痛风的病因病理有了深入本质的认识,使该病与其他关节炎有了较为清楚的区别。1800年巴黎医生首次对类风湿性关节炎做出了进一步详细的描述;1858年英国医生第一次提出将该病以类风湿性关节炎命名,使类风湿性关节炎成为一种独立的疾病。1857年发现骨性关节炎的特征性表现——赫伯登结节,在此基础上将骨性关节炎与其他关节炎分开。

进入20世纪,越来越多的风湿类疾病为医学界所认识,如1933年瑞典眼科医生报道了原因不明的表现为干燥性角膜炎、口腔干燥,并大部分合并类风湿关节炎的一组病例,他不仅详细介绍了干燥性角膜、结膜炎,而且还注意到唾液腺、口腔和呼吸道黏液腺分泌减少,以及关节炎、贫血等全身的症状表现,现将此病称为干燥综合征。1937年土耳其皮肤病医生报道了以前房积脓性巩膜睫状体炎、复发性口腔黏膜溃疡和外生殖器溃疡为特征的一组综合征,并称之为白塞综合征。这些病名一直沿用至今。目前,风湿病学所涉及的病种已达10大类100余种疾病。

20世纪以来风湿病学的重大突破,在于揭示了免疫学等基础学科与风湿病,特别是与结缔组织的关系。近半个世纪以来,越来越多的风湿病学医生走进实验室,与基础学科研究人员一道,将风湿病的基础研究推进分子水平。1940年挪威免疫学家发现在类风湿性关节炎患者的血液中可测定出一种抗体,称之为类风湿因子。类风湿因子的发现不仅给类风湿性关节炎赋予新的特征,而且对使用免疫学方法研究风湿病是一个极大的推动。此后,医家对结缔组织病有了越来越深入的认识,并多认为其发病与自身免疫反应有关。20世纪60年代中期,人们对存在于人类白细胞和其他组织细胞的细胞膜上的一组抗原——人类白细胞抗原(HLA),进行了系统广泛的研究,发现其同血型抗原一样,是受染色体上基因的控制由遗传决定的。HLA系统目前已发现其分为HLA-A、HLA-B、HLA-C、HLA-DR、HLA-DQ、

HLA-DP 等多个位点。其中某些抗原常对某些疾病有易感性，如 90% 以上强直性脊柱炎 HLA-B27 阳性，赖特综合征阳性率达 80%，银屑病关节炎阳性率达 50%。HLA 系统的发现不仅有助于以上疾病的诊断，有助于疾病预后的判断和治疗方法的选择，而且从基因水平提示了遗传因素很可能与自身免疫性疾病密切相关。免疫研究的突破极大地鼓舞了风湿病学界的医生，国内外医疗单位纷纷建立免疫学试验室或免疫学研究中心。当前免疫学研究方兴未艾，相信对风湿病的研究将会有很大的促进。而在 1997 年开始行滑膜切除术治疗膝关节炎及类风湿性关节炎。由于历史条件的限制，虽然手术方法尚有缺陷，手术后关节功能也不甚满意，但这一大胆的探索无疑为风湿病的治疗开辟了一条新径，并为当今关节外科的发展奠定了基础。

由于风湿性疾病病种繁多，其中不少疾病的病因、发病机理至今尚未能完全阐明，故一直很难简明扼要地为其下定义。目前一般认为风湿性疾病是指以骨、关节、肌肉、韧带、滑囊、筋膜疼痛为主要症状并有关节外不同程度的一大类疾病的总称。

### （三）痹、痹证（症）、痹病、风湿病的概念

"痹"的含义较为丰富，在不同的语句中，其含义不尽相同，既可表示病名、症状，也可表示病机。《景岳全书·风痹》曰："盖痹者，闭也，以血气为邪所闭，不得通行而病也。"这里所说的"痹"，则是指病机。《中国痹病大全》一书的作者认为，"痹"的含义，还有指"体质""服药后的感觉""病程或心理状态""病在阴分的总称"等，其含义因事物存在差异性。如果以"痹"作为疾病来命名，广义的"痹"，泛指因人体为邪闭阻，而致其气血运行不利，或者其脏腑气机不畅所引起的病证，如五体痹、五脏痹、胸痹、喉痹、食痹、水瘕痹、血痹、孟春痹等等；而狭义的痹，就是指"痹证"或者"痹病"，是因风、寒、湿等邪杂合，侵袭人体，闭阻气血所发生的肢体关节肌肉疼痛、重着、麻木、肿胀、屈伸不利，甚则关节变形，或累及脏腑的一类病证，如五因痹（行痹、痛痹、

着痹、热痹、燥痹），五体痹（皮痹、肌痹、脉痹、筋痹、骨痹）等。

　　痹证，原作"痹症"。如《玉机微义·痹症门》曰："痹，感风寒湿之气，则阴受之，为病多重痛沉着，患者易得难去。"清代林佩琴《类证治裁·痹症》中曰："诸痹，风、寒、湿三气杂合，而犯其经络之阴也。风多则引注，寒多则掣痛，湿多则重着，良由营卫先虚，腠理不密，风、寒、湿乘虚内袭，正气为邪气所阻，不能宣行，因而留滞，气血凝涩，久而成痹。或肌肉麻顽，或肢节挛急，或半体偏枯，或偏身走注疼痛；其不痛者，病久入深也。"而近代均称为"痹证"，用以区别证候之"证"与症状之"症"的不同，认为以病证名之，应用"证"字，此称在目前仍比较通用，如《痹证通论》《中医内科学》《痹证治验》《痹证论》等书中均称为"痹证"。

　　"痹病"之称首见于宋代窦材《扁鹊心书·痹病》，书中言："风、寒、湿三气合而为痹，走注疼痛，或臂腰足膝拘挛，两肘牵急，乃寒邪凑于分肉之间也。方书谓之白虎历节风。……痹者，气血凝闭而不行，留滞于五脏之外，合而为病。"此称在宋代以后的医书中很少见到，渐渐被"痹证"所代替。主要是由于在中医学术的发展上，宋代以后的辨病被辨证所取代。究其原因有二，一则由于长期的战乱，人民生活极端的困苦，而致疾病丛生，原有的病名已经不能完全包括当时的疾病，单纯的辨病已经不能满足诊断的需要；在治疗上，"古方不能尽治今病"的见解，已经成为多数医学家的共识。而其原因之二是以金元四大家为代表的医学家均对忽视辨证、机械地套用局方及滥用辛燥药物等不良的风气采取反对态度，故提倡革新思想，这些思想也逐渐为医学界所接受，从而促使了中医病名诊断被忽视，本应为"病"者也被冠之以"证"。

　　近年来，中医界再度的强调"辨病与辨证"相结合，中医病名的诊断自古有之，因此对中医病名的研究及疾病诊断标准化的研究也日益深入，并取得了很大的成绩，进而促进了中医学术的发展。由于"痹证"之名来源于《黄帝内经》，尔后唐、宋、元、明、清沿袭下来用其命名者居多，及至《实用中医内科学》也以"痹证"之名总揽大多数风湿病类，足见其影响之深远。根据本病证、因、脉、治的特点，一些专家建议把"痹证"改称"痹病"，并在全国第 3 次痹证学术研讨会上被确定下来。"痹病"作为一级病名比"痹证"更能代表一类疾病，可以囊括更多风湿病，便于学术交流。痹证学组也于 1989 年升格成立中国中医药学会痹病专业委员会。

近年来，中西医学术交流日益增多，许多专家逐渐认识到"痹病"的名称，虽较"痹证"命名更合理，但仍有不足之处。以"风湿病"命名取代了"痹病"的名称是在最近几次全国痹病学术的研讨会上提出的。"风湿病"作为一级病名，才能"命定而实辨""因名认病""因病识证，而治无差误"。全国矢志研究痹病的中医及中西医结合专家经过了反复的论证，一致认为，风湿病的名称将有利于中医学术的发展，有利于中西医学术的交流，有利于临床研究，有利于中医学知识的普及与推广。《金匮要略·痉湿暍病脉证》首创以"风湿"为病名，明确地把"风湿"作为一种疾病来命名，对风湿病病名起到了奠基的作用。"风湿"作为病名，既有较为严谨的内涵和外延，也符合了中医疾病命名的原则。这一命名，则避免了以"痹"为病名所引起的与其他病种交叉错杂之弊端。因此，从"痹证"到"痹病"，又到"风湿病"的命名，可以说是中医学术的发展中，对于同一类病在命名研究上的再次提高。

从疾病的发病特点及本质来讲，"风""湿"等邪侵袭是疾病发病的重要原因，风为百病之长，常兼夹其他五淫之邪致病；而湿邪重着黏腻，有病则迁延难愈；感受风、湿、寒之邪又常为本病的原因，所以用"风湿"命名符合本类疾病的特征。正如《医林绳墨》所言："此是以病因为其病名也"。"风湿病"的命名既易于民间接受，又易于国际接轨。在民间对风湿有约定俗成的概念，即肢体疼痛、酸困等，遇风寒湿或阴雨天及劳累后多加重，症呈发作性、游走性，这与现代风湿病的发病特点也是高度契合的。从国际研究标准来看,以"风湿病"命名更易实行标准化研究,能为风湿病的进一步研究打下良好的基础,实现同一框架体系的疾病研究。1993 年第 7 届全国痹病学术研讨会上,经全体与会代表认真讨论,一致同意将"痹病"改为"风湿病",并对其概念的内涵和外延制定出明确的标准。1994 年 12 月中国中医药学会痹病专业委员会更名为中国中医药学会风湿病专业委员会。中医风湿病之概念是根据 1986 年 3 月卫生部在北京召开的中医证候的规范学术会议上,中医专家与中西医结合专家所提出的《疾病定义草案》来确定的。与会者认为:"疾病是在病因的作用和正虚邪凑的条件下,体内所出现的具有一定发展规律的邪正交争与阴阳失调的全部演变过程,具体的表现为若干特定的症状及各阶段相应的证候。"中医风湿病(原称为"痹证"或者"痹病")是人体的营卫失调,感受了风寒湿热之邪,合而为病;或者日久正虚,内生痰浊、瘀血及毒热,正邪相搏,使之筋骨肌肤、血脉、经络、筋骨,甚至脏腑气血的痹阻、失于濡养,而出现以肢体关节、肌肉的肿胀、疼痛、酸楚、麻木、重着、僵直、变形及活动受限等症状为其特征,甚至累及脏腑一类疾病的总称。根据这一概念,我们不难看出中医风湿病所包括的疾病范围很广,更加的符合了实际。

1. 按病因分类　　按病因的分类,始见于《黄帝内经》,这种分类的方法是根据疾病的发生原因进行分类或者命名。此法至今仍为风湿病主要分类的方法之一。

(1)风痹:也称为"行痹"。《素问·痹论》曰:"风、寒、湿三气杂至,合而为痹也。其风气胜者为行痹。"《杂病证治准绳》言:"风痹者,游行上下,随其虚邪与血气相搏,聚于关节,筋脉弛纵而不收。"尤怡在《金匮翼·痹症》中言:"行痹者,风气胜也。风之气善行而数变,故其证上下左右,无所留止,随期所至,血气不通而为痹也。"具体而言,风痹以感受风邪为主,侵犯肌肤、关节及经络,其性走窜,以疼痛游走不定为其症状的特点。因为风为阳邪,"上先受之",所以多发于上肢、肩背等处;卫阳不固,腠理空疏,故有恶风、汗出的表现。

（2）寒痹:也称为"痛痹"。《灵枢·贼风》:"尝有所伤于湿气,藏于血脉之中、分肉之间,久留而不去;若有所堕坠,恶血在内而不去,卒然喜怒不节,饮食不适,寒温不时,腠理闭而不通;其开而遇风寒,则血气凝结,与故邪相袭,则为寒痹。"《素问·举痛论》:"因重中于寒,则痛久矣""寒气稽留……故痛甚不可按。"寒痹主因阳气不足,感受寒邪为主,以肢体关节疼痛,痛处固定不移,遇寒加重,得热则痛减或缓解为其主要表现。《黄帝内经》所谓的"痛者,寒气多也,有寒故痛也"。因为阳气不足,寒主收引,其性凝滞,故其症状常兼有恶寒、肢体拘挛、屈伸不利及脉弦紧等。

（3）湿痹:也称为"著痹"或"着痹"。《素问·痹论》曰:"湿气胜者为着痹也。"《金匮要略·痉湿暍病脉证治》则谓:"太阳病,关节疼痛而烦,脉沉而细者,此名湿痹。"湿痹以感受湿邪为主,湿邪留滞于肢体、关节、肌肉之间,临床的表现以上述部位的肿胀、疼痛、重着、麻木为特征。因为脾主湿,而其湿性黏滞,阻碍气机,故一般湿痹则多兼有脾湿不运或者湿困脾土、气机不畅等症状,如头重而沉、胸闷身倦、腹胀纳呆、苔腻、脉濡缓等。张介宾云:"着痹者,肢体重着不移,或为疼痛,或为顽木不仁,湿从土化,病多发于肌肉。"

（4）热痹:中医学不但十分重视疾病的动态变化,而且十分注意疾病的性质变化。在长期密切观察疾病性质变化时,认识到不但病邪不同可引起不同的疾病,即使病邪相同有时可以出现不同的疾病。由此总结出从化论的规律:病邪相同,从化各异,从阳化热,从阴化寒。病邪不但在发病时可以从化各异,即使在疾病的发展变化过程中,也可发生从化各异的情况。纵观《黄帝内经》所述,痹病中的热证是存在的,其原因是"阳气多,阴气少,病气胜,阳遭阴"。意即风、寒、湿三气从阳化热,或受邪之前已有伏热,或者火伤阴,而成燥热,乃致热痹形成,同时展示了热痹的病因病机即由风寒湿痹从阳化热而来。通篇未见有关感受过盛热邪而为痹的论述。在《黄帝内经》中一处直接提及“热痹”。《素问·四时刺逆从论》中有“厥阴有余病阴痹，不足病生热痹”的记载。意即：厥阴，阴气盛满则阳不足，故阴发于外而为寒痹；厥阴之阴血不足，则内之阳热生，故为热痹。后者或为阴血亏耗体质，或为疾病耗伤阴血而致亏损，均使虚热内生，呈阳热有余之象，而外受之风寒湿邪从阳化热，发为热痹。本篇通篇亦未见外感热邪而为痹的论述。《黄帝内经》中论述“热痹”和“痹热”各一次，名虽异，意相同，均为“邪从化”之意，非“热邪由外内侵之意”。二者均为痹病发展过程中的一种转归，而不是单独的一种痹病。

纵观历代医家对风、寒、湿三邪致痹所论颇多，但对于热邪致痹的理论探讨和临床研究相对较少。其实从《黄帝内经》中不难看出，对痹证中热证的存在还是认可的。随着中医学的发展，历代医家通过不断地临床观察与总结，发现临床上确有很多因感受热性之邪而成痹痛的情况，且常与风、湿二邪形成了较为多见的风热痹痛和湿热痹痛。由此为“热痹”病名的确立奠定了坚实的基础，宋代《太平圣惠方》《圣济总录》明确地在风寒湿痹之外，另立热痹一门。最终在明清时代，“热邪致痹”的理论及“热痹”之内涵外延达到了“炉火纯青”的境界。遵各医家之见，可将热邪致病分为：①直接感受热性之邪；②由他邪化热侵犯；③因脏腑功能失调，阳盛体质或阴血亏耗体质，气血运行失调，阴阳失衡，使经络闭阻不畅所致。

热痹是指人体感受热邪或者湿热之邪，或者风寒湿邪入里化热，以肌肉、关节红肿热痛，伴有身热、汗出、口渴、舌苔黄腻、脉象滑数为其特点。因火热阳邪，色赤入心，且易伤阴津，故其红肿明显，常并有红斑、结节及口渴便干。这种风湿病的疼痛显著，关节不可屈伸，医家多称之为“疼烦”。正如《证治准绳·痹》所言：“热痹者，脏腑移热，复遇外邪，客搏经络，留而不行，阳遭其阴，故痹熻然而闷，肌肉热极，体上如鼠走之状，唇口反裂，皮肤色变。”张仲景用麻黄杏仁薏苡仁甘草汤治疗风湿化热之“一身尽痛,发热,日晡所剧者",首创了热邪致痹的治疗大法。唐代孙思邈用清热解毒的犀角汤治疗"热毒"所致的"历节病"。

可见《黄帝内经》所论"痹热"与"热痹"同近代我们常说的"热痹"相似之处在于均为痹病中热性证候的论述;但不同之处在于从不同的角度阐述了痹病中热证的病因病机,前者是"因痹致热",后者是"因热致痹"。知此理,明此意,治此准,方可"弃之茫然"而"取之佳效"矣。

阎小萍教授在总结辨治"热痹"时强调以下三点:①辨治"热痹"要认清《黄帝内经》之"痹热"及"热痹"与近代"热痹"的不同时期表现。外感热性之邪的"热痹"多出现在"痹病"的早期,发病的病程较短,故治以"清解热邪"为主;而中后期或久治不愈者出现热性证候,多为外邪(风寒湿邪)从阳化热,或久病或长期辛热之品伤阴,故治之应"清热"但莫忘"益阴"为安。②辨治热痹要辨清《黄帝内经》之"痹热"及"热痹"与近代"热痹"的不同病因病机,而投之以不同的"清热"之品。因《黄帝内经》之"痹热"及"热痹"均视为痹病的一种转归,非热性之邪直接入侵所致,因而应针对其病因病机,当用滋阴、降火,以清热或清热护阴并重为宜,本着"清热而不伤阴"之意。选方用药尽量不用燥湿清热之品,可选用生石膏、寒水石配知母、天冬等,麦冬、芦根、石斛配龟甲、鳖甲、银柴胡等。外感热邪之"热痹"多因感受热性之邪所致,治之当以祛邪为主,用药清热解毒、通络搜剔方能驱邪外出。若热之极化火,或火热之邪内侵时有伤阴之弊,故以祛邪为主,稍兼顾阴液效更佳。③辨治《黄帝内经》之"痹热"及"热痹",要权衡"邪之度"。在辨治《黄帝内经》之"痹热"及"热痹"要关注外邪的性质已不是主要矛盾了,而主要矛盾是"化热"所致,所以此时祛风、除湿之品用量宜小,药性宜轻;另外所化之热又易与原有的风、湿之邪相合而成痹(风热痹、湿热痹),为此在清热之时就要酌情酌量伍用祛风、除湿之品了。总之治之要有"度",要"因机活法"灵活变通,万不可"攻其一点,不及其余"一概而论。

（5）燥痹："燥痹"之病名由当代国医大师路志正教授提所提出，首见于《路志正医林集腋》一书。燥痹是以感受燥邪为主，或者由于阳热之邪、化燥伤阴所引起肌肉、筋骨、关节失于濡养而导致的一类痹证。对于燥痹的最早论述当属《黄帝内经》。《黄帝内经》已论及："痹，或痛，或不仁，或寒，或热，或燥，或湿，其何故也？"对于燥邪致痹，虽未展开论述，但已意在其中。后世医家对燥邪致痹也有论述，但多归属"燥病"论治。如金代刘完素《素问玄机原病式》和清代喻昌《医门法律》等对燥病论之较详。"燥痹"的表现，因"燥胜则干"，以阴血的津液不足，筋骨的关节失于濡养，进而出现肌肉瘦削，关节不利，口鼻干燥，目干而涩等症。

风、寒、湿、热、燥等外邪的侵袭，很少独自伤人，多兼夹而至。故上述的风、寒、湿、热、燥诸痹，是以某一外邪为主而致病，并非不兼夹他邪。而风寒湿痹与湿热痹之间也非截然分开，由于患者的体质与病情的复杂和变化，寒热错杂者亦较为多见，临床上应谨慎辨证施治。

"燥痹"与西医学中的干燥综合征极为相似，在临证当中阎小萍教授辨治干燥综合征参考燥痹治之。阎小萍教授认为干燥综合征的病机以阴虚为本、燥热为标。燥热不外乎内燥之因和外燥之因。前者指先天禀赋，或素体阴虚，易生内热、内燥；或外侵之邪入里热化、燥化。后者指外在的化燥、化热之因，或因气候因素，外感燥热之邪，津液失充且蒸泄于外；或外感温热毒邪，陷入营血，燔灼气血，伤津耗液，血脉不畅，燥瘀互结；或过食辛辣，过服刚燥热药，热毒内生，耗伤阴津；或长期高温作业，久居燥热之地等。阴虚包括各脏腑之阴液亏虚，即肝（胆）主泪，心（小肠）主汗，脾（胃）主涎，肺（大肠）主涕，肾（膀胱）主唾，故肝、心、脾、肺、肾五脏之阴不足则五脏所主五液匮乏，气血运行涩而不畅，则生本病。且五液之虚并非独见，常是相累兼见。故而临证应重视脏腑辨证，提出"辨五液，调五脏"论治干燥综合征，将干燥综合征辨为燥伤肺阴、肺气痹阻证，燥伤心阴、心脉痹阻证,燥伤脾胃、阴虚肌痹证,燥伤肝阴、筋脉痹阻证,燥伤肾阴、肢节痹阻证。并创制补肾清热育阴汤(基本药物组成:地黄、山萸肉、山药、天冬、麦冬、天花粉、茯苓、泽兰、泽泻、青风藤等),结合各脏不同证型论治:燥伤肺阴,以滋阴清热、润肺通痹为治则,联合清燥救肺汤加减;燥伤心阴,以滋阴清热、益气生津为治则,联合生脉散加减;燥伤脾胃时,以滋阴清热、益气建中为治则,联合黄芪建中汤加减;燥伤肝阴时,以补肾清热、养肝荣筋为治则,联合一贯煎加减;燥伤肾阴时,以补肾清热、除痹通络为治则,联合独活寄生汤加减。阎小萍教授认为治疗燥痹总体原则以补益肝肾为本,温补肾阳为佐,兼顾滋脾和胃,重视祛邪利节,始终将活血通络贯穿治疗始终,同时可酌情并用润肺、养心之品,方可顾护五脏,滋养五阴。

2. 按病位分类　根据其病变部位进行分类,是对痹病的一种传统分类方法,早在《黄帝内经》中,即有五脏痹、五体痹之称,沿用至今。在《黄帝内经》与《金匮要略》等书中,还散见有肠痹、胸痹、胞痹、血痹等论述,但其有的痹证并不属于风湿病范畴。

(1)按体表部位分类

1)皮痹:风、寒、湿、热、燥等邪气侵袭皮腠而引发的病证则为皮痹,即《黄帝内经》所谓之"以秋遇此者为皮痹"。其中之"秋"及五体痹中其他节令,虽然不排除意指该节令多发,但文中则是从五行相合而言,并非仅仅指秋天感受了风寒湿气方成皮痹,主要还应该从其症状和病机来进行分析。在《张氏医通》中言:"皮痹者,即寒痹也。邪在皮毛,瘾疹风疮,搔之不痛,初起皮中如虫行状。"多因脾肾阳虚,卫不能外固,风寒湿邪乘虚郁留,经络气血痹阻,营卫失调而成。皮痹是以皮肤麻木不仁,或肤紧发硬,兼有关节不利,或见寒热、隐疹等症为临床主要特征。

2)肌痹:《素问·长刺节论》曰"病在肌肤,肌肤尽痛,名曰肌痹,伤于寒湿"。风、寒、湿、热之邪滞留于肌腠之间,肌肉失于濡养,进而引起肌肉的疼痛酸楚、麻木不仁,渐至肢体痿软无力为主症的病证即为肌痹。《黄帝内经》所谓:"以至阴遇此者为肌痹。"又云:"痹……在于肉则不仁。"

3）脉痹:《素问·痹论》首先提出脉痹的病因,"风寒湿三气杂至,合而为痹也……以夏遇此者为脉痹。"《素问·四时刺逆从论》曰:"阳明有余,病脉痹,身时热。"《素问·痹论》云:"痹……在于脉则血凝而不流"。脉痹是指风、寒、湿、热等外邪侵袭于脉络之中,所引起的血络瘀阻、脉道不通,其临床的表现以皮肤黯紫、肢体疼痛、麻木不仁等为主要特征。重者脉搏细弱,亦有趺阳、寸口无脉者。因心主血脉,亦兼有心悸气短者。

4）筋痹:筋痹之名首见于《黄帝内经》。《灵枢·邪气脏腑病形》曰:"肝脉……微涩为瘈挛筋痹。"汉代华佗《中藏经》认为:"筋痹者,由怒叫无时,行步奔急,淫邪伤肝。"又曰:"大凡风寒暑湿之邪,入于肝则名筋痹。"筋痹是指风、寒、湿、热之邪滞留于筋脉,使筋脉失养,引起筋脉拘挛、屈伸不利,肢节疼痛等症为主的一类病证。《黄帝内经》谓:"痹……在于筋则屈不伸"。举凡腰膝窜痛、筋脉不利、能屈不伸、拘挛抽筋之类,皆属之。

5）骨痹:骨痹之名始见于《黄帝内经》。《素问·逆调论》中描述骨痹为"人有身寒,汤火不能热,厚衣不能温,然不冻栗"。汉代华佗《中藏经》在《论骨痹》中记载骨痹表现为"三焦之气痞而不通……饮食不糟粕……不语……不充……不遂……不仁"。骨痹是指风、寒、湿、热等外邪深入侵袭于骨,阴阳不和,骨失所养从而引起以骨节沉重、腰脊痿软、活动不利、关节变形为主要特征的病证。所谓痹"在于骨则重"也,骨痹为发展较深阶段的风湿病。肾主骨,若骨痹日久多影响到肾,严重者可出现肾痹的症状。

（2）按脏腑器官的分类:五脏痹是痹病的发生与发展深入到脏腑,从而影响脏腑功能的病证。五脏痹多由五体痹发展而来。《素问·痹论》中谓:"五脏皆有合,病久而不去者,内舍于其合也。"脏腑和其形体一直相互联系,相互影响。所以五体之痹,才可深入到其相合之脏腑;若传入至五脏之痹,亦可影响到其所主之形体。

1）心痹：心痹首见于《黄帝内经》，《素问·痹论》中曰：
"心痹者，脉不通，烦则心下鼓，暴上气而喘，嗌干善噫，厥气上则
恐。"清代顾靖远《顾松园医镜》曰："脉痹不已，复感于邪，内舍
于心，而为心痹，烦心上气，嗌干善噫。"心痹的主要病症表现为
心中悸动不安，气短而喘，肢节疼痛，血脉瘀滞，脉象细弱或结代
等。隋唐时期巢元方、孙思邈等论有脉痹入心，并提及心痹。其
中隋代巢元方《诸病源候论》列有"心痹候"，记载本病的脉象为
沉而弦，其症状与《黄帝内经》中所述基本相似，认为心痹由思
虑过度导致心气亏虚，外邪侵入，稽留不去而成。心为五脏六腑
之大主，因此不仅脉痹，其他痹证病情发生、发展亦可影响到心
而引起心痹。

2）肺痹：肺痹之名首见于《黄帝内经》。肺痹为皮痹不已，
复感于邪，内舍于肺，从而引起以肺气闭阻症状为主症的病证。
《素问·痹论》中曰："肺痹者，烦满喘而呕。"《素问·玉机真脏
论》中亦谓："今风寒客于人，……皮肤闭而为热，……或痹不
仁肿痛。……弗治，病入舍于肺，名曰肺痹，发咳上气。"明代龚
信《古今医鉴》论肺痹表现曰："其证皮肤无所知觉，气奔喘满。"
肺痹的主要病症表现除了关节肿痛、皮肤麻木不仁等，也可出现
胸闷气短、咳嗽喘满之症。宋代《圣济总录》则首次将"肺痹"
单独列出，系统论述其理法方药。清代陈士铎《辨证录》用肺痹
汤等治疗肺痹。

3）脾痹：脾痹一名首见于《黄帝内经》。脾痹为肉痹不
已，复感于邪，内舍于脾，导致脾气虚衰，失其健运的病变。《素
问·痹论》中谓："脾痹者，四肢解惰，发咳呕汁，上为大塞。"阐
述了由于病邪深入，则会进一步损伤脾胃中气，除可见肌肤疼
痛、麻木外，也加重了脾胃本身的病变。唐代孙思邈在《千金翼
方》中指出，脾痹的症状为"不欲食，留腹中，或上或下，烦闷，得
食辄呕欲吐，已即胀满不消，噫腥臭，发热，四肢肿而苦下，身重
不能自胜"，又指出"咳满腹痛，气逆唾涕白者，脾痹也"。临床可

出现饮食不下,脘痞腹胀,四肢怠惰,或肢体痿软无力,恶心呕吐等症。

4)肝痹:肝痹首见于《黄帝内经》,其中多处提及"肝痹"。肝痹为筋痹不已,复感于邪,内舍于肝,而致肝之气血不足,疏泄失职的病证。《素问·痹论》中曰:"肝痹者,夜卧则惊,多饮数小便,上为引如怀。"而《素问·五脏生成》指出:"有积气在心下支胠,名曰肝痹,得之寒湿,与疝同法,腰痛、足清、头痛。"当中说明肝痹之证,除屈伸不利、肢体拘挛、关节疼痛外,还可出现少腹胀满、胁痛腹胀、夜卧易惊、腰痛足冷等症。《素问·玉机真脏论》曰:"肝痹,……当是之时,可按若刺耳。"为治疗肝痹的最早记载。宋代《圣济总录》则首次将肝痹单独列出,系统论述其理法方药,详细列出治疗肝痹的多种方剂,如薏苡仁汤、补肝汤、人参散等,为后世治疗肝痹提供了依据。

5)肾痹:《黄帝内经》最早对肾痹有记载,且内容颇为丰富。《素问·痹论》中对肾痹的病因、病机、证候及预后均有论述。肾痹乃骨痹不已,复感于邪,内舍于肾,从而引起肾气虚衰,腰脊失养,水道不通的病证。《素问·痹论》中指出:"肾痹者,善胀,尻以代踵,脊以代头。"《素问·五脏生成》中曰:"黑,脉之至也,……有积气在小腹与阴,名曰肾痹,得之沐浴清水而卧。"肾痹的发生是风湿病发展的后期阶段。肾之阴阳气衰,筋骨失养,致腰脊不举,且水液代谢失常,因此肾痹表现为严重的关节变形,步履艰难,四肢拘挛疼痛,屈伸不利,或有面色黧黑、水肿尿少等症。清代喻昌《医门法律》指出肾痹当分虚实,对于指导临床治疗有很大意义。

(3)按受病部位分类:肢体痹是根据受病部位进行分类,也是对痹病分类的一种传统方法。其范围很广,病种繁多,临床最常见的是颈、肩、腰、腿痛。

1)颈痹:颈痹一词最早出现在《痹证治验》中。是由于年老体弱,劳损外伤,或肝肾不足复感外邪等,造成颈部肌肉、筋骨、经脉气血运行不畅,不通不荣,而出现颈部酸胀、疼痛不适、僵硬、活动不利,甚则肩背酸痛,或一侧、两侧上肢麻木疼痛,或头晕目眩等表现的一类病证。

2)肩痹:肩痹由宋代王执中《针灸资生经》首次提出。多见于年老体弱,肩部筋肉失养,或长期过度劳累,肩部筋肉劳损,加之日常不慎感受风寒湿之邪而发病,临床主要以肩部慢性钝痛、活动受限为主症。又称为五十肩、老年肩、肩凝症、冻结肩、漏肩风等。

3)腰痹:古代医籍中关于"腰痹"的论述较为详细,但多以"腰痛"为名记载,清代董西园《医级》最早提出"腰痹"之名。腰痹指以腰部单侧或双侧疼痛为主要症状的病证,多由于肾亏体虚、外邪杂至,或跌仆闪挫、损伤等引起。《黄帝内经》曰:"腰者,肾之府,转摇不能,肾将惫矣。"说明本病与肾关系息息相关。腰痹的基本病理特点为肾虚不足,经脉痹阻,发病的关键以肾虚为主,外邪内侵与跌仆损伤常常是发病的主要诱因。腰痹严重时,可连及腰脊、腰胯、腰腿。

4)膝痹:现代名医娄多峰最早提出膝痹之名。膝痹意即膝部筋脉、肌肉及骨节疼痛、重着,甚则肿大、屈伸不利为主症的病证。《张氏医通》曰:"膝痛无有不因肝肾虚者,虚则风寒湿气袭之。"精辟地说明了膝痹的主要内因与外因。膝痹严重者,日久不愈,骨节肿大,筋缩肉卷,从而形成"鹤膝风"。

5)足痹:足痹病名首见于《黄帝内经》。《灵枢·阴阳二十五人》云:"足阳明之下,……血气皆少则无毛,有则稀枯悴,善痿厥足痹。"宋代张杲《医说》曰:"足痹,痛掣不堪忍。"足痹是因肝、脾、肾亏虚,感受外邪或跌打、积劳损伤等,导致足部肌肉、关节、筋骨失于濡养,经脉气血凝滞不通,而引起足部疼痛、肿胀、重着、麻木、功能活动受限为特征的病证。临床上以足跟痛较多见。

6)经筋痹:经筋痹是十二经脉在肢体外周的连属部分,十二经筋皆可感受外邪侵袭而患痹,总称十二经筋痹。"十二经筋痹"之名在明代才首次出现,见于张介宾《类经·十二经筋痹刺》。经筋痹是因劳逸不当,外邪侵袭,经筋痹阻,筋脉失养而致,以十二经筋所属的某处筋骨、肌肉、关节等发生疼痛、活动不利为主要表现的病证。根据十二经筋病变部位不同而分为十二经筋痹:手、足太阳经筋痹,手、足少阳经筋痹,手、足阳明经筋痹,手、足太阴经筋痹,手、足少阴经筋痹,手、足厥阴经筋痹。

按部位分类包括五体痹、五脏痹、肢体痹、经筋痹四类,前两者是一外一内的关系,后两者是一横一纵的关系。对于风湿(痹)病这一组疾病的部位分类,涉及机体的内外纵横,其描述相对较完善。

(4)以其他部位分类的痹病:前人以部位命名的痹病还很多。但"痹"之含义,有医家取"痹者,闭也"之意。其闭之主因,或为外邪,或为痰浊,或为水谷,或为瘀血,发为痹病。

1)血痹:血痹一词首见于《黄帝内经》。《灵枢·九针》中有"邪入于阴,则为血痹",指出血痹的病因是感受"外邪",病位在"阴分"。血痹乃营卫气血不足,风寒外邪伤于血分而致。在《金匮要略·血痹虚劳病脉证并治》中谓:"血痹阴阳俱微,……外证身体不仁,如风痹状,黄芪桂枝五物汤主之"。其主要临床症状为肌肤不仁、肢节疼痛等。

2)气痹:此乃情志不舒,气机不畅,风寒湿三邪侵袭于经络,气血阻滞导致。因其和气机郁滞有密切关系,故又名"气郁"。在《中藏经》有记载,后世各家皆有验案医方,《医宗金鉴》之开结舒经汤,主要治疗七情六郁,气滞经络,手足麻痹。在《证治百问》中有"抑郁或痹"的说法,但仍缺乏系统论述。临床上风湿痹证确实与气郁有关,现为许多医家所关注。

(5)按部位深浅分类

1)浮痹:浮痹即邪在皮肤表层,比较轻浅的痹病。《灵枢·官针》曰:"毛刺者,刺浮痹于皮肤也。"

2)深痹:深痹即深居腰背、骨节、腠理之间的痹病。《灵枢·九针》曰:"八风伤人,内舍于骨解、腰脊节、腠理之间,为深痹也。"

3. **按临床症状特征分类** 根据风湿病的临床表现特点来认识此病,是前人常用的一种分类方法。许多医家根据其病变的典型表现和特点,结合临床经验,对风湿病进行命名和归类,至今仍然指导着临床实践。

(1)历节(历节风、白虎历节):历节最早见于《神农本草经》。作为病名首见于东汉张仲景《金匮要略》。隋代巢元方《诸病源候论》称为"历节风"。宋代王怀隐《太平圣惠方》首次提出"白虎历节风"。因其临床表现为周身关节皆痛,故名历节;言其"白虎"者,因其病昼静而夜发,发时即彻髓酸痛不歇,其状如虎之啮,故名白虎历节。本病名之含义有二:其一是说明其此病疼痛之范围,周身关节皆痛;其二是说明其疼痛之程度,令人彻痛难忍。本病是指风湿痹痛之甚者。由于风、寒、湿、热毒,入于营卫血脉,留注于筋骨关节之间,从而导致气血不通,筋骨肌肉失于濡养。故其临床特点为关节肿痛,昼轻夜重,游走不定,疼痛难忍,甚则屈伸不利,肿大变形,活动受限。

(2)痛风:"痛风"一词出现较早,在我国藏医典籍《四部医典》中已有记载。元代朱丹溪首次提出"痛风"病名,在《格致余论》中专列《痛风论》,并且认为其有风、痰、湿、瘀之分,其论述对后世医家影响极大。痛风是由于人体阴阳失调,湿、热、痰、瘀等病理产物聚于体内;复因房事不节,饮食劳倦,感受外邪,内外相合,气血凝滞不通而发。本病多发于足、踝,且突发急作,疼痛剧烈,来去如风,并且反复发作,故名痛风。

(3)鹤膝风(鼓槌风):鹤膝风病名首次见于《圣济总录》,但未有详细描述。钱乙论有小儿鹤膝:"鹤膝者,乃禀受肾虚,血气不充,致肌肉瘦薄,骨节呈露,如鹤之膝也。"鼓槌风首见于宋代杨士瀛《仁斋直指方论》。《普济方》则首先提出:"鹤膝风,又名鼓槌风,两大小腿瘦如芦柴,止有膝盖,大者行履不得。"其后,明代董宿《奇效良方》也曰:"鹤膝风,又名鼓槌风。"《丹溪摘玄》曰:"鹤膝风,即今之鼓槌风。"鹤膝风、鼓槌风二者皆是以关节病变之形状而命名的病证。言其肘膝肿痛,臂肘细小,以其象鹤膝之形,而故名之鹤膝风;若仅有两膝肿大,不能屈伸,膝腿枯细,即谓之鼓槌风。两者均属于风湿痹病发展到一定阶段的病变,多由经络气血亏损,风邪外袭,阴寒凝滞而成。

(4)顽痹:隋代巢元方《诸病源候论》首先提出顽痹,"久而不治,令人顽痹;或汗不流泄,手足酸痛"。顽痹,痹之顽固缠绵难治者,病情复杂,疗效不显,且经久难愈。王怀隐指出:"顽痹者,久久难愈。"《医林绳墨·痹》:"久风入中,肌肉不仁,所以为顽痹者也。"陈自明《妇人大全良方》曰:"血气俱虚,或风邪客于皮肤,则顽痹羸乏。"顽痹多因风寒湿热之外邪,留滞、侵袭于筋骨之间,深入脏腑,正虚邪恋,正不胜邪而反复发作。故其临床表现为关节肿胀变形,关节僵直,屈伸不利,筋脉拘挛,腰膝酸软,肌肉瘦削,行则偻俯,严重者甚则出现关节痿废不用,并伴有自汗、短气等全身症状。

(5)尪痹:尪痹之"尪"字,出于《金匮要略·中风历节病脉证并治》"身体尪羸羸"一词,取其关节肿大、身瘦胫曲之意。《辞源》注解为"骨骼弯曲症",胫、背、胸弯都叫"尪"。尪痹是由当代名老中医焦树德教授在学习、继承前人论述的基础上,谨遵仲景先师"诸肢节疼痛,其人尪羸"之意,参考近代文献结合多年临床体会反复推敲创立的,把关节变形、骨质受损、筋挛肉卷、屈伸不利、活动受限、几成废人的痹病冠之以"尪痹"。在1981年12月武汉召开的"中华全国中医学会内科学会成立暨首届学术交流会"上,正式提出"尪痹"病名,且指出尪痹的发病特点主要是风、寒、湿三邪深侵入肾,肾主骨,故发生骨质受损、关节变形。三邪未侵入肾者,虽久痹不愈也不会产生骨质受损变形,所以尪痹的发病机理要比风、寒、湿、热痹更为复杂,病邪更为深入,症状更为严重。可见尪痹是一种具有特定病机、独立证候的疾病。焦树德教授根据长期临床实践提出肾虚寒盛证、肾虚标热轻证、肾虚标热重证三种不同证候及其治疗原则,即以补肾祛寒为主,辅以化湿、散风荣筋、活血通络、强壮筋骨。肝肾同源,补肾即能养肝荣筋;驱寒、化湿、散风,促使风寒湿三气之邪外出。根据治疗原则,焦树德教授拟定三个处方:①适用于肾虚寒盛证的"补肾祛寒治尪汤";②适用于肾虚标热轻证的"加减补肾治尪汤";③适用于肾虚标热重证的"补肾清热治尪汤"。焦树德将证候辨为以肾虚寒盛为基础,当寒湿之邪从热化而现热之轻证及热之重证,又分别辨为肾虚标热轻证和肾虚标热重证。可见其在临证当中注重"从化"理论,关注辨析尪痹的动态变化,认为此"热"为"从化之热",非外来热性之邪内侵之热。治标热轻证之时,将基础方补肾祛寒治尪汤中减去温燥之品,而加入苦以坚肾、活络疏清之品。治标热重证时则一改补肾祛寒为主之组方原则,乃为急则治其标热之邪的方剂"补肾清热治尪汤",以清其热、祛其湿、活其络、利其节。服此方待其标热之邪清除后,即据辨证论治的原则,渐渐转为补肾祛寒法为主,以治本收工。

焦树德教授晚年之时,诊治居住湿热地带,或工作在是湿热盛的环境中形成"湿热伤肾证"是患者日渐增多。于是又增加一种证候及辨治方药,适用于湿热伤肾证的"补肾清化治尪汤"。此证候的特点是湿与热搏结,伤肾损骨,伤肝损筋,伤脾削肉,而成尪痹;其治疗特点加重了清热化湿之品。

阎小萍教授在秉承焦老治疗尪痹学术思想基础上,提出"欲尪"理论,要抓住"痹病欲尪"的时间窗。在辨治尪痹之时,一定要运用四诊详辨"欲尪"的临床特点,将治疗的靶点放在治疗欲尪而未成"尪"之时,及早用之,防治其"骨损、筋挛、肉削、形尪",以达到更好的治疗效果,及时减少患者的病痛,减轻关节功能障碍,提高患者的生活质量,充分体现了"治未病、既病防变"的治疗理念。

(6)大偻:《康熙字典》中曾指出:偻,尪也,曲脊也,由此也不难看出大偻与尪痹之渊源关系。偻者,包含有当直不直而屈曲或当屈曲而不曲反僵直(指脊柱正常生理弯度消失)双重含义;大者,一指脊柱为人体最大的支柱,二指"大偻"之病情深重之义。国家中医药管理局"十一五"、"十二五"重点专科建设项目中,已确立强直性脊柱炎的相关中医病名——大偻。大偻(强直性脊柱炎)的发病虽然病因众多,病机复杂,但究其主要病因病机不外乎在肾督亏虚、阳气不足的情况下,因风寒湿邪(尤其是寒湿偏重者)深侵肾督。督脉行于脊背,总督人身诸阳;督脉受邪则阳气开阖不得,布化失司。肾藏精主骨生髓,肾受邪则骨失淖泽,且不能养肝荣筋,血海不足,冲任失调,脊背、腰胯之阳失布化,阴失营荣,加之寒凝脉涩,必致筋脉拘挛、脊柱僵曲可生大偻之疾。或因久居湿热之域,及素嗜辛辣,伤脾蕴湿化热,湿热之邪乘虚入侵,痹阻肾督,阳之布化失司,阴之营荣失职,伤骨则痹痛僵曲、强直而不遂,损筋则"软短""弛张"而不用,损肉则肉削倦怠,形体尪羸,亦可生大偻之疾。或因肾督虚,邪气实,寒邪久郁,长期服温肾助阳药后阳气骤旺,邪气从阳化热,热盛阴伤,阳之布化受抑,阴之营荣乏源,筋脉挛废,骨痹痛僵,产生大偻之疾。若兼邪痹胸胁、四肢、关节、筋骨,则见胸胁痛而不展、肢体关节肿痛僵重、屈伸不利等。总之,大偻的病因病机,论其内因与肾督亏虚相关,外因与寒湿、湿热等客邪痹阻相关。

阎小萍教授总结多年的临床经验,将大偻分为两期六证。两期为急性期和缓解期;六证分别为急性期的肾虚督寒证、邪郁化热证、湿热伤肾证、邪痹肢节证、邪及肝肺证,缓解期的缓解稳定证。在治疗上,不同的证型处以不同的治疗原则及方药,肾虚督寒证以补肾祛寒、散风除湿、强督活瘀、壮骨荣筋为主,方以补肾强督祛寒汤加减;邪郁化热证以补肾清热、强督通络为治则,方以补肾强督清热汤加减治疗;湿热伤肾证治疗以清热除湿、祛风通络、益肾强督为主,方以补肾强督清化汤加减;邪痹肢节证以补肾强督、疏风散寒、祛湿利节为治疗原则,方以补肾强督利节汤加减;邪及肝肺证治疗以燮理肝肺、益肾壮督、通络利节为主,方以补肾强督燮理汤加减;缓解稳定证以巩固疗效为主,可将取效明显的最后一诊方药研细末或制成丸药,或遵循君臣佐使的配伍原则给予口服补肾舒脊颗粒、清热舒脊颗粒等中成药。

《道德经》言:"万物之始,大道至简,衍化至繁。"为方便海内外中医临床工作者掌握大偻的诊疗方案,阎小萍教授执简驭繁,将大偻的两期六证升华为以寒热为纲的肾虚寒盛证及肾虚湿热证。肾虚寒盛证以补肾强督、祛寒除湿为主,方以补肾强督祛寒汤加减(狗脊,熟地,制附片,鹿角霜,骨碎补,杜仲,桂枝,白芍,知母,独活,羌活,续断,防风,威灵仙,川牛膝,炙山甲);肾虚湿热证以补肾强督、清热利湿为主,方以补肾强督清化汤加减(狗脊,苍术,炒黄柏,牛膝,薏苡仁,忍冬藤,桑枝,络石藤,白蔻仁,藿香,防风,防己,萆薢,泽泻,桑寄生,炙山甲)。

在辨治大偻时,阎小萍教授提出"欲偻"理论。阎小萍教授认为大偻乃疾病晚期阶段,若待病变至此再予以辨治为时晚矣。为此在辨治"大偻"时,要充分体现"治未病"的学术思想,即"早发现,早辨治"。早发现即通过望、闻、问、切捕捉"欲偻"之征,如有无腰痛、背痛、足跟痛;有无下肢为主的寡关节肿痛;有无脊背、颈项、肩关节的疼痛;有无遇寒诸症加重的情况;家族中有无脊柱关节炎病史等等。早辨治即通过"治未病"的学术思想辨治"欲偻"之疾:①偻致骨损,尽早采用补肾壮骨之法——平补、协补、缓补;②偻致筋挛,尽早采用养肝荣筋之法——柔肝、滋肝、舒肝;③偻致肉削,尽早采用健脾和胃之法——健脾渗湿、和胃开胃、荣肌充肉;④尽早应用内外同治。

(7)产后痹:产后痹,又称产后身痛、产后遍身疼痛、产后关节痛、产后痛风、产后风等等,是妇人在产褥期或产后百日内,由于正气虚弱又受外感风寒湿之邪从而引起的四肢关节、肌肉疼痛或筋脉拘挛的一种病证。产后痹除可见与风湿病共有的表现外,还有产后多虚(以气血虚、肝肾虚为主)、产后多瘀(包括气郁)的特点。正如隋代巢元方等编撰的《诸病源候论》第四十三卷中提到"产则伤动血气,劳损脏腑,其后未平复,起早劳动,气虚而风邪乘虚伤之,致发病者,故曰中风。若风邪冷气,初客皮肤经络,疼痹不仁,若乏少气"。

(8)狐惑:《金匮要略》首载本病,并对其表现、治疗做了论述,为后世医家的进一步研究奠定了基础。狐惑病是因热病后期余热留恋,或感受湿热毒邪,或脾虚湿浊内生,或阴虚内热虚火扰动等,致使邪气蕴结于脏腑,循经上攻下注,从而引起口、咽、眼及外阴溃烂的症状,并可见其神情恍惚、干呕厌食等的一种病证。晋代王叔和《脉经》论本病曰:"病人或从呼吸,上蚀其咽,或从下焦蚀其肛阴,蚀上为惑,蚀下为狐。"湿、热、火、毒为其基本病因,其病位波及心、肝、脾、肺、肾、胃、胆等。由于邪热内扰,湿热熏蒸,上攻口眼,下注外阴,外犯肌肤,搏于气血,而造成多脏腑损害,临床表现为虚实夹杂证候。

　　(9)周痹:《灵枢·周痹》云:"周痹者,在于血脉之中,随脉以上,随脉以下,不能左右,各当其所。"又云:"此内不在脏,而外未发于皮,独居分肉之间,真气不能周,故命曰周痹。"意即:风寒湿热诸邪气侵入人体,客于血脉之中,随着血脉或上或下,邪气流窜到哪里,哪里就发生不通则疼痛的病证。此病在内未深入到脏腑,在外未散发到皮肤,而只是滞留于分肉之间,使得真气不能周流全身,所以称之为周痹。究其周痹发病之因,《灵枢·周痹》云:"风寒湿气,客于外分肉之间,迫切而为沫,沫得寒则聚,聚则排分肉而分裂也,分裂则痛,痛则神归之,神归之则热,热则痛解,痛解则厥,厥则他痹发,发则如是。"其中,"沫"指痰饮。徐大椿云:《经》中无痰字,沫即痰也。本句意即风寒湿邪侵入血脉,客于分肉间,挤迫分肉使津液凝聚、痰瘀互结,愈挤压分肉,阻碍血脉中气血之运行,则疼痛越明显。

　　根据周痹发病的特点,可从发作期和缓解期两个方面进行辨证论治。发作期证候表现为突发受累关节及周围组织、筋脉等肿胀、走注、疼痛,甚者局部热、红,并伴见口干咽燥、渴喜冷饮、纳谷欠馨、溲黄、便干,甚或身热等,舌多见质红或暗红,苔白黄相兼或黄苔,脉滑数,兼见沉弦细等。治宜清热祛风,除湿通络。方宜白虎加术汤,或二妙散,或三妙丸,或大秦艽汤等酌情加减化裁。缓解期,患者无红肿热痛等症状,几近常人。但究本病之发,必有正虚邪侵。正如《灵枢·百病始生》所说:"风雨寒热,不得虚,邪不能独伤人。"《素问·评热病论》也说:"正气存内,邪不可干,邪之所凑,其气必虚。"虚之何在,确为主要,作为医者,除应牢记前贤教诲"有诸内必形诸外",还应慎审望、闻、问、切四诊所得,细辨"虚"之部位。临床常见平素饮食不节、喜卧恶劳之人,有胸闷、气短,动则尤甚,口黏、咯吐白痰、肢体困倦,乏力喜卧等不适之症,此系肺脾气虚、湿蕴痰生所致,即痰湿内蕴证候。应嘱其饮食自节,适宜运动,并可治以双调脾肺,除湿祛痰。方宜二陈汤、泽泻汤,或茯苓杏仁甘草汤等酌情加减化裁。又有平素形体消瘦,伴见五心烦热、口咽干燥、神疲少寐等不适者,此乃肝肾阴亏、虚火上炎所致,即肝肾阴虚证候。治宜补益肝肾,滋阴清热。方宜用六味地黄丸,或知柏地黄丸,或左归丸,或大补阴丸等酌情加减配伍。再有平素畏寒喜暖,四末欠温,倦怠神疲,喜复衣被,甚者纳呆少食、渴喜热饮、腹胀便溏、小溲清长等一派肾阳虚弱、脾阳不足之象,即脾肾阳虚证候。治宜温补脾肾。方用四神丸、肾气丸、右归饮等酌情加减化裁。

对于周痹的辨治,阎小萍教授认为一是防病于未然,即于缓解时就要注重整体调节,调其脏腑,平其阴阳,以防病生或复生;二是既病之后防其传变,即于急性发作期时就要"急则治其标",速祛除病邪,防止病邪深入、病势蔓延,避免造成复杂严重后果。

4. 按证候分类 证候是病机变化的概括,反映了疾病的本质,对于临床施治有决定性的作用。因此,按证候分类对临床辨证论治有很大的指导意义。由于风湿病的分类涉及病位、病因及病机、病性、临床特征等多个方面,故其证候复杂多变。现代名老中医娄多峰在前人认识的基础上,通过长期临床实践,将风湿病的病因病机概括为虚、邪、瘀三个字。正虚、邪实、痰瘀是风湿病的三大病因,也是其必然的三大病机转归,更是其三大临床证候。因此可将风湿病概括为正虚痹、邪实痹、瘀血(痰)痹三大类,总称为三因三候痹或三候痹。

(1)正虚痹:正虚痹,也称虚痹、痹病虚证,是以正气虚弱为主,肢体关节、筋脉失于荣养所引起的风湿病。偏于寒证者:气血两虚、气虚失荣、血虚失濡、营卫不和、阳虚寒凝、脾虚湿阻、脾肾阳虚、肝肾阳虚。偏于热证者：燥伤阴津、阴阳两虚、阴虚内热、肝肾阴虚、气阴两虚。

（2）邪实痹：邪实痹，也称实痹、痹病实证，是以病邪闭阻为主，肢体关节、经脉气血不通导致的风湿病，多见于风湿病早中期，或体质壮实、正气未虚者。偏于寒证者：风寒痹阻、风湿痹阻、寒湿痹阻、寒凝痹阻、风寒湿痹阻。偏于热证者：风热痹阻、湿热痹阻、风湿热痹阻、寒热错杂、热毒痹阻。

（3）瘀血（痰）痹：瘀血痹，也称蓄血痹、痹病瘀血证，是以瘀血闭阻为主，以肢体关节刺痛，肌肤甲错、瘀斑，甚则关节畸形为主要表现的风湿病。瘀血既是病理产物，又是致病因素。瘀血作为再生病因，或复感外邪，或直接闭阻经络，而发痹病。因此，瘀血痹的病因，必然涉及瘀血的产生原因。偏于寒证者：气滞血瘀、气虚血瘀、寒凝血瘀、瘀痰胶结、阳虚血瘀。偏于热证者：痰热互结、瘀热痹阻、血瘀阴虚。

## 二、风湿病的病因病机

### （一）发病原因

对风湿病病因的研究，自《黄帝内经》以来各家探讨颇多，相当一部分仍宗《素问·痹论》"风、寒、湿三气杂至合而为痹"一说。然而从临床看，"风、寒、湿"多数情况下只是风湿病发病或反复复发的诱因，而不是其患病的根本原因。"体质学说"研究认为，"风、寒、湿"等病邪是否入侵人体，取决于个体的体质基础。因此，风湿病从病因学角度认识，大致与"正气虚损""邪盛入侵"及"痰浊""瘀血"等有关。

1. 正气虚损　正气虚损，即正气不足。正气不足常由以下原因所引起。

（1）禀赋不足：禀赋不足一般是指人体先天某种物质基础不足或功能低下，是发生痹病不可忽视的因素。《灵枢·阴阳二十五人》中早已指出："足阳明之下,气血盛则下毛美长至胸,……血气皆少则无毛……善痿厥足痹。……足少阳之上,……血气皆少则无须,感于寒湿则善痹,骨痛爪枯也。"《灵枢·五变》中曰："粗理而肉不坚者,善病痹"。清代喻昌《医门法律·中风门·风门杂法》更曰："古方治小儿鹤膝风,用六味地黄丸加鹿茸、牛膝共八味,不治其风,其意最善。盖小儿非必为风寒湿所痹,多因先天所禀肾气衰薄,随寒凝聚于腰膝而不解。"如强直性脊柱炎有明显的遗传倾向,因此说明禀赋不足是各种风湿病发生的主要原因之一。禀赋不足,其临床表现相当广泛,但主要以营卫气血不足,或脏腑经络、组织器官功能低下多见。其中就脏腑而言,以肾虚较为突出,符合"肾为先天之本"之说。

（2）劳逸过度:劳逸的含义较广,一般是指劳动、运动和休息、睡眠而言。人体需要适度的劳动、运动,因为能促进气血流通,增强生命活力;而适度的休息、睡眠,亦可以保养精、气、神,恢复体力和脑力。二者相配合,则生命活动有张有弛、生生不息。当人体过度劳累或安逸,则可损伤正气,而成为风湿病发病的重要因素之一。清代名医尤乘所著《寿世青编》中指出:"视听行坐不可久,五劳七伤从此有。四肢亦欲得小劳,譬如户枢终不朽。"当中,劳累过度则包括劳力、劳神、房劳三个方面。《高注金匮要略》说:"五劳者,心劳神损,肺劳气损,脾劳食损,肝劳血损,肾劳精损。"

1）劳力过度:指劳动用力过度。《素问·宣明五气》中曰:"五劳所伤。久视伤血,久卧伤气,久坐伤肉,久立伤骨,久行伤筋,是谓五劳所伤"。明代周礼所著《医学碎金》中也指出:"久视伤血,劳于心也,心主血,故如是;久卧伤气,劳于肺也,肺主气,故如是;久坐伤肉,劳于脾也,脾主肉,故如是;久立伤骨,劳于肾也,肾主骨,故如是;久行伤筋,劳于肝也,肝主筋,故如是。以上是谓五劳所伤。"过劳容易导致气、血、筋、骨、肉的损伤,过久站立尤其会损伤肾气,肾气不足则骨骼损伤,这也是风湿病发病及加重的原因之一,如骨关节炎的形成以及强直性脊柱炎、类风湿关节炎的进行性加重。

《素问·灵兰秘典论》云："肾者,作强之官,伎巧出焉。"肾作为先天之本,为"作强"之位,有"伎巧"之功。《素问今释》云："作强,作用强力,主要指体力而言。""伎巧,伎同技。伎巧,指智力。"如唐容川说："盖髓者,肾精所生,精足则髓足,髓在骨内,髓足则骨强,所以能作强,而才力过人也。"总体意思是肾藏精,充脑养骨,使人运动强劲,动作精巧,神强聪慧。后世医家认为"作强"一词应为"作彊",作彊是官名,是掌管制作弓箭的官职。"伎巧"一词,其义为"技能""才能",是对制作弓箭技能、技术的总称,属于作彊之官的管辖职责范围,包含了手工动作的灵巧性,技艺精细的创造性、思维性,制作过程的熟练性。这种技能、技艺属于现代医学中大脑神经中枢思维活动范畴,《黄帝内经》将这种技能、才能的大脑神经中枢活动归属于肾统辖的范畴。这也是过劳影响肢体功能的中医理论基础之一。过劳则损伤肾气肾精,肾精肾气亏虚,脑骨失养,生命之源动力不足,故出现体力下降,容易疲劳乏力;肾精亏虚不能充养脑髓,髓海失养,故出现健忘、痴呆等症状;脑髓失养,四肢百骸失控,则出现肢体功能障碍。

《素问·举痛论》中曰："劳则气耗……劳则喘息汗出,外内皆越,故气耗矣"。汉代张仲景《金匮要略·血痹虚劳病脉证治》指出劳力过度,主要可伤及营卫气血;就脏腑而论,则以脾、肺、肝为主。清代医家徐春甫在《古今医统大全》中简明直指五劳为五脏劳,曰："五劳者,心、肝、脾、肺、肾也。"劳力过度会导致五脏的虚损,是正气耗损的原因之一。

2)劳神过度(劳伤心神、过劳伤脾):指思虑过度,劳伤心脾而言。《素问·阴阳应象大论》云："脾在志为思。"古人认为"思"发于脾,而成于心,故思虑过度不仅能够耗伤心血,也会影响脾气,伤神损脾则气机郁结。《素问·举痛论》云："思则心有所存,神有所归,正气留而不行,故气结矣。"由于思虑过度,导致气机郁结,脾失健运,不能运化水谷精微及水湿之邪,故痰浊内生；劳神过度，恚怒伤肝，则见肝郁气滞，气滞血瘀，痰瘀互结，也可致痹。《素问·五脏生成》有云："赤，脉之至也喘而坚，诊曰有积气在中，时害于食，名曰心痹，得之外疾，思虑而心虚，故邪从之。"思则气血耗损，心系虚弱，外邪容易侵袭，是心痹的发病原因。

3）房劳过度（过度耗伤）：指性生活不节，房事过度。《灵枢·邪气脏腑病形》明确指出："有所用力举重，若入房过度，汗出浴水，则伤肾。"过劳及过度房事都会伤肾。肾藏精，主封藏，肾精不宜过度耗泄，若房事过频则肾精耗伤，容易出现肾虚之候。房劳对肾精的影响最大，最先伤肾，房事无节制，肾脏不荣，则不行其职，与痹症的形成有着密切关系。《中藏经·五痹》曰："骨痹者，乃嗜欲不节伤于肾也。肾气内消……精气日衰则邪气妄入。"清代陈士铎《辨证录·痹证门》中曰："人有下元虚寒，复感寒湿，腰肾重痛，两足无力，人以为此肾痹也。"

4）安逸过度（久卧伤气、久卧脾胃运化失职）：是指过度安闲、不运动、不劳动而言，也可成为痹病的发病原因之一。在《金匮要略诠解·血痹虚劳病脉证并治》中指出："凡尊荣之人，则养尊处优，好逸恶劳，多食肥甘，而肌肉丰盛，不事劳动，则筋骨脆弱，以致肝肾虚弱。……阳气虚，血行不畅，重因疲劳则汗出，体气愈疲……此时加被微风，遂得而干之，则风寒外束，风与血相搏，则阳气痹阻，血行不畅。"唐慎微《证类本草》曰："久坐久卧，大饱大饥，脾之为病矣。"清代医家陈士铎《石室秘录》中进一步指出："如人久坐则血滞筋疏，久卧则肉痿而骨缩"。清顾世澄在其《疡医大全》中指出了"久坐伤肉"的病机，其言："久坐伤肉，劳于脾也"。又曰："脾为万物之母，胃为水谷之海。帝曰：脾病而四肢不用，何也？岐伯曰：四肢皆禀气于胃，而不得径至，必因于脾，乃得禀也。今脾病不能为胃行其津液，四肢不得禀水谷气，气日以衰，脉道不利，筋骨肌肉皆无气以生，故不用也。"久坐、久卧伤脾，脾虚失于健运，不能运化水谷精微，则导致痹病的发生发展。

（3）病后、产后体虚：指风湿（痹）病之前患得其他大病、久病，或是妇女产后，均导致正虚，成为风湿（痹）病的发病原因。

1）病后体虚：疾病过程中正邪相争，即使疾病痊愈，但病后短时间内常表现为邪去正衰之象，气血尚未充实，营卫失和，抵御外邪能力下降，此时易感受风、寒、湿、热诸邪而致痹。

2）产后体虚：妇女以血为本。《傅青主女科》中曰："产后百节开张，血脉流散，气弱则经络间多阻滞。累日不散，则筋牵脉引，骨节不利，故腰背不能转侧，手足不能动履。"在古代医籍，多称之"产后身痛""产后痹"。妇女在妊娠期间，需要大量气血滋养孕育胎儿，加之产中失血，气随血脱，导致全身气血津液亏虚，五脏六腑四肢百骸失于濡养，脏腑功能相对降低，肢体功能较前下降。《妇人大全良方》曰："夫产后中风，筋脉挛急者，是气血不足。"产后气血短时间不能恢复，阴阳失调，营卫失和，容易导致外邪的侵袭。《经效产宝》曰："产伤动血气，劳损脏腑，未平复起早劳动，气虚而风邪气乘之，……疼痹，羸乏不任。"临床上常见由于产后防护不慎，引发风湿病者。宋代陈沂《陈素庵妇科补解》曰："产后气血虚，风寒客于皮肤，入于经络，致顽痹不仁，甚则拘挛，筋节不能自如。"雪岩禅师《女科旨要》曰："产后四肢骨节，遍身疼痛，盖产育之时，周身三百六十骨节开张，气血俱虚，劳伤，坐卧，又出房冒风所致。"

2. 邪盛入侵　《素问·痹论》开篇即曰"痹之安生？岐伯对曰：风寒湿三气杂至，合而为痹也"。又曰："所谓痹者，各以其时重感于风寒湿之气也"。又曰："不与风寒湿气合，故不为痹"。外邪侵入人体，是风湿病发生的重要外因。外邪入侵又常与居处环境欠佳，季节气候异常，起居调摄不慎等有关。

（1）季节气候异常：季节气候异常系指季节气候发生异常变化，如"六气"发生不及或太过，或非其时而有其气（春天当温反寒，冬天当寒反暖），或气候变化过于急骤（暴寒、暴暖），如果超过一定的限度，超越了人体的适应和调节能力，此时"六气"即成"六淫"病邪而致痹。

（2）居处环境欠佳：工作、居住环境欠佳是风湿病发病的重要外因，主要指居住在高寒、潮湿地区，或长期在高温、潮湿、寒冷等环境中生活、工作。

（3）起居调摄不慎：起居调摄不慎，意即日常生活不注意防护。《素问·五脏生成》曰："卧出而风吹之，血凝于肤者为痹。"金元张子和《儒门事亲·指风痹痿厥近世差玄说》中指出："劳力之人，辛苦失度，触冒风雨，宿处津湿，痹从外入。"

以上种种是引起风、寒、湿、热、燥等外邪侵袭，从而导致风湿病的客观因素。此外，尚有内生"六淫"之说法，系指由于脏腑功能失调而产生的内风、内湿、内热、内燥、风寒等病理现象，其亦可导致风湿（痹）病。如宋《圣济总录》中曰："夫阳虚生外寒，阴盛生内寒，人身阴阳偏胜，则自生寒热，不必外伤于邪气也。痹气内寒者，以气痹而血不能运。"由此而导致风湿病者不在少数，临证时应根据具体表现，审证求因。

3. 痰浊瘀血　痰浊与瘀血是人体受某种致病因素作用后，而在疾病过程中所形成的病理产物，病理产物直接或间接作用于人体，引起新的病证。痰浊与瘀血在风湿病的发病中起着不可忽视的作用。在清代喻昌《医门法律·中风门》中曰："风寒湿三痹之邪，每借人胸中之痰为相援"。清代王清任《医林改错》论述"瘀血致痹说"。痰浊、瘀血的直接原因主要可分为饮食所伤、七情郁结、跌扑损伤等。

（1）饮食所伤：此为形成痰浊的重要因素，由于暴饮暴食、饮酒过度、恣食生冷、过食肥甘等，而致使脾胃损伤，水湿内停，聚生痰饮，日久化浊，痰浊阻滞经脉，而发为痹病。

（2）七情郁结：七情致瘀，以怒、思为多。怒则气逆，思则气结，两者均可导致气机升降失司，运行失和，郁滞不通。《中藏经》中指出："筋痹者，由怒叫无时""气痹者，愁忧思喜怒过多"。《素问·阴阳应象大论》说："怒伤肝""喜伤心""思伤脾""忧伤肺""恐伤肾"。不同的精神刺激对脏腑有着不同的影响。《素问·举痛论》说："怒则气上，喜则气缓，悲则气消，恐则气下……惊则气乱,劳则气耗,思则气结。"不同的情绪刺激影响机体气机不同变化,气机运行不畅,则影响水湿、血液的循行,容易形成痰浊、瘀血等病理产物。《灵枢·贼风》云:"卒然喜怒不节,……则血气凝结。"李梴《医学入门》说:"痹者,气闭塞不通流也""瘀血痛有常处,或忧思逆郁"。

（3）跌仆损伤：由于跌仆外伤形成瘀血,亦可发为痹病。如现代名老中医娄多峰《痹证治验》中曰:"瘀血致病的病机,即因闪挫暴力,引起局部经络组织损伤,血行不畅或血溢脉外,留滞局部,而致局部筋脉失养,抗御外邪能力低下,风寒湿邪乘虚而入,加重脉络闭阻,导致痹证。"明熊宗立《妇人良方校注补遗》曰:"跌扑坠堕,筋骨疼痛,或瘀血壅肿,或外感风寒,肢体作痛。"

### （二）发病机理

由于风湿（痹）病涉及的病种繁多,且病因复杂,病情演变各异,故其病机应从发病机理、发展机理及演变机制来认识。风湿（痹）病的发病机理与其他疾病相同,主要是"正""邪"之间的斗争,即"正气存内,邪不可干""邪之所凑,其气必虚"。

1. 正气虚是发病的内在因素　在风湿病的发病机理中,正气不足是其发病的内因,起着决定性的作用。当人体正气不足之时,由风寒湿热之外邪乘虚侵袭肢体关节、肌肉,使其经脉痹阻不通,而发为风湿（痹）病。《灵枢·五变》曰:"粗理而肉不坚者,善病痹。"《素问·痿论》中曰:"大经空虚,发为肌痹。"宋代严用和《济生方·诸痹门》进一步明确指出:"皆因体虚,腠理空疏,受风寒湿气而成痹也。"正气虚在风湿病的发病机理,主要表现为以下四种情况。

（1）营卫不和：营卫不和,则必然使腠理疏松,藩篱不固,卫气失去正常的护卫肌表和抗御外邪的能力,外邪侵袭入内而发为风湿（痹）病。明代朱橚《普济方》曰:"皆因体虚腠理空虚,受风寒湿而成痹也。"清代林佩琴《类证治裁·痹症论治》更明确指出:"诸痹……良由营卫先虚,腠理不密"。明代秦景明《症因脉治·痹症论》中曰:"寒痹之因,营卫不足,卫外之阳不固,皮毛空疏,腠理不充,或冲寒冒雨,露卧当风,则寒邪袭之,而寒痹作矣。"

(2)气血亏虚:气血亏虚,则可降低肌表卫外功能,营卫不足,则易感外邪,发为风湿(痹)病。如《灵枢·阴阳二十五人》曰:"血气皆少……感于寒湿,则善痹。"《诸病源候论》云:"风湿痹也,由血气虚则受风湿,而成此病。"明代张景岳《景岳全书·风痹》中曰:"风痹之证,大抵因虚者多,因寒者多。惟血气不充,故风寒得以入之,……此痛痹之大端也"。方隅曰:"大率痹由气血虚弱,营卫不能和通,致令三气乘于腠理之间。"可见痹病的发生与气血虚弱、营卫不和密切相关。

(3)脏腑衰弱:痹病的发生发展主要责之于肝、脾、肾三脏功能的衰弱。肾藏精,主骨生髓。骨的生长发育又有赖于骨髓的充盈,髓乃肾中精气所化生,肾中精气充盈,才能充养骨髓,因此肾精亏虚影响骨的生长发育。肾为先天之本,内蕴元阴元阳,又称真阴真阳,是机体各脏之阴阳的根本,阎小萍教授认为"没有肾虚就不会患风湿病",肾虚是风湿病发病的基础。肾阳对机体有温煦、激发、兴奋及促进机体的新陈代谢的作用,肾阳虚衰易受风寒湿等邪气的侵袭,痹阻气机,则气血流注不畅,不通则痛,久之邪气伤正,正气愈虚,内在平衡失调则内生痰浊、瘀血等病理产物,侵蚀骨骼则关节肿胀变形。肾阴不足则全身滋润濡养功能减退,形体器官得不到阴液的滋润濡养而生阴伤津亏之表现。肾主唾,肾阴不足,则表现为口干;肾主骨,齿为骨之余,肾阴不足,则牙齿不能得到正常的濡养,则牙龈萎缩,牙齿干枯脱落。

脾主运化,为气血生化之源。脾气健运,则水谷精微充足,气血生化有源,能够正常濡养机体自身组织,脏腑功能能够正常运转。风湿病形成与外感湿邪密切相关,但与内湿同样有着密切联系。内湿的形成多因于脾胃健运失常。脾喜燥恶湿,寒湿、湿热之邪侵袭日久,内应于脾,脾气受困,脾失健运,外湿引动内湿生成,使湿气更重;或由平素脾虚,易感湿邪,内外湿邪相合为病。脾失健运,运化水液能力下降,则湿气不去;同时脾运化水谷精微的能力下降,可导致全身脏腑功能失养。

肝藏血,主疏泄。肝脏对血液具有贮藏和调节作用,人体的脏腑、器官的生理活动与肝有着密切的关系。如若肝脏有病,藏血功能失常,则会引起机体血虚,会产生机体诸多部分血液濡养不足。肝在体合筋,其华在爪。肝血不足,则筋脉爪甲失养,不荣则痛,则表现为筋脉挛急疼痛、肢体麻木、屈伸不利等症状。肝开窍于目,在液为泪。肝血不足或肝失疏泄,气血津液不能濡养双目,则表现为两目干涩无泪、视物昏花等。

（4）阴阳失调:是对阴阳偏胜或偏衰,失于平衡协调,导致脏腑、气血、营卫等相互失调的概括。

阳盛:意指阳热亢盛,或感寒化热,发为热痹。

阴盛:意指机体阴寒内盛,其多为与外界寒湿之邪相召,而发风湿(痹)病。

阳虚:意指机体阳气虚衰,其必见卫阳虚弱从而易感外邪。清代陈士铎《辨证录·痹证门》中曰:"人有下元虚寒,复感寒湿,腰肾重痛,两足无力"。

阴虚:指阴液缺乏,此多为阴虚阳亢,得病易从热化伤津而成热痹。

2. 邪侵是致痹的重要条件　强调"正虚"的同时,在一定条件下,邪气也可致病,有时甚至起着主导作用。在高寒地区,就算是身体强壮的人,也同样可致痹病。《素问·痹论》云:"风、寒、湿三气杂至,合而为痹也。"又云:"不与风寒湿气合,故不为痹。"明代徐彦纯《玉机微义》曰:"痹,感风寒湿之气,则阴受之,为病多重痛沉着,患者易得难去。"可见风寒湿是痹病形成的重要条件。《中藏经》曰:"痹者,风、寒、暑、湿之气中于人则使之然也。"秦景明《症因脉治》曰:"风、寒、湿、热,四气成痹。"叶天士《临证指南医案》曰:"有暑伤气,湿热入络而为痹者。""湿聚热蒸,蕴于经络,寒战热炽,骨骱烦疼, ……显然湿热为痹。"风湿热邪同样亦可致痹。

3."不通"是发病的病理关键　风湿病始发,"不通"为其病理关键因素。所谓"不通",指经脉气血为邪气所扰,运行不畅,闭阻不通。故风湿(痹)病初期,多以邪实为主,治当首用"宣通"。宋代许叔微《普济本事方》曰:"寒湿从之痹滞,关节不利而痛。"《杨氏家藏方》云:"风寒湿痹,四肢拘挛,筋骨疼痛。""寒湿客搏经络,四肢骨节疼痛。"在风湿(痹)病中后期,由于机体气血阴阳的失衡,内生痰浊、瘀血等病理产物的形成,更加阻滞气血津液的循行,此时的"不通"与痹病初期的"邪气痹阻的不通"截然不同,治疗当以活血化瘀、化痰通络散结为主。清代沈金鳌《杂病源流犀烛》曰:"痹者,闭也。三气杂至,壅蔽经络,气血不行,不能随时祛散,故久而为痹。"《寿世保元》记载:"瘀血湿痰,蓄于肢节之间、筋骨之会、空窍之所而作痛。"

## 三、风湿病"从化"的机理和规律

对于风湿病的病因病机,应遵从《黄帝内经》"风寒湿三气杂至,合而为痹也"的概括。阎小萍教授将风湿病常见病因病机总结概括为:①素体虚弱,尤以肾虚为主,风寒湿邪深侵入肾,内舍于肝,复损于他脏;②痹久不愈,复感三邪;③素体阳盛,或感受寒邪郁久,寒从热化。中医基础理论认为阴阳、五行系统之所以能够保持动态平衡和循环运动,主要在于其本身客观存在着自我调节的机制和途径,即《黄帝内经》中所言"亢则害,承乃至""阴平阳秘"。在临证时可见到,相同的病邪可引起相同疾病,但由于患者体质各异而发生不同的变化,即有从阴化寒、从阳化热之不同,出现完全不同的转归。"从化"理论强调了患者个体体质对于疾病的影响和转归,对风湿病的治疗及预后均有重要意义。因患者体质不同及病邪的性质不同,所以从化的规律有很多种类,常见者举隅如下:①素体阳热盛,外邪入里,即便是阴寒之邪,亦可从阳而化热,转化为热盛之证;②素体阴寒盛,外邪入里,即便是热邪,亦可从阴而化寒,形成寒证;③阳虚阴盛体质,受邪发病,易从寒化,或从虚化,亦不乏从湿之机;④阴虚阳亢体质,受邪发病,易从虚化、热化,亦不乏燥化或风化(内风)之机;⑤气虚痰湿体质,形体虚胖,气行不利,受邪发病,易从湿化、寒化。所以阎教授认为,风湿病发病过程中同样存在着机体内外环境的相互作用和发展变化,尤其是疾病性质的变化,谨察风湿病"动变制化"规律,对于风湿病治疗有重要作用。

# 第四章

## 辨治风湿病注重健脾和胃

## 第一节 / 总　　论

　　脾与胃同居中焦，以膜相连，足太阴经属脾络胃，足阳明经属胃络脾，两者构成表里配合关系。脾胃同为气血生化之源、后天之本，在饮食物的受纳、消化及水谷精微的吸收、转输等生理过程中起主要作用。《素问》有言："饮入于胃，游溢精气，上输于脾。脾气散精，上归于肺，通调水道，下输膀胱。水精四布，五经并行，合于四时五脏阴阳，揆度以为常也。"脾胃虽各有所主，但二者相互合作，彼此影响。脾为阴土，其性湿而主升；胃为阳土，其性燥而主降。胃性主降，故水谷得以下行；脾性主升，故津液赖以上输。燥与湿，升与降，既相反，又相成，脾胃相互合作，共同完成运化水谷的整个过程。所以在临证辨治脾胃之疾时，必须强调从"脾健""胃和"两个方面去全面思考。而风湿病的发病与脾胃关系十分密切，因此"健脾和胃"法在风湿病的诊治中更显得尤为重要。正如《诸病源候论》中所云："脾与胃合，俱象土，胃为水谷之海，脾气磨而消之，水谷之精，化为血气，以养腑脏。"

## 一、健脾

　　健脾，亦称为补脾、益脾，是治疗脾虚、脾运化功能失健的方法,常用于风湿病见面色萎黄、倦怠乏力、纳谷欠馨、食后腹胀、大便溏稀、舌淡苔白、脉沉弱等脾气虚弱证候。健脾之法分类较多,常见者如"益气健脾",益气又称补气,是辨治气虚之法。益气与健脾是相辅相成的。气之生化充盈,方能保障脾运化健旺;反之,脾之运化旺盛,气之生化方能缓缓不断。因此临证之际,补中气、助健运之"四君子汤"(《太平惠民和剂局方》)为益气健脾最常用、最基本的方剂。脾胃为后天之本,是气血营卫生化的源泉,故补气必从脾胃着手。明代医家吴昆曾云:"夫面色萎白,则望之而知其气虚矣;言语轻微,则闻之而知其气虚矣;四肢无力,则问之而知其气虚矣;脉来虚弱,则切之而知其气虚矣。如是则宜补气。"四君子汤是补益脾气之基本方、常用方。很多补气之剂皆从此化裁而成。若兼食欲不振、恶心欲呕,伴见泄泻者,可加陈皮,即"异功散"(《小儿药证直诀》),重在健脾益气;若脾胃不健、饮食不思或膨胀、呕吐、吞酸、大便不实,加半夏、陈皮、姜枣,即"六君子汤"(《医学正传》),重在理脾和胃,若再加木香、砂仁,则为"香砂六君子汤",重在理气醒胃;若脾胃虚弱、津气不足,纳食减少,虚乏身热,则加扁豆、黄芪、姜、枣,即为六神散(《奇效良方》),为中气虚馁,食少虚热证候所设。

又有"除湿健脾"法。除湿,又名祛湿,即祛除湿邪,又可具体分为化湿、燥湿、利湿等。脾居中央,主运化,既运化水谷,又运化水湿;脾健失司,水湿不化,湿浊中阻;脾既运湿又恶湿,湿邪困脾,脾更失运化之职。芳香化湿药可化湿悦脾,正适用于湿浊内阻,脾为湿困,运化失职而引起的胸腹痞满、呕吐泛酸、大便溏薄、少食体倦、口甘多涎、舌苔白滑等症。李时珍曾曰:"土爱暖,而喜芳香。"芳香化湿之品,多属辛温香燥之性,不但可以祛湿,可以悦脾,且因其辛香辟秽,能除四时不正之气,故亦用来治暑湿、湿温,及霍乱、痧胀等证。"化湿"代表方为"不换金正气散"(《太平惠民和剂局方》)。适用于湿浊困脾、气滞痰蕴之证。"燥湿"此是指"燥湿化浊"而言,即苦温燥湿与芳香化浊合而用之,以达到湿去浊化、气机畅通、醒脾、健脾之作用。适用于湿浊内盛,困脾失运而见湿温、泄泻、湿积等证。"燥湿"代表方剂为平胃散(《太平惠民和剂局方》)。适用于脾胃湿胜,健运失司,积滞胃呆之证。临证辨治时须抓住本证之特点:舌苔白腻而厚、口干不渴、心下痞满、倦怠恶食等。投以此方,运用辛香温燥,祛其湿滞;理气脾胃,使中运得复,则诸证自除矣。"利湿"是指用利水化湿的药物使湿邪从小便排出的方法,又有淡渗利湿、温阳利湿、滋阴利湿、清暑利湿、清热利湿、温肾利水等不同。湿之与水,异名同类,湿为水之渐,水为湿之积。故临证辨治时,化湿之剂有利水之效,利水之剂又有除湿之功。值得强调的是,健脾之时,莫忘化湿利水之品的伍用;而利水化湿之时,更莫忘伍入健脾之品。"利湿"代表方剂五苓散(《伤寒论》)。方中重用泽泻为君,取其甘淡性寒,直达膀胱,利水渗湿;臣以茯苓、猪苓之淡渗,增强利水蠲饮之功;更佐白术健脾气而运化水湿,桂枝温阳通经,内助膀胱气化。五药合用则水行气化、表解脾健,水湿留饮诸疾自除矣。

再如"温肾健脾",肾为先天之本、阳气之本,脾为后天之本、气血之源。脾主健运,化生精微,须借助肾阳的温煦,故有"脾阳根于肾阳"之说。肾中之精气又有赖于脾化生之水谷精微的充养和培育,方能不断地充盈和成熟。如此脾与肾在生理上是后天与先天的关系,是相互资助、相互促进的。温肾即是用温性药物补肾助阳。温肾健脾又称之"补火生土",也就是借五行相生的理论运用温肾阳的药物以温补脾阳、脾气的方法,适用于倦怠、纳呆、泄泻、腹痛、肠鸣、四肢不温、舌质淡胖、苔白润、脉沉迟等脾肾虚寒的证候。"温肾健脾"代表方剂四神丸(《内科摘要》)。本方温肾暖脾、固肠止泻,适用于脾肾虚寒之五更泄泻,或久泻,不思饮食,食不消化,或腹痛肢冷等症。

还如"疏肝健脾",又称"疏肝解郁""疏肝理气",是疏散肝气郁结的方法。肝与脾关系颇为密切,肝藏血而主疏泄;脾统血、主运化,而为气血生化之源,肝的疏泄功能与脾的运化功能之间的相互影响。脾的运化有赖于肝的疏泄,肝的疏泄功能正常,则脾的运化功能健旺。若肝失疏泄,就会影响脾的运化功能,从而引起"肝脾不和"的病理表现,可见精神抑郁、胸胁胀满、腹胀腹痛、泄泻便溏等症。此时当及时予以疏肝健脾治之,代表方剂逍遥散(《太平惠民和剂局方》)。本方具有疏肝解郁、健脾养血之功。适用于肝郁血虚、肝脾不和而致两胁作痛、头痛眩晕、口燥咽干、神疲纳呆、脘闷腹胀,或见寒热往来、月经不调、乳房作胀等症。

## 二、和胃

和胃,又称和中,是辨治胃气不和之证的方法。胃气不和,系胃的受纳,腐熟水谷功能失调而产生的病变,可见胃脘胀闷、嗳气吞酸、泛恶欲呕、纳呆少食、坐卧不安、大便失调、舌淡苔白等证候。正如《素问·厥论》曰:"胃不和则精气竭。"《素问·逆调论》云:"胃不和则卧不安。"和胃之法,分类颇多。

如"降气和胃"。降气乃理气法之一,又称"下气",是治疗气上逆之法。胃又称胃脘,其主要生理功能:一则主受纳和腐熟水谷。《素问·平人气象论》云:"人以水谷为本。"《素问·玉机真脏论》又云:"五脏者皆禀气于胃;胃者,五脏之本也。"说明胃气之盛衰有无,关系到人体生命活动的正常与否。正如李东垣在《脾胃论》中所说:"元气之充足,皆由脾胃之气无所伤,而后能滋养元气。若胃气之本弱,饮食自倍,则脾胃之气既伤,而元气亦不能充,而诸病之所由生也。"张景岳在《景岳全书》中曰:"凡欲察病者,必须先察胃气;凡欲治病者,必须常顾胃气。胃气无损,诸可无虑。"与《素问·玉机真脏论》所云"有胃气则生,无胃气则死",同也。因此,临证辨治疾病之时,重视胃气、顾护脾胃是不能缺少、不可忽视的治疗原则。二则胃主降,以和为贵。若因饮食所伤,胃火冲逆,或痰湿中阻等引起胃失和降,则可产生胀满疼痛、嗳气呃逆,甚则呕吐、纳呆少食、大便失调等。

应及时予以和胃降逆、理气健脾治之。代表方剂为旋覆代赭汤（《伤寒论》）。方中旋覆花"除水、下气"，善治"唾如胶漆，胸胁痰水"，可见其消痰行水、降气止噫之功。本方用之，一则"凡花皆升，唯旋覆花独降"，取其降气，与胃之主降相合，使胃和也；二则取其消痰行水，若水湿内停、痰浊中阻，则胃气不降，上逆失和矣。再与镇逆止呕、除噫的代赭石相伍用，增强了对胃气上逆之疾的疗效。方中还用生姜、半夏降逆化痰，下气散结，散水止呕；更以人参、甘草、大枣扶脾益气，强中和胃。诸药合之，可收扶正降逆、和胃健脾之效。

又有"清热和胃"。清热系指用寒凉药物以清解火热的治法。热为火之渐，火为热之极，同以"清"治之，然程度不同。胃热者，指热邪犯胃，或过食煎炒炙煿，以致胃中燥热之病证，可见口渴口臭、易饥嘈杂，甚或呕逆、恶心纳呆、脘部不舒、小便短赤、大便秘结等。若胃热化火，则可见口腔糜烂、牙龈肿痛等。《素问·至真要大论》云："治热以寒""温者清之"。故临证之时，应采用药性寒凉之品清其胃热、胃火为宜。胃虚热轻者用橘皮竹茹汤（《金匮要略》）。本方能补虚清热、降逆和胃，适于久病胃虚，或饮食无度伤胃，致胃失和降之胃虚夹热之证。方中橘皮理气和胃，降逆止呕；竹茹清胃热，止呕逆；人参益气和胃；生姜和胃止呕；甘草、大枣补虚安中。诸药合用，补虚理气，清而不寒，气顺热轻，胃得和降。胃积热重者用清胃散（《兰室秘藏》）。本方具有清胃凉血之功，适用于胃有积热、失其和降，郁火沿足阳明胃经炎上之证。适用于牙痛牵及头脑，面颊发热，其牙喜寒恶热，或牙龈红肿溃烂，牙宣出血，或口气热臭，或唇、颊、腮肿痛，口干舌燥，舌红少苔，脉滑大而数者。方中黄连苦寒，直折胃腑之火，为君药；生地、丹皮凉血清热，为臣药；当归养血活血，可助消肿止痛，升麻散火、解毒，并为阳明引经药，共为佐药。诸药合用，共成清胃火、凉血热之效。另胃为多气多血之腑，胃热每致血分亦热，易患牙宣出血，口中热臭干燥之胃热、胃火上冲之证，运用清胃散治之，使上攻之火热从泻火而解，血热从甘凉滋润而除,胃气自和矣。《医方集解》记载本方有石膏(生),则清胃之功更显著。

　　再如"温中和胃"。温中即温中祛寒,乃属温法之一,是治疗中焦虚寒的方法。脾胃属土,位处中州,职司运化;若脾胃阳虚有寒,则运化无权,清浊升降之机受阻,就会出现肢体倦怠、手足不温、纳谷不旺,或食谷欲吐、泄泻、脘痞腹胀、吞酸吐涎、舌苔白、口不渴等症。则应及时予以温中健脾、和胃降逆之品治之。"温中和胃"代表方剂为理中丸(《伤寒论》,亦名"理中汤""人参汤")。本方主治中阳不足、脾胃虚寒之证。运用本方治之,则温运中焦,补益脾胃,使中土有权,升降复常,诸症自愈。正如清代医家程应旄所云:"理中者,实以燮理之功,予中焦之阳也。"此方中干姜性味辛热,温中焦脾胃,而祛里寒;白术健脾燥湿;人参补气益脾、大补元气,助运化而正升降;甘草和中补土。四药合用,中焦之寒得辛热而去,中焦之虚得甘温而复,清阳升而浊阴降,运化健而中焦治,正是本方名为"理中"之意也。然理中丸以蜜为丸,属于缓调之剂,宜于病情较轻,病程较长者。若病情较急,宜改丸为汤,以收速效。

　　还如"活络和胃"。络者,络脉也,有沟通经脉,运行气血,反映和治疗疾病的作用。活络即指活血通络而言。瘀指血液停滞、淤积而言。络脉中运行的血液,因气虚鼓血无力、寒凝气滞、血热妄行、跌仆损伤等致血行不畅,滞而成瘀,不通则痛,若阻于胃络则胃痛不已。再者,胃气主降,以和降为顺,若胃失和降,气机不畅,必加重胃络瘀阻。故辨治胃失和诸证时莫忘行气活血、祛瘀止痛。"活络和胃"代表方剂为丹参饮(《时方歌括》)。本方具有活血祛瘀、行气止痛之效。适用于气滞血瘀互结于中所致的胃脘疼痛。方中重用丹参,活血化瘀通络,为君;檀香理气散寒,止痛开胃,为臣;砂仁调中理气,温脾止泻,为佐使。三药合用,共奏行气化瘀之功。如此气血通畅,胃气和顺,脘痛自消。然值得重视的是,气滞血瘀之因尚有虚、实、寒、热等不同,故于临证辨治时,需酌情加减为宜。

## 三、阎小萍教授辨治风湿病注重健脾和胃

阎小萍教授认为,风湿病为难治之疾,其发病多以肾虚为前提,肾虚日久,病变必殃于脾,脾胃失健,湿从内生,又外受风寒湿邪,内外之湿相合困脾,更致黏滞之湿邪久羁不除,病程缠绵。肾精不足与脾精不充,脾气虚弱与肾气虚亏,脾阳虚损与命门火衰,脾阴(胃阴)匮乏与肾阴衰少,常可相互影响,互为因果。正如张景岳在《景岳全书·脾胃》所云:"人之始生,本乎精血之原;人之既生,由乎水谷之养。非精血,无以立形体之基;非水谷,无以成形体之壮。……水谷之海本赖先天为之主,而精血之海又必赖后天为之资。故人之自生至老,凡先天之有不足者,但得后天培养之力,则补天之功亦可居其强半。"因此,阎小萍教授辨治用药时常配伍健脾益肾之品,一方面治病求本,另一方面健脾之品可防方中滋阴养肾之药碍胃,使中土不滞,生化无穷。

阎小萍教授辨治风湿病注重脏腑辨证,常以脾肾双调法为根基,但同时还注重调节脾与肝、脾与肺的关系。注重调节肝脾,一方面是因为风湿病患者常病程迁延,并常伴有关节疼痛、肿胀,部分风湿病可累及内脏,严重者可危及生命,致使风湿病患者常面临较大内心压力,因此阎小萍教授注重疏肝健脾;另一方面,阎小萍教授注重养肝,风湿病多见"筋挛"之证,通过养肝可达荣筋之旨。脾、肝二脏在病理上的相互影响,主要表现在饮食水谷的消化吸收以及血液两方面,这种关系往往通过肝脾之间的病理传变反映出来。或为肝病及脾,肝木乘脾(又名木郁乘土)而肝脾不调,肝胃不和;或为脾病传肝,土反侮木,而土壅木郁。故有"木疏土而脾滞以行"(《医碥·五脏生克说》)。"脾主中央湿土,其体淖泽……其性镇静,是土之正气也。静则易郁,必借木气以疏之。土为万物所归,四气具备,而求助于水和木者尤亟。……故脾之用主于动,是木气也"(《读医随笔·承制生化论》)。此外,脾与肺关系亦十分密切。《医碥》中有言:"饮食入

胃,脾为运行其精英之气,虽曰周布诸脏,实先上输于肺,肺先受其益,是为脾土生肺金。肺受脾之益,则气益旺,化水下降,泽及百体。"阎小萍教授常健脾土以养肺金,因为风湿病,尤其类风湿性关节炎、干燥综合征、皮肌炎等,常常出现肺脏受累,表现为肺气亏虚、肺机不畅等证。而在调理脏腑关系方面,阎小萍教授重视脾胃关系。根据脾升胃降的生理特点,用辛甘之品配伍以升清气,酸甘之品配伍化其阴以充精微,一升一降,一散一收,调理机体的升降之机,并善于运用升提补气法、升阳祛湿法、降逆和中法、升降通调法等治法于诊疗之中。

阎小萍教授擅用健脾和胃之法除体现在脏腑辨证外,还反映在"健脾胃、益气血"以滋养营卫之源。吴谦在《医宗金鉴·订正仲景全书伤寒论注》中曾言及:"荣卫二者,皆胃中后天之谷气所生,其气之清者为荣,浊者为卫。卫,即气中剽悍者也;荣,即血中之精粹者。以其定位之体而言,则曰气血;以其流行之用而言,则曰营卫。"除健脾胃以调和营卫,还注意健脾和胃以消食化积。如《素问·生气通天论》所说"因而饱食,筋脉横解,肠澼为痔""高粱(膏粱)之变,足生大丁(疔)"等。若病理产物"积食"停滞日久,可进一步损伤脾胃功能,致使运化功能久不得复,还可聚湿、化热、生痰而进一步加重风湿病的病情。

另外,阎小萍教授在肌痹、骨痿以及风湿病相关的肌少症的辨治中,也处处体现健脾和胃之法的运用。下文将详细分析阎小萍教授辨治风湿病时健脾和胃之法的运用,并对遣方用药进行阐释。

# 第二节 ╱ 辨治风湿病注重脏腑辨证

有关脏腑辨证的理论,在《黄帝内经》中已大量提及,仲景在《伤寒论》及《金匮要略》中更是将其证和治密切结合,具备了脏腑辨证的初级形态。阎小萍教授秉承先贤之旨,在临证中十分重视脏腑辨证。人体这个有机的整体,是以五脏为中心,以气血精津液作为物质基础,在六腑的协同配合下,在经络的沟通下,脏与脏、脏与腑、腑与腑之间相互密切联系,与在外的五官九窍、四肢百骸相合。只有脏腑功能正常运行,机体才能运行正常的生命活动。而脏腑辨证,是指根据脏腑的生理功能及病证表现,对疾病所呈现的特点进行归纳总结,进而判断病变的病因、病机、病位、病性等情况的一种辨证方法。通过审明脏腑不同生理和病理特点,对临床出现的征象予以有所侧重的辨证施治,是阎小萍教授辨治风湿病重要的诊疗思路和学术思想。

## 一、五脏的生理功能

五脏具有化生和贮藏精气的共同生理功能,同时又各有专司,且与躯体官窍有着特殊的联系。心位于膈膜之上,肺之下,圆而下尖,形如莲蕊,外有心包卫护;在五行属火,为阳中之阳脏。心的阳气能推动血液循环,维持人的生命活动,使之生机不息,故喻之为人身之"日"。故有言"盖人与天地相合,天有日,人亦有日,君父之阳,日也"(《医学实在易》)。肺,左右各一,在膈膜之上,上连气道,喉为门户,称"华盖",为五脏之长。所谓"肺居五脏最高之部位,因其高,故曰盖。因其主气,为一身之纲领,恰如花开向荣,色泽流霞,轻清之体,华然光彩,故曰华盖"(吴克潜《大众医药》)。肝位于腹部,横膈之下,右胁下而偏左,为风木之脏,主疏泄、藏血,喜条达而恶抑郁,体阴用阳。肝木性条达,在正常生理情况下,肝气升发、柔和、舒畅,既非抑郁,也不亢奋,以冲和条达为顺。所以,唐容川说:"肝属木,木气冲和条达,不致遏郁,则血脉得畅"(《血证论·脏腑病机论》)。肝体阴而用阳,故在针对肝病的治疗时,《类证治裁》中言"用药不宜刚而宜柔,不宜伐而宜和"。肾,位于腰部脊柱两侧,左右各一,右微下,左微上,外形椭圆弯曲,状如豇豆;主藏精,主水液,主纳气,称为先天之本、藏真阴而寓元阳,为水火之脏。肾藏精,精宜藏而不宜泄；肾主命火，命火宜潜不宜露。故曰："肾者，主蛰，封藏之本，精之处也"（《素问·六节脏象论》）。肾火旺则生命力强。精充火旺，阴阳相济，则生化无穷，机体强健。也正因如此，阎小萍教授在辨治风湿病强调"肾虚是风湿病发病的根本和基础"。

## 二、重视五脏之脾脏

脾位于腹腔上部，膈膜之下，与胃以膜相连，"形如犬舌，状如鸡冠"，主运化、统血，输布水谷精微，为气血生化之源，人体脏腑百骸皆赖脾以濡养，故有后天之本之称。在五行属土，为阴中之至阴，与四时之长夏相应。其生理特性包含两个方面。第一，脾宜升则健。脾升则脾气健旺，生理功能正常。第二，脾喜燥恶湿。脾为太阴湿土之脏，胃为阳明燥土之腑。《临证指南医案》言："太阴湿土，得阳始运；阳明阳土，得阴自安。此脾喜刚燥，胃喜柔润也"。

### （一）脾与"津液"

《素问·经脉别论》曰："饮入于胃，游溢精气，上输于脾，脾气散精，上归于肺，通调水道，下输膀胱，水精四布，五经并行。"可见脾之运化水谷和水液的功能。脾开窍于口，脾胃失运，津液生成不足，则唾液减少；脾所化之津液不能上承，则见眼干之症。故《脾胃论》言："（脾胃）气少作燥，甚则口中无涎。泪亦津液，赖气之升提敷布，使能达其所，溢其窍。今气虚津不供奉，则泪液少也，口眼干燥之症作矣。"这即是干燥综合征（燥痹）口干、眼干的病因之一。因此，脾虚是燥痹的产生的重要病因之一。诊治其他风湿病之时，若兼见津液亏虚之证，均可从脾着手。脾胃健运，脾可"散精"，化生津液，从而起到营养五脏六腑、滑利孔窍关节、濡养骨髓脑海、滋润肌肤皮毛的作用。正如《灵枢·决气》所云："谷入气满，淖泽注于骨，骨属屈伸，泄泽，补益脑髓，皮肤润泽。"

### （二）脾与"瘀血""痰湿"

脾为后天之本。《灵枢·决气》曰："中焦受气取汁,变化而赤,是谓血。"若脾胃功能不足,化生水谷精微匮乏,则造成气血亏虚,血虚则可致瘀。如《医学真传·气血》所言:"血非气不运"。《读医随笔》亦曰:"气虚不足以推血,则血必有瘀。"再如《医学衷中参西录》曰:"气血亏损,流通于周身者必然迟缓,血即因之而瘀。"都说明血虚可造成血液瘀滞。另一方面,"血得温则行,得寒则凝"。《医林改错》云:"血受寒,则凝结成块。"可见中焦虚寒亦可造成瘀血的产生。而瘀血是风湿病主要的致病因素之一,见于多种风湿病之中。且因瘀可导致多种多样的临床表现,如关节疼痛、肌肉麻木不仁等。此外,若脾气亏虚,升清布散不及,可导致水湿中留,聚而为痰、为饮。痰饮为有形之邪,日久可化生为"浊",痹阻关节可造成关节疼痛,沉积于机体甚至造成瘰疬、痰核等。痰浊为阴邪,缠绵黏滞,可与"瘀血"相合,共同导致风湿病的产生,加重风湿病的病情。因此,临证若见"痰瘀""痰饮""痰浊""痰湿"等证时,应注重从脾论治。

### （三）脾与"营卫"

痹病的发生,与感受风、寒、湿、热诸邪密不可分,如《类证治裁·痹证论治》所言"诸痹……良由营卫先虚,腠理不密,风寒湿乘虚内袭,正气为邪气所阻,不能宣行,因而留滞,气血凝涩,久而成痹。"人体藩篱不得固护,风寒湿热之邪则乘虚而入,但诸外感之邪只是疾病发生的外部因素,脾虚所致的气血不足、营卫失调才是根本原因。脾胃健运,则受纳正常,气血生化有源,气充血足,脉道通利,四肢则有所温养,不易感受外邪,即"正气存内,邪不可干"。阎小萍教授在长期辨治风湿病的过程中重视营卫调和,认为脾为营卫之源,脾所化生水谷精微,对于营卫功能的正常运行具有十分重要的作用,遣药组方注重健脾,以调和营卫。即使患者未见明显的营卫失和之征,也强调应适当加入健脾调营的药物,一则未病先防,二则促邪外出。

### (四)脾与"肌肉"

《素问·痿论》曰:"脾主身之肌肉。"脾胃为气血生化之源,全身肌肉都需要脾胃所运化的水谷精微来营养,正如张志聪注释《素问·五脏生成》所说:"(脾)主运化水谷之精,以生养肌肉,故合肉。"《素问·太阴阳明论》云:"四肢皆禀气于胃,而不得至经,必因于脾,乃得禀也。今脾病不能为胃行其津液,四肢不得禀水谷气,气日以衰,脉道不利,筋骨肌肉,皆无气以生,故不用焉。"由此可见,脾与四肢肌肉关系密切,脾气健运,则肌肉丰盈而有力,若脾气亏虚则肌肉乏源,可见肌肉痿痹,关节功能失用,这是痹病的重要临床表现之一。如《素问·太阴阳明论》所言:"脾病……筋骨肌肉无气以生,故不用焉。"

从以上论述中不难看出,阎小萍教授辨治风湿病十分注重脏腑辨证,尤其关注脾脏的重要作用,认为脾与风湿病的发生、发展以及预后有着密不可分的关系,需要我们时刻关注。

## 三、辨治风湿病重视五脏之脾的遣方用药

### (一)脾肾双调

1. 脾肾与风湿病　《景岳全书·脾胃》中言:"人之始生,本乎精血之原;人之既生,由乎水谷之养。非精血,无以立形体之基;非水谷,无以成形体之壮。……水谷之海本赖先天为之主,而精血之海又赖后天为之资。故人之自生至老,凡先天之不足者,但得后天培养之力,则补天之功亦可居其强半。"阎小萍教授辨治风湿病之时,认为肾虚是痹证发病的前提,但肾虚日久,病变必殃于脾,脾胃失健,湿从内生,又外受风寒湿邪,内外之湿相合困脾,更致黏滞之湿邪久羁不除,病程缠绵。因此,十分强调脾肾双调,在临证中多有体现。

2. 常用药物

（1）补骨脂：又称破故纸，性味辛、苦，温，归肾、脾经。可补肾助阳，固精缩尿，温脾止泻，纳气平喘。《药性论》言其："主男子腰疼，膝冷囊湿，逐诸冷痹顽，止小便利，腹中冷。"《本草纲目》曰："治肾泄，通命门，暖丹田，敛精神。"阎小萍教授用此药治疗风湿肾阳不足、肾府虚冷证，症见肾虚腰痛如折，起坐艰难，俯仰不利，转侧不能，常与杜仲、牛膝等同用；且本品温涩，有补火助阳，温脾止泻之功，用治脾肾阳虚之五更泄泻，常与五味子、肉豆蔻、吴茱萸同用，如四神丸。本品温补脾肾之力较强，常用于风湿病证见脾肾两虚之证。

（2）砂仁：性味辛、温、芳香，归脾、胃、肾经。可行气化湿健脾，温中止泻。《医林纂要》曰："润肾，补肝，补命门，和脾胃，开郁结。"《本草纲目》曰："按韩懋《医通》云：肾恶燥，以辛润之。缩砂仁之辛，以润肾燥。又云：缩砂属土，主醒脾调胃，引诸药归宿丹田。……故补肾药用，同地黄丸蒸，取其达下之旨也。"砂仁之用可使脾阳得以升清，胃浊得以通降，湿化气调，中州固守，兼以益肾。阎小萍教授常用以治疗风湿病患者证见素体脾胃不足、邪伤正气，或药用日久所致的脘痞胀满、纳呆、湿滞便溏等。本品除补肾健脾之功外，且可防方中滋阴养肾之药败胃，使中土不滞，生化无穷。

（3）生山药：性味甘、平，归脾、肺、肾经。功用益气养阴，补脾肺肾，固精止带。《本草纲目》言："益肾气，健脾胃，止泄痢，化痰涎，润皮毛。"《本草正》曰："能健脾补虚，涩精固肾，治诸虚百损，疗五劳七伤。第其气轻性缓，非堪专任，故补脾肺必主参、术，补肾水必君茱、地，涩带浊须破故同研，固遗泄仗菟丝相济。诸凡固本丸药，亦宜捣末为糊。总之性味柔弱，但可用为佐使。"本品甘平，既补脾气，又补胃阴，兼能收涩止泻，无论脾气虚弱、胃阴不足，均可用之平补气阴，不热不燥，补而不腻。同时山药补肾涩精，平补阴阳，故可用治肾虚遗精等症。山药用治肾阴亏虚之腰膝酸软、头目眩晕等症，常配熟地、山萸肉、茯苓等药，如

《小儿药证直诀》六味地黄丸；若治阴虚火旺，相火扰动精室，遗精盗汗者，当配知母、黄柏等药滋阴降火，如《医宗金鉴》知柏地黄丸；治肾虚不固，遗精白浊，心神不宁者，常与芡实、莲肉、茯神等同用，如《证治准绳》金锁固精丸；治膀胱虚冷之遗尿、尿频，常配益智仁、乌药，温肾散寒、固精缩尿，如《校注妇人良方》缩泉丸。山药补脾益肾，收涩止带，又为妇科止带良药。

3. 常用药对

（1）焦白术配砂仁：焦白术性味苦、甘、温，具有补气健脾、燥湿利水之功。《本经逢原》曰："（白术）生用则有除湿益燥，消痰利水。……制熟则有和中补气，止渴生津，止汗除热，进饮食安胎之效。"砂仁性味辛、温、芳香，归脾、胃、肾经，可行气化湿健脾，温中止泻。二者同为脾、胃二经之要药，且砂仁更入肾经。二药相辅相成，一散一补，白术得砂仁，补脾之不足而化湿浊之有余；砂仁得白术，泄湿之有余而益脾之不足，故使燥湿与健脾互为促进。使脾阳得以升清，胃浊得以通降，湿化气调，中州固守，兼以益肾。阎小萍教授常用此药对治疗素体脾胃不足，或邪伤正气，或药用日久所致的脘痞胀满、纳呆、湿滞便溏等症，同时可防方中滋阴养肾之药败胃。

（2）苍术配知母：苍术辛、苦、温，入脾、胃经，可健脾燥湿。杨士瀛称其治"脾精不禁，小便漏浊，淋沥不止"。知母甘、寒、质润，归肺、胃、肾经，可泻肺、胃、肾之火，滋肺、胃、肾之阴，润肾功效甚佳。《神农本草经》云其："主消渴，热中，除邪气，肢体浮肿，下水，补不足，益气。"苍术辛燥，与甘润之知母相伍，既以知母之寒制约苍术辛温，又滋阴而润苍术之燥，祛邪不伤正，相制为用，展其才、制其偏而展主药之长。此对药一阴一阳、一脾一肾，对于顽痹而见湿浊困于脾，或病久、过服温燥之品伤及阴液，两药相制相协，健脾燥湿，滋阴润燥。

（3）白术配黄精：白术于《汤液本草》中述"味厚气薄，阴中阳也""入手太阳、少阴经，足阳明、太阴、少阴、厥阴四经"。白术有健脾益气之效，更可燥肾中之湿，治疗痹证所见之中焦湿阻，传至下焦而不能下利,湿邪郁阻伤肾之证。白术,气芳烈而悍,系纯阳之物,对于脾胃气虚冷痢、脾阳虚下之证,可振脾阳之气。黄精,性味甘、平,归脾、肺、肾经,可补气养阴,健脾,润肺,益肾。《四川中药志》:"补肾润肺,益气滋阴。治脾虚面黄,肺虚咳嗽,筋骨酸痹无力,及产后气血衰弱。"二者相伍为用,共奏脾肾双调之功。

4. 常用方剂

(1)四神丸:为治疗五更泄之名方。首次使用了"四神丸"名称的书籍为南宋陈文中所著的《陈氏小儿痘疹方论》,用其治疗肾气不固所致泄泻"愚按前方,治阳气虚寒,肠滑泄泻之涩剂,盖肾主大便。若因肾气不固而致前症者,宜用木香散送四神丸"。此外还有认为其出自宋代许叔微《普济本事方》,书中指出本方由二神丸(补骨脂、肉豆蔻)合五味子散(五味子、吴茱萸)而成。组成:肉豆蔻、补骨脂、五味子、吴茱萸。功用温肾暖脾,固肠止泻。主治脾肾阳虚之肾泄证,症见五更泄泻,不思饮食,食不消化,或久泻不愈,腹痛喜温,腰酸肢冷,神疲乏力,舌淡,苔薄白,脉沉迟无力。

方中以补骨脂辛、苦、大温,补肾壮阳,暖丹田,固下元,为君药;五味子酸温补肾,敛精强阴,此药虽具五味,但其最酸,酸则能敛,敛极则具收藏之性,故用本品收肾中耗散之气,以助脾阳,为臣药;肉豆蔻辛温调中,固脾涩肠,兼能行气,为佐药;吴茱萸辛热温中而止腹痛,理气开郁而兼调肝,其性既善上,能鼓舞胃气上腾,又善暖下焦,温肝肾而止腹痛,为使药;更以姜、枣为引,辛甘合化,益脾调中。肾泄,又称五更泄、鸡鸣泻,多由命门火衰,火不暖土,脾失健运所致。《素问·金匮真言论》说:"鸡鸣至平旦,天之阴,阴中之阳也,故人亦应之。"五更正是阴气极盛,阳气萌发之际,命门火衰者应于此时,因阴寒内盛,命门之火不能上温脾土,脾阳不升而水谷下趋,故令五更泄泻。正如《医方集解》所云:"久泻皆由肾命火衰,不能专责脾胃。"而风湿病患者阳虚为多,其中脾肾阳虚更占多半,一方面是由于风湿病多以脾肾亏虚为本,加之外感风寒之邪更伤阳气,出现脾肾阳虚之证;另一方面风湿病患者常服用非甾体抗炎药及免疫抑制剂,这些都易造成阳虚之证。因此阎小萍教授在临证辨治时常用本方加减化裁。

（2）附子理中丸:出自《太平惠民和剂局方》。功效:《鸡峰普济方》,养胃气。《北京市中成药规范》,温脾散寒,止泻止痛。主治脾胃虚寒,食少满闷,腹痛吐利,脉微肢厥,霍乱转筋,或感寒头痛,及一切沉寒痼冷。《太平惠民和剂局方》:脾胃冷弱,心腹绞痛,呕吐泄利,霍乱转筋,体冷微汗,手足厥寒,心下逆满,腹中雷鸣,呕哕不止,饮食不进,及一切沉寒痼冷。《玉机微义》:中焦有寒腹痛,或感寒头痛,发热恶寒,腹痛,不饮水。《杏苑生春》:阳明经气不足,则身已前皆寒。兼治新产内虚,及治虚人多唾。《饲鹤亭集方》:下焦阳虚,火不生土,脏腑不调,食少便溏,及中寒腹痛,身痛拘急,蜷卧沉重。《全国中药成药处方集》:五更肾泄,命门火衰,食入于胃,无火煎熬,难以熟腐,腹痛腰酸,肠鸣下气。

附子理中丸是从理中丸加减而来。理中丸方中以干姜为君,大辛大热,归经脾胃,温中祛寒,扶阳抑阴;病属虚证,虚则补之,故以人参为臣,甘温入脾,补中益气,培补后天之本,气旺而阳亦复;脾胃湿土,中虚不运,寒湿易生,故又臣以甘苦温燥之白术,燥湿健脾,健运中州炙甘草性温补,补脾益气,调和诸药,为佐使药。本方温补并行,以温为主。附子理中丸在此基础上加入附子,使此方脾肾双补,通过附子补肾阳来补脾之阳。

## （二）培土生金

1. **风湿病相关之肺疾** 在尪痹(类风湿关节炎)、燥痹(干燥综合征)、阴阳毒(系统性红斑狼疮)等疾病包含肺脏受累时,出现肺痹(肺间质纤维化)之咳嗽、咯痰、胸闷,甚则喘憋等肺失宣降症状;肺其华在表,在体合皮,五体痹之皮痹不愈,反复感受外邪,病邪深侵入肺形成肺痹。如《素问·痹论》曰:"风寒湿三气杂至,合而为痹也。……以秋遇此者为皮痹。"在系统性硬化症中常出现皮肤硬化等皮肤表现,其对应的中医疾病常归属皮痹范畴。《素问·痹论》指出"皮痹不已,复感于邪,内舍于肺",由此可形成肺痹。大偻之目疾(虹膜睫状体炎),表现为目之红、肿、痛,常累及白睛致红丝缕缕,其原因之一是白睛乃肺所主,此症由肺热所致。燥痹之目疾(眼干燥症),主要原因是肺燥阴虚,津液不能上承于目。另外,由于肺主皮毛、合大肠,为水之上源、主通调水道,因此痹病患者常伴有自汗、皮肤干燥、风疮瘾疹、瘙痒、水肿、便秘等症状,这与肺脏功能失调相关。

肺属金,脾胃属土,土生金。如《素问》所云:"饮入于胃,游溢精气,上输于脾,脾气散精,上归入肺,通调水道,下输膀胱,水精四布,五经并行。"可见,若脾病不可以散精归肺,则有土不生金之病;脾失健运,水湿运化不利,则湿聚成痰,上贮于肺,故有"脾为生痰之源,肺为贮痰之器"。若肺病,而脾虚无以资肺,肺脏不能恢复元气常用补脾土的药物治疗,以调补中州,充实后天,于是中气足、气血旺,肺脏调。此种治法为"培土生金法",阎小萍教授在临证辨治时,基于脾与肺的密切关系,也善用培土生金之法诊治风湿病相关之肺疾。因此《石室秘录》曰:"治肺之法,正治甚难,当转治以脾。脾气有养,则土自生金。"《医宗必读》中有"虽喘嗽不宁,但以补脾为急……脾有生肺之能""土旺而金生"的论述。

2. 常用中药

(1)陈皮:性味辛、苦、温,归肺、脾经,是常用的理气药,并有燥湿化痰的作用。《本草备要》中有陈皮"辛能散,苦能燥能泻,温能补能和。同补药则补,泻药则泻,升药则升,降药则降,为脾、肺气分之药。调中快膈,导滞消痰,利水破癥,宣通五脏。"阎小萍教授在临证中,如遇肺胃气滞而致的胸闷、上腹部胀满、恶心、呕吐、胸腹胀痛等症,用本品配合枳壳、半夏、苏梗、苏子等;针对中焦湿痰上犯,或外感风寒,导致肺气不利而咳嗽、痰多、胸闷、不思食、舌苔白腻、脉滑等症,常配合半夏、茯苓、苏子、杏仁、炒莱菔子、金沸草等；对中焦气滞，食欲不振等症，可配麦芽、谷芽、神曲、山楂等。

（2）北沙参：性味甘、苦、微寒，有养阴、润肺、清热的作用。《神农本草经》："主血积惊气，除寒热，补中，益肺气，久服利人。"前人还有"沙参补五脏之阴"的说法。但从临床使用来体会，本品养肺、胃之阴效果最为明显。肺阴不足而生虚热，出现干咳少痰、咽喉干燥、咽痛、痰中带血、久咳失音等，可用本品配合生地、知母、麦冬、天冬、川贝母、生甘草等。肺易受燥邪所侵，但又恶燥，肺燥则干咳少痰、咽喉干痒、声音嘶哑、口鼻干燥、舌尖边红，可用本品配合桑叶、麦冬、玄参、生石膏、知母、生地、百合、麻仁、阿胶等。

（3）白术：性味甘、苦、微温，功用健脾燥湿、益气生血、和中安胎。是常用的补气药，但与补血药同用，也可以补血。《日华子本草》："治一切风疾，五劳七伤，冷气腹胀，补腰膝，消痰，治水气，利小便，止反胃呕逆及筋骨弱软，痃癖气块，妇人冷，癥瘕，温疾，山岚瘴气，除烦长肌。"本品健脾燥湿以助中焦运化，进而起到培土生金的作用，常与党参、茯苓、陈皮、半夏、木香、草豆蔻等同用。

3. 常用药对

（1）党参配沙参：党参，性味甘、平，主要功用为补气健脾，治疗气虚咳喘。肺为气之主，肺虚则气无所主，而发生短气喘促，语言无力，咳声低弱，自汗怕风，感冒，咯痰无力等症。《本草正义》："力能补脾养胃，润肺生津，健运中气，本与人参不甚相远。其尤可贵者，则健脾运而不燥，滋胃阴而不湿，润肺而不犯寒凉，养血而不偏滋腻，鼓舞清阳、振动中气而无刚燥之弊。"沙参，甘、微苦、微寒，归肺、胃经。功效养阴清肺，益胃生津。用于热伤肺阴所致的干咳痰少、口干口渴之症。党参与沙参相伍为用，可健运中土，补益肺气，充分体现培土生金之意。

（2）陈皮配黄精：陈皮，性味辛、苦、温，是常用的理气药。黄精，性味甘、平，归脾、肺、肾经。功用滋阴润肺，补脾益气。《日华子本草》："补五劳七伤,助筋骨,止饥,耐寒暑,益脾胃,润心肺。"《本经逢原》："宽中益气,使五脏调和,肌肉充盛,骨髓强坚,皆是补阴之功。"《本草便读》："滋腻之品,久服令人不饥。若脾虚有湿者,不宜服之,恐其腻膈也。此药味甘如饴,性平质润,为补养脾阴之正品。"二者相伍为用,可共奏健脾益肺之功。

（3）白术配黄精：白术,性味苦、甘、温,归脾、胃经。功用补气健脾,燥湿利水,止汗,安胎。《本草通玄》："补脾胃之药更无出其右者。土旺则能健运,故不能食者,食停滞者,有痞积者,皆用之也。土旺则能胜湿,故患痰饮者、肿满者、湿痹者,皆赖之也。土旺则清气善升而精微上奉,浊气善降而糟粕下输,故吐泻者不可阙也。"黄精,性味甘、平,归脾、肺、肾经。《本草求真》："止是入脾补阴,若使挟有痰湿,则食反更助痰。"《本草正义》："味甘而厚腻,颇类熟地黄……按其功力,亦大类熟地,补血补阴而养脾胃是其专长。"白术健运脾胃,黄精益脾、肺、肾三脏,二者临床常相须为用。

4. 常用方剂

（1）四君子汤：出自《太平惠民和剂局方》。组成：人参、白术、茯苓、甘草。具有益气健脾之功效。主治脾胃气虚证,症见面色萎白,语声低微,气短乏力,食少便溏,舌淡苔白,脉虚弱等气虚之象。正如《医方考》所说："夫面色萎白,则望之而知其气虚矣；言语轻微,则闻之而知其气虚矣；四肢无力,则问之而知其气虚矣；脉来虚弱,则切之而知其气虚矣。"

方中人参为君,甘温益气,健脾养胃；臣以苦温之白术,健脾燥湿,加强益气助运之力；佐以甘淡茯苓,健脾渗湿,苓、术相配,则健脾祛湿之功益著；使以炙甘草,益气和中,调和诸药。四药配伍,共奏益气健脾之功,为治疗脾胃气虚证的基础方。根据五行学说和脏腑相关理论,脾土能生肺金,"虚则补其母",肺病可从治脾立法,而四君子汤就是具有"培土生金"之义的基础方剂之一。又如参苓白术散,亦出自《太平惠民和剂局方》。本方是在四君子汤基础上加山药、莲子、白扁豆、薏苡仁、砂仁、桔梗而成；功用补脾胃、益肺气，主治脾虚湿盛之证。本方和四君子汤均有益气健脾之功，但四君子汤以补气为主，为治脾胃气虚的基础方；参苓白术散兼有渗湿行气作用，并有保肺之效，是治疗脾虚湿盛证及"培土生金"的常用方剂。人参五味子汤，为四君子汤基础上加入麦冬、五味子而成。麦冬养阴润肺，益胃生津；五味子酸甘敛肺，下能滋养肾阴。诸药相合，肺、脾、肾同治，气血同调，使肺得脾生，肺有所主，肾有所纳，升降有序，气机自平。

（2）麦门冬汤：出自《金匮要略》，"大逆上气，咽喉不利，止逆下气者，麦门冬汤主之"。组成：麦门冬、半夏、人参、甘草、粳米、大枣。具有清养肺胃，降逆下气之功效。主治虚热肺痿，症见咳嗽气喘，咽喉不利，咯痰不爽，或咳唾涎沫，口干咽燥，手足心热，舌红少苔，脉虚数。

方中重用麦冬为君，甘寒清润，既养肺胃之阴，又清肺胃虚热。人参益气生津，为臣。佐以甘草、粳米、大枣益气养胃，合人参益胃生津，胃津充足自能上归于肺，此即是"培土生金"之法；肺胃阴虚，虚火上炎，不仅气机逆上，而且进一步灼津为痰，故又佐以半夏降逆下气，化其痰涎，虽属温燥之品，但用量很轻，与大剂麦门冬配伍，则其燥性减而降逆之用存，且能开胃行津以润肺，又使麦门冬滋而不腻，相反相成。甘草并能润肺利咽，调和诸药，兼作使药。本方配伍特点有二：一是体现"培土生金"法；二是于大量甘润剂中少佐辛燥之品，主从有序，润燥得宜，滋而不腻，燥不伤津。

（3）沙参麦冬汤：出自《温病条辨》，"燥伤肺胃阴分，或热或咳者，沙参麦冬汤主之"。本方所治之证较桑杏汤证又深一层，较清燥救肺汤证为轻，吴氏称本方为"甘寒救其津液"之法，功专滋养肺胃、生津润燥。组成：沙参、麦冬、玉竹、桑叶、生扁豆、天花粉、生甘草。主治燥伤肺胃，或肺胃阴津不足，症见咽干口渴，或热，或干咳少痰。现用于气管炎、肺结核、胸膜炎、慢性咽炎等属于肺胃阴伤者。

方中沙参、麦门冬主治燥伤肺胃阴津，有甘寒养阴、清热润燥之功,为君药;玉竹养阴润燥,天花粉清热生津,两药相配可加强君药养阴生津、清热润燥之功,为臣药;同时佐以冬桑叶滋阴润燥;胃液既耗,脾的运化必受影响,故用生扁豆健脾胃而助运化。诸药相配,使肺胃之阴得复,燥热之气得除,共奏清养肺胃、育阴生津之效。可用于肺燥咳嗽,但适用于肺胃阴伤,燥邪偏重者。本方的组方特色是以甘寒养阴药为主,配伍辛凉清润和甘平培土药品,全方药性平和,清不过寒,润不呆滞,而清养肺胃之功甚宏,真乃王道之制。

# 第三节 / 辨治风湿病注重脾胃调和

阎小萍教授认为脾胃为后天之本,在饮食物的受纳、消化、吸收和输布的生理过程中起主要作用。脾与胃之间的关系密切,《素问·阴阳应象大论》云"谷气通于脾……六经为川,肠胃为海,九窍为水注之气。"《脾胃论·脾胃胜衰论》言:"胃中元气盛,则能食而不伤,过时而不饥。脾胃俱旺,则能食而肥;脾胃俱虚,则不能食而瘦。"二者关系具体表现在纳与运、升与降、燥与湿几个方面。下文将详细论述二者的关系以及在调和脾胃法辨治风湿病中体现和运用。

## 一、纳运相得

风湿病患者由于饮食不当,日久伤脾,或因长期服用非甾体抗炎药、免疫抑制剂、激素等,造成脾胃功能受损,纳运失司,脾胃升降失调。胃的受纳和腐熟,为脾之运化奠定基础。脾主运化,消化水谷,转输精微,为胃纳食提供动力。两者密切合作,才能完成消化饮食,输布精微,发挥供养全身之用。所以在《诸病源候论·脾胃病诸候》中说:"脾者,脏也,胃者,腑也。脾胃二气相为表里,胃受谷而脾磨之,二气平调则谷化而能食。"而脾胃功能正常运行,其运化的水谷精微及其化生的血与津液,皆可化气,统称为水谷之气,布散全身脏腑经脉,成为人体之气的主要来源,所以称脾胃为生气之源。若脾胃的受纳腐熟及运化转输的机能失常,则不能消化吸收饮食水谷之精微,水谷之气来源匮乏,影响一身之气的生成。

阎小萍教授常用药物有大枣、砂仁、炒莱菔子等。大枣,始载于《神农本草经》,列为上品,既是药物也是食物。药性味甘、温,归脾、胃经,可补中益气,养血安神,缓和药性,为调补脾胃的常用药。《长沙药解》:"补太阴己土之精,化阳明戊土之气,生津润肺而除燥,养血滋肝而息风,疗脾胃虚损,调经脉虚芤。……其味浓而质厚,则长于补血而短于补气。人参之补土,补气以生血也;大枣之补土,补血以化气也,是以偏入己土,补脾精而养肝血。凡内伤肝脾之病,土虚木燥,风动血耗者,非此不可。"但需要注意的是,过用大枣有壅气之嫌,临证须配伍行气之品,使补而不滞。砂仁性味辛、温,可行气调中,醒脾开胃。对因气滞及脾胃湿冷而引致的脘腹胀满,痰湿积滞,呕吐,泄泻,腹痛,消化不好等症,可用本品行气散寒、化湿和胃。本品可以行气,使大便通畅不滞,故也有时用于湿热痢的大便不爽,但须配合黄连、黄芩、马齿苋、白头翁等寒性药同用,以制其温性。对因胎动不安所致的胃气上逆、胸闷呕吐等,可用本品配合苏叶、藿香、黄芩、白术、木香、当归等同用,可以安胎和中。炒莱菔子,性味辛、甘、平。主要有降气平喘,化痰消积,理气除胀的作用。《滇南本草》曰:"下气宽中,消膨胀,降痰,定吼喘,攻肠胃积滞,治痞块、单腹疼。"《本草纲目》言:"下气定喘,治痰,消食,除胀,利大小便,止气痛,下痢后重,发疮疹。"对于饮食积滞而致的脘部堵闷、嗳气吞酸、腹部胀满等症,可以本品配合焦三仙、槟榔、枳实、木香等同用。莱菔子生用,性善上升,服量较大时能致恶心呕吐(临床上生用较少,但胃中食滞须吐出时可用);炒用则性善降,可用于降气化痰、消胀平喘。

常用药对,如砂仁配黄芪。砂仁,《神农本草经疏》言"其味辛,其气温,其性无毒;入足太阴、阳明、少阴、厥阴,亦入手太阴、阳明、厥阴;可升可降,降多于升,阳也"。砂仁可行气调中,和胃醒脾,治疗腹痛痞胀,胃呆食滞,噎膈呕吐,寒泻冷痢,妊娠胎动。黄芪是常用的补气药物,其味甘,性微温,归脾、肺经,可补气固表、利尿、托毒排脓、敛疮生肌。用于气虚乏力,食少便溏,中气下陷,久泻脱肛,便血崩漏,表虚自汗等症。砂仁与黄芪配伍,二者可补气行滞,健运中土。又如陈皮配大枣。陈皮理气健脾。《本草汇言》:"味辛善散,故能开气;味苦善泄,故能行痰;其气温平,善于通达,故能止呕止咳、健脾和胃者也。东垣曰:夫人以脾胃为主,而治病以调气为先,如欲调气健脾者,橘皮之功居其首焉。"大枣,甘温,李杲言其"温以补脾经不足,甘以缓阴血,和阴阳,调营卫,生津液"。陈皮与大枣相伍为用,可使中焦补而不滞,纳运得当,常用于风湿病的临证诊治中。

常用方剂如参苓白术散、枳术丸、香砂枳术丸。其中,参苓白术散是"培土生金"的代表方,在四君子汤基础上加山药、莲子、白扁豆、薏苡仁、砂仁、桔梗而成。全方补中气,渗湿浊,行气滞,使脾气健运,湿邪得去。另有《古今医鉴》之参苓白术散,较本方多陈皮一味,适宜于脾胃气虚兼有湿阻气滞证者。枳术丸,组成为枳实、白术,可健脾消食、行气化湿。用于脾胃虚弱,食少不化,脘腹痞满之症。方中白术健脾祛湿,以助脾运,为主药。辅以枳实行气消积,使白术补而不滞。二药相合,共奏健脾消积、行气化湿之功。在枳术丸的基础上加木香、砂仁,即为香砂枳术丸。木香、砂仁的加入,增强了行气健脾之功。临证阎小萍教授常用于风湿病兼见脘腹痞闷、食欲不振、大便溏软等脾虚气滞症状。

## 二、升降相因

人的生命活动靠气的运动,气的升、降、出、入是功能活动的根本机理。罗天益言:"心肺在上,行营卫而光泽于外……肝肾在下,养筋骨而强壮于内……又必赖脾胃在中,传化精微,以灌四旁……若其气一伤,则四脏失所"。《脾胃论》云"升已而降,降已而升,如环无端,运化万物,其实一气也"。《素问·六微旨大论》指出:"出入废则神机化灭,升降息则气立孤危。故非出入,则无以生长壮老已;非升降,则无以生长化收藏。是以升降出入,无器不有。故器者生化之宇,器散则分之,生化息矣。故无不出入,无不升降。"这种"升降出入"的运动变化,具体表现在各个脏腑功能活动及其脏腑、经络、组织之间的协调关系,而脾胃居中央,为人体气机的枢纽,是五脏生理活动的中心。因此东垣言:"饮食入胃,而精气先输脾归肺,上行春夏之令以滋养周身,乃清气为天者也。升已而下输膀胱,行秋冬之令,为传化糟粕转味而出,乃浊阴为地者也。"脾与胃相表里,一脏一腑,互相依存,升降有序,只有脾胃之气升降相因、出入有序,才能达到《素问·阴阳应象大论》所言之"清阳出上窍,浊阴出下窍;清阳发腠理,浊阴走五脏;清阳实四肢,浊阴归六腑",从而维持正常的生理功能,保持动态的平衡。

阎小萍教授在辨治风湿病时十分注重气机,尤其注重中焦脾胃的升降,遵《临证指南医案》"纳食主胃,运化主脾,脾宜升则健,胃宜降则和",在立法遣方处处顾护脾胃,体现了以脾胃为本的指导思想。

阎小萍教授在治疗风湿病脾胃升降失司时,用辛甘之品以升清气,酸甘之品化其阴以充精微,一升一降,一散一收,调理机体的升降之机。阎小萍教授认为影响药物升降的因素有以下几个方面:第一,根据药物的四气五味,寒性药物药性多沉,而热性药物则多浮,酸咸多降,辛甘多升;第二,则是根据入药的部位,如花类药其性多为升浮。在临床中,胃气不降明显者,根据寒热不同酌情选用竹茹、枳实(壳)、丁香、旋覆花、陈皮、砂仁、川厚朴等降胃气;脾气不升明显者,加用黄芪、白术、柴胡、升麻、桔梗等。在治法方面,阎小萍教授认为升法即升提补气法,适用于脾之清阳被遏;而降法包括降逆祛浊,平逆降气,调和中宫。

药对方面,常用焦白术配砂仁。焦白术补气健脾、燥湿利水,《本经逢原》曰:"生用则有除湿益燥,消痰利水。……制熟则有和中补气,止渴生津,止汗除烦,进饮食安胎之效。"砂仁行气化湿健脾、温中止泻。二药相辅相成,使脾阳得以升清,胃浊得以通降,湿化气调,中州固守,兼以益肾。虽不专治风湿病,但临证不可或缺,无论是素体脾胃不足,还是邪伤正气,亦或药用日久,所致的脘痞胀满、纳呆、便溏均能配伍使用。枳壳配白术。枳壳性味苦、温,归脾、胃经,可理气宽中、行滞消胀。《日华子本草》:"健脾开胃,调五脏,下气,止呕逆,消痰,反胃,霍乱泻痢,消食,破癥结痃癖,五膈气,除风明目,及肺气水肿,利大小肠,皮肤痒,痔肿,可炙熨。"白术性味苦、温,归脾、胃经,功用健脾益气、燥湿利水、止汗、安胎。《名医别录》:"主大风在身面,风眩头痛,目泪出,消痰水,逐皮间风水结肿,除心下急满,霍乱吐下不止,利腰脐间血,益津液,暖胃,消谷嗜食。"枳壳主降,白术升提,二者相伍,升降同调。

　　方剂方面,常用枳术丸、健脾丸。枳术丸,组成枳实、白术,枳术丸组成中,"上同为极细末,荷叶裹,烧饭为丸,如梧桐子大",可见方剂中还有粳米与荷叶。白术与炒枳实,一补一泄。白术甘苦温,补脾益气,除胃中湿热;炒枳实味苦寒,泄心下痞闷,消食除积。炒枳实与荷叶,一升一降。脾主升清,胃主降浊,荷叶引脾气左旋上升,炒枳实引胃气右转下降。脾以升为顺,胃以降为和,方中四味药,白术、荷叶左旋上升;炒枳实、粳米右转下降。四味药组合调理脾胃的升清降浊。健脾丸,出自《医方集解》,组成:人参、白术、陈皮、麦芽(炒)、山楂、枳实,具有健脾消食之功效。主治脾虚食积证。症见食少难消,脘腹痞闷,体倦少气,舌淡苔白,脉虚弱。本方治证为脾胃虚弱,健运失司,而致食积内停,气机不畅,治宜健脾消食,标本兼顾之法。方中陈皮、枳实理气化积;山楂、麦芽、神曲消食和胃;人参、白术益气健脾,以助运化。诸药相合,消补兼施,标本同治,脾健食消。

　　在具体治法方面,阎小萍教授主要采取以下几种。

补气升提法：根据"虚则补之""陷者举之"的理论立法，适用于脾气虚弱、中气下陷之证，其代表方为补中益气汤，组成为黄芪、白术、陈皮、升麻、柴胡、人参、甘草、当归。本方遵照《黄帝内经》"劳者温之""损者益之"的治则，选用甘温之品补其中气，升其中阳。方中以黄芪补肺，护固腠理，为君药；人参补元气、健脾益中，甘草和中益脾，合芪、参而除热，为臣药；更以白术燥湿健脾，当归和血益阴，陈皮理胸中清浊相干之乱气，且防甘味药导致滞满，共为佐药；升麻、柴胡升阳明、少阳之清气，提中焦下陷之清气，清阳升则浊阴降，再用生姜、大枣和营卫、开腠理、致津液，共为使药。全方共奏补气升阳之功。阎小萍教授运用补中益气汤之时，常加入枳壳等行气下气之品，与升麻、柴胡匹配，一升一降，防止升发太过，从而使气机调达。此外与本方类似的方剂还有调中益气汤、益胃升阳汤、升阳顺气汤等。这些方剂的作用同中有异，异中有同，调中益气汤治脾胃不调之胸满肢倦、食少短气、口不知味、食入反出等症；益胃升阳汤主治妇人月经不调，或脱血后食少、水泻等症；升阳顺气汤治饮食劳倦所伤，满闷短气，不思食，不知味，时恶寒者。临证审证求因，辨证施治。

升阳祛湿法：升阳祛湿是治疗内伤脾胃病中的常用方法，适用于脾之清阳被遏、胃之湿浊不降证。阎小萍教授善用升阳益胃汤治疗风湿病见脾胃虚弱而湿邪不化、阳气不升之证，方中半夏、白术燥湿；茯苓、泽泻渗湿而降浊阴；羌活、独活、防风、柴胡升举清阳之气，风药并能胜湿；少佐黄连以退阴火，疗湿热；陈皮平胃气；参、芪、甘草益胃气；白芍酸收敛阴而和营，并能防羌活、柴胡辛散太过。全方补中有散，发中有收，使正气足、阳气生，自然身健病瘥。本方去黄芪、白术、半夏、茯苓、泽泻、黄连、陈皮，加升麻、葛根、生甘草，名升阳散火汤，也是李杲创制的方剂。用于治疗因脾阴血虚，或胃虚过食冷物，抑制阳气于脾土之中所致的四肢发热、肌热、发困、筋骨闷热、热如燎、扪之烙手诸症。

降逆和中法：和胃降逆就是指运用降胃和中、下降逆气的药物治疗气逆的治法。《温病条辨·中焦篇》中述："胃之为腑，体阳而用阴,若在无病时,本系自然下降,今为邪气蟠踞于中,阻其下降之气,胃虽自欲下降而不能,非药力助之不可。"旋覆代赭汤为和胃降逆法的代表方剂。组成:旋覆花、半夏、甘草、人参、代赭石、生姜、大枣。方中以旋覆花下气除痰,并且咸能软坚,以治心下痞硬,为君药;以生赭石重剂而镇浮逆之气,为臣药;生姜、半夏辛且降,以除痞逆之气,人参、大枣甘能缓中,补胃气之虚弱,共为佐药;甘草甘缓入胃,补虚安中,为使药。胃虚得补,痞硬得散,逆气得降,浊降清升,故痞噫诸症均除。

升降通调法:很多风湿免疫病都会造成胃部损伤,常见脾胃升降功能失调,阎小萍教授善用辛开苦降法以通调脾胃。辛开苦降法为调理脾胃升降功能的经典治法,具有脾胃升降双调之特性,其起源可追溯于《黄帝内经》。《素问·至真要大论》云:"阳明之复,治以辛温,佐以甘苦,以苦泄之,以苦下之。"首次提出阳明之病用药宜取性味辛温、甘苦者,明确"辛而散之,苦以泄之"的治则。张仲景遵《黄帝内经》之义,创制半夏泻心汤。《伤寒论》:"但满而不痛者,此为痞,柴胡不中与之,宜半夏泻心汤。"《金匮要略》中亦有述:"呕而肠鸣,心下痞者,半夏泻心汤主之。"半夏泻心汤由小柴胡汤演变而来,方中以辛温之半夏为君,散结除痞,又善降逆止呕。臣以干姜之辛热以温中散寒;黄芩、黄连之苦寒以泄热开痞。以上四味相伍,具有寒热平调、辛开苦降之用。然寒热错杂,又缘于中虚失运,故方中又以人参、大枣甘温益气,以补脾虚,为佐药。使以甘草,补脾和中,而调诸药。综合全方,寒热互用以和其阴阳,苦辛并进以调其升降,补泻兼施以顾其虚实,是为本方的配伍特点。寒去热清,升降复常,则痞满可除,呕利自愈。

## 三、燥湿相济

阎小萍教授认为,燥湿相济,脾胃功能正常,饮食水谷、所服食的药物才能消化吸收。胃津充足,才能受纳腐熟水谷,为脾之运化吸收水谷精微提供条件；脾不为湿困，才能健运不息，从而保证胃的受纳的腐熟功能正常运行。由此可见，胃润与脾燥的特性是相互为用，相互协调的。"脾具坤静之德，而有乾健之运，故能使心肺之阳降，肾肝之阴升，而成天地交之泰，是为无病之人。"即脾为阴脏，以阳气用事，脾阳健则能运化，故性喜温燥而恶阴湿。对于胃的功能特点，朱震亨《格致余论·大病不守禁忌论》反复强调胃的清和特点，如"胃气者，清纯冲和之气，人之所赖以为生者也"。强调胃为受纳水谷，须保持清和，才能运转正常，否则"胃虽受谷，不能运化，故阳自升，阴自降，而成天地不交之否"。故胃为阳腑，赖阴液滋润，胃阴足则能受纳腐熟，故性柔润而恶燥。《临证指南医案》曰："太阴湿土，得阳始运，阳明阳土，得阴自安。以脾喜刚燥，胃喜柔润故也。"

　　润燥药相互配伍应用，正是中医"祛邪不伤正，扶正不留邪"治疗原则的诠释。阎小萍教授认为润药性纯净凝滞，大多有滋润濡养之性，同时有滋腻碍胃的缺点；润药药性柔和，性柔而行缓，药物作用缓和而持久；润药多以补益为主要功效，能补脏腑之不足，精血阴液之亏损；润药多甘咸或寒凉，药材质地柔润，如枸杞子、南沙参、北沙参等。而燥药性质燥烈，善于走动，又有易化燥伤阴的缺点；燥药药性刚烈，性刚而行急，药物作用迅猛而短暂；燥药多以祛邪为主，能祛除人体内外之燥邪，散气血痰湿之凝滞；燥药多芳香辛温及味苦，药材质地枯燥，如木香、香附、黄芩、黄连等。在临床用药时，应抓住润燥药的不同特点与功效，取其既可相互制约又可相互配合的关系，优势互补，发挥特长。如熟地黄与砂仁。熟地甘温，质润入肾，兼补脾阴，为补血要药；同时滋补肾阴，填精益髓，亦为补肾阴之要药。治疗脾肾两虚之风湿病时常用熟地，但其性滋腻，可碍胃滞脾，阎小萍教授常熟地与砂仁配合应用，以砂仁之辛散调理脾胃，既能有效的发挥熟地的滋补作用，又能克服其碍胃滞脾之弊，两者合用使其纳气归阴。若熟地之滋腻太过，阎小萍教授常用生地代之搭配砂仁使用，在临床获得满意的疗效。又如苍术配知母。苍术辛苦而温,归脾、胃、肝经。具有芳香化浊、燥湿健脾、祛风湿之功,用于湿阻脾胃、脘腹胀满、寒湿白带、食欲不振、倦怠乏力、湿温病见舌苔白腻厚浊、湿热下注、脚膝肿痛、痿软无力之痹症等。《珍珠囊》曰:"能健胃安脾,诸湿肿非此不能除。"知母,甘寒质润,可滋阴降火、润燥滑肠,善清肺胃气分实热,而除烦止渴。李杲言:"知母,其用有四。泻无根之肾火,疗有汗之骨蒸,止虚劳之热,滋化源之阴。"二者相伍,一润一燥,相得益彰。

方剂如二妙丸、三妙丸、四妙丸。二妙丸,组成为黄柏、苍术,功用清热燥湿。主治湿热下注证,症见筋骨疼痛,或两足痿软,或足膝红肿疼痛,或湿热带下,下部湿疮,小便短赤,舌苔黄腻者。湿热并重者,黄柏、苍术各半;热重者,黄柏、苍术为2∶1;湿重者,苍术、黄柏为2∶1。二妙加川牛膝名曰三妙,功用清热燥湿,主治湿热下注,两脚麻木,或如火烙之者;再加薏苡仁为四妙丸,功用清热利湿、舒筋壮骨,主治湿热痿证。二妙、三妙、四妙充分体现了燥润相济的用药特点,在风湿病的诊治中,特别是痛风性关节炎(浊痹)的辨治中应用广泛。

# 第四节 / 辨治风湿病注重燮理气机
## ——燮理肝脾

气在中国哲学史上是一个非常重要的范畴,人体也是由气构成的,《素问·宝命全形论》云:"人以天地之气生,四时之法成""天地合气,命之曰人"。从气的功能上看,概括起来有以下六个方面:①推动作用,人体的生长发育,各脏腑经络的生理活动,血液的生成与运行,津液的输布和排泄,都依赖气的激发;②温煦作用,《难经·二十二难》言"气主煦之",即指气有熏蒸温煦的作用;③防御作用,气能护卫肌表,防御外邪侵犯,又能与入侵之病邪作斗争;④固摄作用,主要是对血、精、津液等起到固护守卫的作用;⑤气化作用,指精、气、血、津液各自的新陈代谢及其相互转化;⑥营养作用,指气为机体脏腑功能活动提供营养物质的作用。若气的功能不能发挥,则可见多种多样的症状和表现,严重影响机体的生理功能。

气机,是指气的运动,是人体内气的正常运行机制。当气的运动出现异常变化,升、降、出、入之间失去协调平衡时,则称为"气机失调"。阎小萍教授在辨治风湿病中,非常强调调理气机,认为气机运行的调达对机体具有重要意义。而在气机的调理方面主要体现和侧重在肝脾,阎小萍教授强调,肝脾气机不调,肝失疏泄,脾失健运,痰瘀内停,是风湿病发病的重要基础。

# 一、肝脾与气机

## (一)肝脾失调导致风湿(痹)病的发病基础

肝属木,主风,风以动之,性喜升发条达;肝又主筋,而诸节者皆属于筋。脾属土,主湿,湿以润之,湿性为重着趋下;脾又主四肢肌肉。脾胃的气机升降、运化水湿,皆有赖于肝气的疏泄,一旦出现肝经风火妄动、木旺乘土,或肝气郁结、木不疏土,都将导致脾失健运,升降失司。因"肝之系下连气海,兼有相火寄生其中",若肝气郁结则易从热化,反之,若脾失健运,湿蕴化热,也可引起肝气疏泄不利、升发无常而郁遏,是谓土壅木郁。故无论是肝气疏泄太过或者是疏泄不及,抑或脾的运化失常,皆可形成肝脾失调,从而导致湿热蕴结的病理状态。

## (二)情志因素影响风湿(痹)病的病情发展

风湿病患者由于长期反复的关节肿胀或疼痛、僵硬、关节活动受限,甚至畸形,导致生活不能自理,加之经济、社会以及工作压力,多种内在和外在因素导致了不良的心理影响。临床常表现为心情抑郁、焦虑及恐惧,加重了患者的病情,同时也给患者的治疗带来了极其不利的影响。患者往往因为过重的心理负担，迫切希望得到快速有效的治疗，而出现盲目求医，延误病情。

在日常生活中，由于反复性、持久性的情志刺激极易影响肝的疏泄功能，导致肝气升降失调，肝气郁结，气血运行不畅，甚或痰瘀互结，不通则痛，加重关节的肿胀和疼痛。肝郁乘脾，肝气犯胃，从而进一步影响脾的升清、胃的降浊，患者常出现反酸、胃痛、胃胀等不适；病程日久则脾胃受纳运化失健，造成气血生化乏源，气血亏虚则抵御外邪能力下降，进一步导致病情反复发作。朱震亨在《格致余论》中说："七情伤气，郁结不舒……发为诸病。"从肝脾失调所导致风湿病的发病机理可知，情志因素在发病当中起着重要作用，它亦是肝脾失调的发病与复发的重要诱发因素。

## 二、调畅肝脾气机用药特点

### （一）气血同调

风湿病病情复杂缠绵，常累及气血，出现气血瘀滞证，临证常用姜黄配枳壳。姜黄性味辛散、苦泄、温通，为肝、脾经之药，既入血分活血祛瘀，又入气分行散滞气，而重在血分。枳壳味苦，性微寒而缓，为利气要药，气行则痞胀消，气通则痛自止，重在气分。二药相伍，深寓"推气散"之意，气血并治，功能调和肝脾气血、化瘀解郁、疏散肝风，是治气血郁滞之胁痛的有效药物，对于痹证之胸胁、腹部胀痛效极佳。与利湿舒筋之薏苡仁、祛风散邪走太阳经的羌活相合，又可解脊背腰部之僵痛、困重不适。若胸部闷痛重者，还可加苏梗、藿香梗、香附开胸顺气，利气活血止痛，加强疗效。

### （二）理气解郁

风湿病患者性格多属于内向型，心思较为敏感，易焦虑和抑郁等,尤其多见于女性患者。阎小萍教授临床发现类风湿性关节炎患者于患病或病情复发之前常有生活上的变故,因此情志与类风湿性关节炎的发病与复发密切相关,说明肝郁不舒亦是类风湿性关节炎发病潜在的重要因素之一。另外,由于肝脾之间的关系密切,肝气失于疏泄,无以助脾运化,或克伐脾土,导致脾失健运,湿壅内阻,土反侮木,出现肝脾不调的病变。临证注重理气解郁,常以越鞠丸为基础加减化裁,越鞠即发越鞠郁之气的意思。《删补名医方论》言:"人以气为本……若饮食不节,寒温不适,喜怒无常,忧思无度,使冲和之气升降失常,以致胃郁不思饮食,脾郁不消水谷,气郁胸腹胀满,血郁胸膈刺痛,湿郁痰饮,火郁为热,及呕吐、恶心、吞酸、吐酸、嘈杂、嗳气,百病丛生。故用香附以开气郁,苍术以除湿郁,抚芎以行血郁,山栀以清火郁,神曲以消食郁。……五药相须,共收五郁之效。"临证若气郁重者,可重用香附;湿郁重者,可重用苍术等。

### (三)燮理气机

"燮"为协调、调理之意,"枢"即为门之枢纽、枢机之意。阎小萍教授在辨治风湿病之时重视燮枢调肝法,注重调理肝胆枢机,斡运正气,以求肝之气血充盈、气机舒畅,从而有助于使阴阳失衡的人体恢复到新的阴阳平衡。厥阴为枢,对于维持人体五脏六腑之间的阴阳平衡至关重要。从生理上讲,肝藏血,主疏泄,上助心、肺之阳以成其功,中可疏仓廪而助运化,下可达于肾而资精血之藏,且其经脉从头贯足,乃转运、调控一身阴精、阳气之关键,正合枢机之功。若厥阴枢机调达,正气斡运,则全身之气血津液皆能正常流行、敷布,五脏六腑亦能各安其位。以及肝木调达对情志的影响,都使得燮枢调肝法在风湿病的辨治中具有重要的地位。古人云"脉贵流通,痹不厌蠲",燮枢调肝法的应用能够使人体气血津液保持通畅,同时有助于补益剂更好地发挥作用。阎小萍教授在运用燮枢调肝法时,常用香附、青皮、川楝子、白蒺藜等疏肝之品,更有地黄、山萸肉、白芍、鸡血藤、木瓜等养肝、柔肝之药,使肝血得充,肝体得柔,遂其调达之性。

## 三、遣方用药

### (一)常用药物

1. **青皮** 味苦、辛,性温。功能破气消滞,舒郁降逆。《雷公炮制药性解》曰:"入肝、脾二经。"《医学启源》曰:"足厥阴、少阳之分有病则用之一也,破坚癖二也,散滞气三也,去下焦诸湿四也,治左胁有积气五也。"《本草纲目》曰:"(青橘皮)其色青气烈,味苦而辛,治之以醋,所谓肝欲散,急食辛以散之,以酸泄之,以苦降之也。陈皮浮而升,入脾、肺气分。青皮沉而降,入肝、胆气分。一体二用,物理自然也。小儿消积多用青皮,最能发汗,有汗者不可用。说出杨仁斋《直指方》,人罕知之。"阎小萍教授临证常用以治疗肝气郁结而致的胸膈胀闷,气逆不食,胁肋痛胀,善怒,气滞胃痛等症。另外青皮能破气平肝,引诸药至肝,可当引经药物使用。

2. **佛手** 佛手味辛、苦、酸,性温。主要功用是理气和中,舒肝解郁。《滇南本草》言:"补肝暖胃,止呕吐,消胃家寒痰,治胃气疼,止面寒疼,和中行气。"《本草再新》曰:"治气舒肝,和胃化痰,破积,治噎膈反胃,消癥瘕瘰疬。"本品适用于肝胃不和之胃痛,胸闷胁胀,食欲不振,呕吐等症,常配合香橼、香附、苏梗、厚朴、半夏、陈皮、藿香等同用。佛手配青皮、川楝子,治肝气郁结而致的胃脘痛;配竹茹、黄芩,治妊娠呕吐;配降香、沉香曲,能增强降逆止呕的作用。

3. **木香** 木香性味辛、苦,温,归脾、胃、大肠、三焦、胆经。功用行气止痛,健脾消食,是常用的行气药。主治胸脘胀痛,泻痢后重,食积不消,不思饮食。《汤液本草》曰:"《本经》云主气劣、气不足,补也;通壅气,导一切气,破也;安胎,健脾胃,补也;除痃癖块,破也。与本条补破不同,何也?易老以为破气之剂,不言补也。"《药品化义》言:"木香,香能通气,和合五脏,为调诸气要药。"木香常用于肠胃气滞而引致的胃脘痛,胃脘胀闷,多嗳、腹胀等症,可配合藿香、香附、良姜、槟榔、砂仁、草豆蔻、丁香等同用。兼有胁痛的,可加炒川楝子、枳壳、青皮等。本品又有芳香化湿的作用,对于肠胃气滞、湿停不化所致的呕吐、腹痛、泻泄等,也常以本品配合藿香、佩兰、竹茹、半夏、茯苓、灶心土、木瓜、黄柏、黄连等同用。木香配砂仁可治脘腹痞满,配槟榔可除里急后重,配莱菔子可治腹胀,配小茴香可治疝痛,配乌药可治小腹部气逆作痛。入行气药时,宜用生木香;入治泄实药时,宜用煨木香。阎小萍教授在临证时常于补药之中伍用木香,可以免除补药之滋腻。

### (二)常用药对

1. **香附配香橼** 香附味辛、微苦,是最常用的理气开郁药。其性宣畅,能通行十二经八脉,前人称它能"主一切气",解六郁(气郁、血郁、痰郁、食郁、火郁、湿郁),调月经。《本草纲目》云:"香附之气平而不寒,香而能窜,其味多辛能散,微苦能降,微甘能和。"香橼味辛、酸苦,性温,有调气、宽胸,化痰的作用。本品适用于肝气郁滞而致的胁庸、胃脘痛、脘腹满闷、嗳气、呕吐等症。二者相伍为用,可调畅肝脾气机。

2. **香附配木香** 香附可疏肝解郁,理气宽中,调经止痛。《本草衍义补遗》言:"香附子,必用童便浸。凡血气药必用之,引至气分而生血,此阳生阴长之义也。"朱震亨云:"《本草》不言补,而方家言于老人有益,意有存焉,盖于行中有补理。"木香味辛、苦,性温。能行气止痛,健脾消食,是常用的行气药。气行则痛定,故可治一切冷气滞塞疼痛。香附与木香相伍为用,可行气健脾,活血通经。

### (三)常用方剂

1. **香砂六君子汤** 出自《古今名医方论》。本方由六君子汤加砂仁、木香组成,六君子汤是由四君子汤加陈皮、半夏而来。香砂六君子汤功用益气化痰,理气畅中。主治脾胃气虚,寒湿滞于中焦,症见脘腹胀满、疼痛,纳呆嗳气,呕吐泄泻,舌淡苔白,脉滑。

香砂六君子汤由四君子汤化裁而来。四君子汤以人参之甘温,健脾补气,能致冲和之气,为君药;白术甘、苦微温,燥脾补气,培益中焦,为臣药;茯苓甘、淡而平,渗湿健脾,兼能泄热,以防参、术生热,为佐药;甘草甘、平,和中益脾,为使药。四君子汤甘温,甘合中焦之味,温助中焦之气,药性柔和,功效可靠,补而不烈,培本扶中,具有不偏不倚、谦正冲和之德。加半夏、陈皮、砂仁、木香后,可使补气而不滞气,可益气和胃、行气化痰,适用于脾胃气虚、肝郁气滞证。异功散、六君子汤、香砂六君子汤均由四君子汤加味而成,皆有益气健脾之功,配伍的共同点均为补气药与行气化痰药相配,但异功散中加陈皮,功兼行气化滞,适用于脾胃气虚兼气滞证;六君子汤配半夏、陈皮,功兼和胃燥湿,适用于脾胃气虚兼有痰湿证;香砂六君子汤伍半夏、陈皮、木香、砂仁,功在益气和胃、行气化痰,适用于脾胃气虚、痰阻气滞证。

2. 痛泻要方　出自《丹溪心法》。由白术、白芍、陈皮、防风组成,以补脾柔肝、祛湿止泻为主。主治脾虚肝旺之痛泻,症见肠鸣腹痛,大便泄泻,泻必腹痛,泻后痛缓,舌苔薄白,脉两关不调,左弦而右缓。

《医方集解·和解之剂》云:“此足太阴、厥阴药也。白术,苦燥湿,甘补脾,温和中;芍药,寒泻肝火,酸敛逆气,缓中止痛;防风,辛能散肝,香能舒脾,风能胜湿,为理脾引经要药;陈皮,辛能利气,炒香尤能燥湿醒脾,使气行则痛止。数者皆以泻木而益土也。”方中以白术苦、甘、性温,功能健脾燥湿和中,为君药;白芍酸、微寒,抑肝而扶脾,柔肝缓急而止痛,为臣药;防风辛、温,有香气,能散肝郁,醒脾气,又有风胜湿的作用,为佐药;陈皮辛、温,本能利气开胃,炒香则加强燥湿醒脾之效,气行则痛止,为使药。四药相合成为补脾泻肝之剂。本方可扶脾疏肝、缓痛止泻,用于治疗肝郁犯脾而致的腹泻、腹痛。故《医方考》云:"泻责之脾,痛责之肝;肝责之实,脾责之虚,脾虚肝实,故令痛泻。"

3. 燮枢汤　本方组成为北柴胡、炒黄芩、炒川楝子、制半夏、草红花、白蒺藜、皂角刺、片姜黄、刘寄奴、焦四仙、炒莱菔子、泽泻。功能调肝和中,燮理枢机,活瘀散结。主治长期右胁隐痛,或两胁均痛,脘闷迟消,腹部胀满,不思饮食,胁下痞块(肝或脾大),倦怠乏力,小便发黄,大便欠爽或溏软,舌质红或有瘀斑,舌苔白或黄,脉象弦或弦滑或兼数。

本方以柴胡苦、平,入肝、胆经,畅郁阳而化滞阴,解心、腹、肠、胃间结气,推陈致新;黄芩苦、寒,入肝、胆经,降泄清热,治自里达外之热,尤其是协柴胡更可以清气分郁结之热,二药相配,柴胡升清阳,黄芩降浊阴,能调转、燮理阴阳升降之枢机,而用为君药。以半夏辛、温,散降中焦逆气而和胃健脾;白蒺藜苦、辛而温,宣肺之滞,疏肝之郁,下气行血,二药辛温入肝,又寓有《黄帝内经》"肝欲散,急食辛以散之"之意;川楝子苦、寒,入肝,炒则寒性减,能清肝热、行肝气,而治胁痛、脘痛、腹痛;红花辛、温,活血通经,并能和血、调血,主气血不和,四药合而为臣药。以片姜黄辛、苦、性温,行血中气滞,治心腹结积、痞满胀痛;皂角刺辛、温,开结行滞,化痰消瘀,破坚除积;刘寄奴苦、温兼辛,破瘀消积,行血散肿,治心腹痛,消散肥气、息贲、痞块;炒莱菔子,辛、甘、性平,理气消胀,配焦四仙(焦神曲、焦麦芽、焦山楂、焦槟榔),共助消化而除胀满迟消,运中焦而健脾胃,共为佐药。以泽泻入肝、肾,能行在下之水使之随清气而上升,复使在上之水随气通调而下泻,能降泄肝、肾二经水湿火热之邪,而助阴阳升降之机,用为使药。本方中又涵有几个药组,一是柴、芩合用,有调肝转枢之效;二是白蒺藜、红花、皂角刺三药相配,则有宣畅肺气、疏达肝气、行瘀散结之能,尤其是对久病者,三药合用能深达病所,斡旋枢机;三是川楝子、片姜黄、刘寄奴(或茜草)三药同用,既苦泄肝气之郁,又理血中气滞,而治心腹胁痛,结合皂角刺、红花、白蒺藜三药,又对消散痞块有帮助;四是半夏、焦四仙

（或三仙）合用，和中运脾以健中焦，寓有"见肝之病，当先实脾"之意。总之，此方既着重于调转枢机，又兼顾肝主藏血和病久入血等特点，故命名为燮枢汤。

# 第五节 / "健脾胃、益气血"
## 以滋养荣卫之源

《素问·痹论》中言："风寒湿三气杂至，合而为痹，其风气胜者为行痹，寒气胜者为痛痹，湿气胜者为着痹也"。表明了风湿病发病的病因，而感受风、寒、湿、热诸邪最重要的原因和前提就是《黄帝内经》所云"邪之所凑，其气必虚"。这里提及的"虚"，就是卫气衰弱，营阴不足，营卫失和等。阎小萍教授辨治风湿病时，认为营卫在痹证发病与发展过程中具有重要的作用，脾胃乏源、气血亏虚则是造成营卫失和的重要因素，也因此在辨治风湿病时阎小萍教授重在"健脾胃、益气血"，以滋养荣卫之源。

## 一、营卫的论述

营行脉中，是具有营养和滋养作用的物质；卫行脉外，是具有卫外护体作用的物质。

营气的生理功能有化生血液和营养两个方面。《灵枢·邪客》说："营气者，泌其津液，注之于脉，化以为血。"营气可化生血液，濡养全身。如《灵枢·营卫生会》说："此所受气者，泌糟粕，蒸津液，化其精微，上注于肺脉，乃化而为血，以奉生身，莫贵于此，故独得行于经隧，命曰营气。"营气化生血液和营养全身的生理作用是互相关联的，若营气亏少，则会引起血液亏虚，全身脏腑组织因得不到足够营养而造成生理功能减退的病理变化。

卫气的生理功能在于护卫肌表，司腠理以防御外邪入侵，还有温养全身的功能。《灵枢·本脏》所谓:"卫气者,所以温分肉,充皮肤,肥腠理,司开阖者也"。

营卫运行协调,共同维持机体正常的腠理开合,正常的体温,正常的睡眠及清醒状态及正常的防御外邪的能力。如果营卫不和,腠理疏松,防御功能减退,若遇风寒湿邪侵袭,使脉络痹阻,荣卫失和,则会形成痹病(《素问·痹论》"逆其气则病","不与风寒湿气合,故不为痹"),说明营卫失和是痹病发生的内在因素之一。阎小萍教授认为营卫失和在临床往往极易被医家所忽视,营卫失调和营卫气化功能不足又是导致风湿病发生、发展变化的重要因素之一,因此注重调和营卫之法。

## 二、营卫与风湿病

营卫和调,则卫外御邪能力强,邪气不易侵入人体;若营卫不和,腠理疏松,防御功能减退,则风寒湿邪侵袭,易使脉络闭阻,气血凝滞,而形成痹病。故《素问·痹论》所说"风寒湿三气杂至,合而为痹",实含风寒湿之气与营卫相搏,阻闭经络,而生痹病之意,故本篇又特别指出"逆其气则病,从其气则愈",即强调营卫之气的逆调与否与痹病的发生有着密切关系。《金匮要略》论历节病时言:"荣气不通,卫不独行,荣卫俱微,三焦无所御,四属断绝,身体羸瘦,独足肿大,黄汗出,胫冷。假令发热,便为历节也。"同时营卫与气血关系密切。《素问·痹论》言:"荣者,水谷之精气也,和调于五脏,洒陈于六腑,乃能入于脉也,故循脉上下,贯五脏,络六腑也。卫者,水谷之悍气也,其气慓疾滑利,不能入于脉也,故循皮肤之中,分肉之间,熏于肓膜,散于胸腹。"《素问·调经论》说:"取血于营,取气于卫。"《灵枢·本脏》在描述营卫功能时以血代营:"经脉者,所以行血气而营阴阳,濡筋骨,利关节者也;卫气者,所以温分肉,充皮肤,肥腠理,司开阖者也。"接着经文又言"是故血和,则经脉流行,营复阴阳,筋骨劲强,关节清利矣",即以血代营,二者相互指代。可见营卫与气血有着天然的不可分割的关系,而气血的虚与实、行与滞也是风湿病发病的重要因素。

## 三、"健脾胃、益气血"以滋养营卫之源

### (一)脾胃为营卫之源

《素问·痹论》说:"营者,水谷之精气也,和调于五脏,洒陈于六腑,乃能入于脉也,故循脉上下,贯五脏,络六腑也。"可见营气由水谷之精所化生,进入脉中,循脉运行全身,内入脏腑,外达肢节,终而复始,营周不休。《素问·痹论》说:"卫者,水谷之悍气也,其气慓疾滑利,不能入于脉也,故循皮肤之中,分肉之间,熏于肓膜,散于胸腹。"卫气由水谷之精化生,运行于脉外,不受脉道的约束,外至皮肤肌腠,内至胸腹脏腑,布散全身。由于机体内部的阴阳双方必须相互协调,故营卫和调才能维持正常的体温和汗液分泌,人体才能有旺盛的抗邪力量和脏腑的正常生理活动。

此外,阎小萍教授认为卫气根于肾,卫阳来源于肾阳,故阎小萍教授临证处方中常加淫羊藿、补骨脂、杜仲、附子、桂枝等温补肾阳以调和营卫;或用桂枝、赤芍、白芍、黄芪、防风等直接调和营卫,益气固表,固护藩篱。另外,脾胃为气血生化之源,在运行水液及水谷精微方面起着重要的作用,故又注重健运脾胃以滋养营卫。

### (二)临证用药经验

#### 1. 常用单药

(1)黄芪:黄芪性味甘、微温。功能助卫气,固皮表,补中气,升清气,托疮毒,利小便。气血互根,如骤然大失血而血虚气脱,出现面白、出汗、气短、脉细而快等症,可用黄芪二至四两,当归三至五钱,急煎服,以补气而生血。如出现四肢厥冷、全身凉

汗、血压急剧下降者,还可配人参、附子、麦冬、五味子等急煎,进行抢救。黄芪生用偏于走表,能固表止汗,托里排脓,敛疮收口;炙用重在走里,能补中益气,升提中焦清气,补气生血,利尿。

（2）砂仁:砂仁性味辛、温。主要有行气调中,醒脾开胃,助消化的作用。并能引气归肾,兼有温肾化湿的作用。对因脾胃虚寒而致的泄泻,症见腹部冷痛、喜按喜暖、口不渴、大便清稀,可用本品温脾、散寒、燥湿,常配合党参、白术、木香、炮姜、茯苓等同用。对因脾胃虚寒而引致的冷痢,症见腹中冷痛、里急后重、大便带有白色黏冻、遇寒加重,也可用本品暖脾、行气、化湿,常配合木香、草豆蔻、吴茱萸、槟榔、当归、土炒白芍等同用。因本品可以行气,使大便通畅不滞,故也有时用于湿热痢的大便不爽,但须配合黄连、黄芩、马齿苋、白头翁等寒性药同用,以监制其温性。在调和营卫气血方面,砂仁通过调畅脾胃之气,以达调和营卫之功。

2. 常用药对

（1）黄芪配大枣:黄芪性味甘、微温,归肺、脾、肝、肾经,能益气固表止汗。《本草纲目》云:"黄芪泄邪火,益元气,实皮毛。"大枣,甘、温,归脾、胃经,功用补中益气、养血安神。《神农本草经》言其:"主心腹邪气,安中养脾,助十二经,平胃气,通九窍,补少气、少津液,身中不足,大惊,四肢重,和百药。"阎小萍教授认为,该药对有相须之意,黄芪补中焦以资生化之源,脾健气旺,肌表充实,邪不易侵,汗不易泄;大枣可健运中土,以滋养营卫之源。二者相伍为用,共奏益气健脾、调和营卫之功。阎小萍教授临床常用于治疗痹证见脾虚自汗者。

（2）砂仁配熟地:熟地黄补血滋阴,其味纯力厚,主静,久服有滞胃碍脾之弊。砂仁醒脾开胃,行气化湿,安胎,其味芳香辛通,主动。二药合用,动静相补,取砂仁行气开胃,除熟地黄滋腻碍胃之弊。此外,砂仁有"引诸药归宿丹田"之功,可引熟地黄归肾,滋补肾阴。在调和营卫方面,阎小萍教授本着肾为营卫之根,脾为营卫之源的角度用药,本药对可补肾健脾,补而不滞。

3. 常用方剂

（1）黄芪桂枝五物汤：出自《金匮要略》，其言："血痹阴阳俱微，寸口关上微，尺中小紧，外证身体不仁，如风痹状，黄芪桂枝五物汤主之。"《金匮要略论注》："此由全体风湿血相搏，痹其阳气，使之不仁。故以桂枝壮气行阳，芍药和阴，姜、枣以和上焦荣卫，协力驱风，则病原拔，而所入微邪亦为强弩之末矣。此即桂枝汤去草加芪也，立法之意，重在引阳，故嫌甘草之缓小，若黄芪之强有力耳。"本方由黄芪、桂枝、芍药、生姜、大枣组成，功用温阳行痹，主治血痹，症见肌肤麻木不仁，脉微而涩紧。

方中黄芪为君，甘温益气，补在表之卫气。桂枝散风寒而温经通痹。桂枝得黄芪，益气而振奋卫阳；黄芪得桂枝，固表而不致留邪。芍药养血和营而通血痹，与桂枝合用，调营卫而和表里，两药为臣。生姜辛温，疏散风邪，以助桂枝之力；大枣甘温，养血益气，以资黄芪、芍药之功，与生姜为伍又能和营卫、调诸药，以为佐使。黄芪桂枝五物汤是在桂枝汤的基础上去甘草，倍生姜，加黄芪而成。全方通阳和营行痹，正体现了仲景治疗痹病时，通过补益气血以和营卫之法，阎小萍教授在临床辨治风湿病常用此方治疗气血亏虚、营卫失和的风湿病证。

（2）小建中汤：小建中汤为温里剂，在《伤寒论》和《金匮要略》中具有记载。《伤寒论·辨太阳病脉证并治》言："伤寒，阳脉涩，阴脉弦，法当腹中急痛，先与小建中汤，不差者，小柴胡汤主之。"《金匮要略·血痹虚劳病脉证并治》言："虚劳里急，悸，衄，腹中痛，梦失精，四肢酸疼，手足烦热，咽干口燥，小建中汤主之。"本方由当归、桂心、甘草、芍药、生姜、大枣组成。功用温中补虚，和里缓急。主治中焦虚寒、肝脾不和证，症见腹中拘急疼痛，喜温喜按，神疲乏力，虚怯少气；或心中悸动，虚烦不宁，面色无华；或伴四肢酸楚，手足烦热，咽干口燥。舌淡苔白，脉细弦。

方中重用甘温质润之饴糖为君，温补中焦，缓急止痛。臣以辛温之桂枝，温阳气，祛寒邪；酸甘之白芍，养营阴，缓肝急，止腹痛。佐以生姜温胃散寒，大枣补脾益气。炙甘草益气和中，调和诸药,是为佐使之用。其中饴糖配桂枝,辛甘化阳,温中焦而补脾虚;芍药配甘草,酸甘化阴,缓肝急而止腹痛。六药合用,温中补虚缓急之中,蕴有柔肝理脾、益阴和阳之意,用之可使中气强健,阴阳气血生化有源,故以"建中"名之。阎小萍教授认为脾胃生育营卫,卫为阳,益之必以辛,营为阴,补之必以甘。方中辛甘合化生阳,酸甘合化生阴,使脾胃健,营卫通,津液行,精血生,补中土以灌四旁,全身健壮,虚劳诸症自愈。若中焦寒重者,可加干姜以增强温中散寒之力;兼有气滞者,可加木香行气止痛;便溏者,可加白术健脾燥湿止泻;面色萎黄、短气神疲者,可加人参、黄芪、当归以补养气血。

(3)当归补血汤:出自《兰室秘藏》。由黄芪、当归组成。功用补气生血。主治血虚阳浮发热证,症见肌热面赤,烦渴欲饮,脉洪大而虚,重按无力;亦治妇人经期、产后,血虚发热头痛;或疮疡溃后,久不愈合者。

本方证为劳倦内伤,血虚气弱,阳气浮越所致。血虚气弱,阴不维阳,故肌热面赤,烦渴,时烦时止,渴喜热饮,脉洪大而虚、重按无力。治宜补气生血,使气旺血生,虚热自止。方中重用黄芪,其用量五倍于当归,其义有二。本方证为阴血亏虚以致阳气浮越散亡,此时恐一时滋阴补血固里不及,故重用黄芪补气而专固肌表,即"有形之血不能速生,无形之气所当急固"之理,此其一;有形之血生于无形之气,故用黄芪大补脾肺之气,以资化源,使气旺血生,此其二。配以少量当归养血和营,则浮阳秘敛,阳生阴长,气旺血生,而虚热自退。至于妇人经期、产后血虚发热头痛,取其益气养血而退热;疮疡溃后,久不愈合,用本方补气养血,扶正托毒,有利于生肌收口。在风湿病的辨治中,阎小萍教授常用本方治疗风湿病气血亏虚较甚者,或者运用于产后痹患者的诊治之中。

总之,营卫与风湿病的发病关系密切。营卫之源虽本于肾,但中焦脾胃所化生的水谷精微是营卫重要的物质基础,在辨治时应时时注重"健脾胃、益气血"以滋养荣卫之源。

# 第六节 / 除湿化痰、消食导滞，更宜胃和脾健

## 一、湿邪与风湿病

《素问·至真要大论》云："诸湿肿满，皆属于脾"。《临证指南医案》亦言："湿为重浊有质之邪，若从外而受者，皆由地中之气升腾；从内而生，皆由脾阳之不运。"湿邪有外湿、内湿之分。外感湿邪多因涉水雨淋，或久居潮湿之地，或长期在潮湿环境中工作，或汗出衣里、受湿浸渍等所致；内生湿病多由脏腑功能失调引起。若脾阳内虚，一则土脏不振，转运失职，水谷精气不能依赖脾气散精而上归于肺，二则土不生金，肺虚则无力行其通调水道，下输膀胱之职能，于是水津不能四布，五经不得并行，揆度失其常态，导致清者难升，浊者失降，水谷之湿郁而不化。再者肾为水脏而内寄元阳，脾土有赖肾阳之温煦，肾阳不足，则脾阳亦虚，运化随之失职，脾不制水，肾难主水，气不化水，水湿停滞，溢于外则浮肿，郁于内则中满。风湿病多为外感风寒湿邪而致病，湿邪困于肌肉关节，症见关节肿胀疼痛。在治疗风湿病过程中，阎小萍老师运用除湿法多体现在燥湿、化湿、渗湿、利湿、胜湿之法。

### （一）燥湿

《素问·至真要大论》云："湿淫所胜，平以苦热，佐以酸辛，以苦燥之，以淡泄之。湿上甚而热，治以苦温，佐以甘辛，以汗为故而止。"脾居中焦，属太阴湿土，主运化水液，得阳始运，喜燥恶湿。燥湿是一种祛除湿邪的方法，或者说以苦味为主祛除湿邪的治法，燥湿可分为苦温燥湿法和苦寒燥湿法。

1. **苦温燥湿法** 苦温燥湿法是用苦温而燥的药物组方以祛除寒湿病邪（或湿邪而不兼有热象）的治法。代表中药如党参、白术、苍术、厚朴等。党参性味甘平，主要功用为补气健脾。《本草从新》言其："补中益气，和脾胃，除烦渴。"白术性味甘、苦微温，功能健脾燥湿，益气生血，和中安胎。适用于脾胃虚弱，中焦运化不健，水湿不化而见食欲不振，胃脘闷，腹胀，大便溏软，呕恶，泛水，四肢倦怠等症。党参补气，脾肺俱补，也可燥湿，但燥湿之力不如白术。应用白术之时，应根据炮制方法的不同，选择合适的药物，生白术适用于益气生血；炒白术适用于健脾燥湿；焦白术用于助消化，开胃，散癥癖；土炒白术适用于补健脾胃而止泄泻。苍术，性味苦、温、辛烈，有燥湿、化浊、止痛之效。《本草从新》言其："燥胃强脾，发汗除湿，能升发胃中阳气，止吐泻，逐痰水。"苍术、白术均能健脾燥湿，但苍术芳香苦温，其性燥烈，兼能升阳散郁，燥湿、升散之力优于白术，而补气生血之力则不如白术。厚朴性味苦、辛、温，主要作用是下气、除满、燥湿、消胀。苍术燥湿，兼升清阳；厚朴燥湿，能除胃满、降积滞，二者虽都能燥湿，但一升一降，各有不同。肉豆蔻味性辛、温，主要功用是燥脾、暖胃、涩肠。除肉豆蔻外，还有白豆蔻、草豆蔻和红豆蔻。白豆蔻与草豆蔻功用大致相同，但白豆蔻常偏用于行气宽膈，芳香燥湿的作用不如草豆蔻；草豆蔻则用于破气开郁、温中燥湿；白豆蔻偏入肺，草豆蔻偏入脾。红豆蔻为高良姜之子，其性热，偏用于温肺散寒、醒脾燥湿，无芳香行气的作用；肉豆蔻偏于涩固大肠而止泄。杜仲性味甘、温，是常用的补肝肾、强筋骨、益腰膝的药物，并有安胎的作用。《玉楸药解》言："去关节湿淫，治腰膝酸痛，腿足拘挛，益肝肾，养筋骨。"杜仲可温气、燥湿，适用于肾经气虚、寒湿交侵所致的腰痛。

代表方剂如平胃散，出自《太平惠民和剂局方》。组成：苍术、厚朴、陈皮、炙甘草。平胃散为祛湿剂，具有燥湿运脾、行气和胃之功效。《成方便读》言："用苍术辛温燥湿，辟恶强脾，可散可宣者,为化湿之正药。厚朴苦温,除湿而散满;陈皮辛温,理气而行痰,以佐苍术之不及。但物不可太过,过刚则折,当如有制之师,能戡祸乱而致太平,故以甘草中州之药,能补能和者赞辅之,使湿去而土不伤,致于平和也。"本方主治脾胃不和,不思饮食,心腹胁肋胀满刺痛,口苦无味,胸满短气,呕哕恶心,噫气吞酸,面色萎黄,肌体瘦弱,怠惰嗜卧,体重节痛,常多自利,或发霍乱,及五噎八痞,膈气反胃。方中重用苍术辛烈温燥,以燥湿强脾,为君药;厚朴苦温辛燥,散满消胀,为臣药。二药相合既能强脾又兼疏肝,不但燥湿和胃,而且理气消胀。由于中湿太过,可致胃气阻滞,故又以陈皮行气开胃而化湿痰,以助健脾,为佐药;甘草既益中焦,又和百药,为使药;姜、枣亦有助和中之力,以为引。综合全方,燥湿与行气并用,而以燥湿为主。燥湿以健脾,行气以祛湿,使湿去脾健,气机调畅,脾胃自和。

2. **苦寒燥湿法（又称清热燥湿法）**　苦寒燥湿法是用苦寒而燥的药物组方以祛除湿热病邪的治法,适用于湿热病证。常用中药如黄连、黄芩、黄柏、苦参等。黄芩、黄连、黄柏这三味药,既是清热燥湿药,又是清热解毒药,广泛用于多种湿热病证。三者药物功效有相同之处,也有相异之处。黄芩主要作用在中、上二焦,尤其是上焦之肺;黄连也是作用于中、上焦,可清火胃,重在胃肠,尤其是大肠湿热之候;黄柏主要则偏于下焦。可见三者的主要作用病位不同,临床可以此作为选药的依据。苦参性味苦、寒,有清热、燥湿、杀虫的作用。《本草纲目》言:"苦参、黄柏之苦寒,皆能补肾,盖取其苦燥湿,寒除热也。热生风,湿生虫,故又能治风杀虫。惟肾水弱而相火胜者,用之相宜;若火衰精冷,真元不足,及年高之人,不可用也。……张从正亦云,凡药皆毒也。虽甘草、苦参,不可不谓之毒。久服则五味各归其脏,必有偏胜气增之患。诸药皆然,学者当触类而长之可也。至于饮食亦然。又按《史记》云,太仓公淳于意医齐大夫病龋齿,灸左手阳明脉,以苦参汤日漱三升,出入慎风,五六日愈。此亦取其去风气湿热、杀虫之义。"在临床中,常运用于风湿病患者见湿热下注证。

代表方剂如二妙丸,出自《医学纲目》。黄柏、苍术等分。功效清热燥湿,主湿热下注之足膝肿痛、痿证、湿疮、湿疹、丹毒、白带、腰痛。《正体类要》言:"下焦湿热肿痛,或流注游走,遍身疼痛。"湿热之邪,虽盛于下,其始未尝不从脾胃而起,故治病者必求其本,清流者必洁其源。方中苍术辛苦而温,芳香而燥,直达中州,为燥湿强脾之主药;但病既传于下焦,又非治中可愈,故以黄柏苦寒下降之品,入肝、肾直清下焦之湿热,标本并治,中下两宜。三妙丸即二妙散加牛膝,牛膝能补肝肾、强筋骨,引药下行,故三妙丸专治下焦湿热之两脚麻木、痿软无力。再加薏苡仁即为四妙丸,薏苡仁能渗湿,且能舒筋缓急,故四妙丸主治湿热下注之痿证。

### (二)化湿

化湿和中法适用素体脾胃阳虚,湿邪侵袭人体,致寒湿困阻中焦;或厚食肥甘,脾失健运,水湿内停,阻遏气机,运化传输失职。在临床中应注重"健脾"与"运脾"的区别:健脾化湿适用于脾虚失健,运化失常,湿邪内生,方如参苓白术散、四君子汤类;运脾化湿适用于脾为湿困,则气化遏阻,清浊不分,此时应以运脾化湿为要。

1. 健脾化湿法 常用药用砂仁、白扁豆、薏苡仁等。砂仁味辛,性温,主要有行气调中、醒脾开胃、助消化的作用,并能引气归肾,兼有温肾化湿的作用。阎小萍教授在临证需要重用熟地等质地滋腻的补药时常配伍砂仁,可防滋补之品过于滋腻之弊,故前人有"砂拌熟地"的用法。白扁豆味甘,性微温,功能健脾养胃、消暑除湿。本品补脾不腻,化湿不燥,对脾胃虚弱或大病后,先用扁豆补脾最为合适,能调养正气而无饱闷之弊。其生用消暑祛湿,炒用健脾养胃。扁豆花解散暑邪之力大于扁豆,扁豆健脾祛湿之力大于扁豆花;扁豆衣利暑湿之力优于扁豆,但健脾扶正之力则不如扁豆。

代表方剂如升阳益胃汤,出自《脾胃论》。组成:羌活、独活、防风、柴胡、人参、白术、茯苓、炙甘草、黄芪、白芍、半夏、黄连、泽泻、陈皮。具有益气升阳、燥湿健脾的功效。本方适用于脾胃虚弱而湿邪不化,阳气不升之证。方中半夏、白术燥湿;茯苓、泽泻渗湿而降浊阴;羌活、独活、防风、柴胡升举清阳之气,风药并能胜湿;少佐黄连以退阴火,疗湿热;陈皮平胃气;参、芪、甘草益胃气;白芍酸收敛阴而和营,并能防羌活、柴胡辛散太过。全方补中有散,发中有收,使正气足,阳气生,自然身健病痊。

2. 芳香化湿法  常用药物白芷、草豆蔻、木香、菖蒲、藿香、佩兰等。其中白芷气味芳香燥烈,燥可胜湿,此外白芷又辛香走窜,可芳香开窍。《本草经疏》言:"味辛气温,无毒,其气香烈,亦芳草也。入手足阳明、足太阴;走气分,亦走血分;升多于降,阳也。性善祛风,能蚀脓,故主妇人漏下赤白。辛以散之,温以和之,香气入脾,故主血闭阴肿,寒热,头风侵目泪出。辛香散结而入血止痛,故长肌肤。芬芳而辛,故能润泽。辛香温散,得金气,故疗风邪久泻,风能胜湿也。香入脾,所以止呕吐。疗两胁风痛,头眩目痒,祛风之效也。"草豆蔻味辛,性温,主要有燥湿、温中、破气、开郁的作用,适用于中焦寒湿不化而引致呕吐、反胃、噎膈、痞闷、少食、泻痢、腹胀、舌苔白厚而腻等症。木香味辛,苦,性温,除健脾化湿之外,也可芳香化湿,木香配黄连,名香连丸,是治疗痢疾的常用方。以木香行肠胃滞气,而除里急后重,兼能芳香化湿;黄连燥湿清热,凉血解毒,而止大便脓血。石菖蒲味辛,性温,主要有开通心窍、宣气除痰、聪耳目、发声音的作用,可用于中焦胸腹胀闷、腹痛吐泻、食欲不振等症。

代表方剂如藿香正气散,出自《太平惠民和剂局方》。组成:藿香、紫苏、白芷、大腹皮、茯苓、白术、陈皮、半夏曲、厚朴、桔梗、炙甘草等。具有解表化湿、理气和中之功效。本方主要用于治疗内伤湿冷,饮食停滞,又兼外感风寒,症见憎寒壮热、头痛呕逆、胸膈满闷、咳嗽气喘等。方中以藿香辛温散寒,理气和中,芳香祛秽,表里兼治,为君药。臣以紫苏、白芷、桔梗,散寒发表,芳香化湿,宣畅肺气;半夏曲燥湿降气,和胃止呕;厚朴行气化湿,消胀除满。佐以白术、茯苓、陈皮,健脾化湿,理气除痰;大腹皮行气利湿;生姜、大枣辛宣和胃。使以甘草益中焦,和百药。本方以藿香命名,因藿香清芳微温,为醒脾快胃、振奋清阳之妙药。正如《本草正义》所言:"芳香而不嫌其猛烈,温煦而不偏于燥热,能祛除阴霾湿邪而助脾胃正气,为湿困脾阳,怠倦无力,饮食不甘,舌苔浊垢者最捷之药。"

3. 清热化湿法 常用药物如猪苓、薏米、滑石。

代表方剂如连朴饮,出自《霍乱论》。组成:制厚朴、川连、石菖蒲、制半夏、香豉、焦山栀、芦根等。功用清热化湿,理气和中。主治湿热蕴伏,霍乱吐利,胸脘痞闷,口渴心烦,小便短赤,舌苔黄腻。方中黄连清热燥湿,厚朴理气化湿,均为君药;焦栀、香豉清郁热、除烦闷,芦根清热生津,均为臣药;石菖蒲芳香化浊,制半夏化湿和中,均为佐使药。诸药相伍,共奏清热化湿,理气和中之效。《温病纵横》言:"本证属湿热并重,治疗宜清热与燥湿并行。方中黄连、栀子苦寒,清热泻火燥湿;厚朴、半夏、石菖蒲三药相配,苦温与辛温并用,辛开苦泄,燥湿化浊;半夏又有和胃降逆止呕之功;豆豉宣郁透热;芦根清热生津。诸药配伍,为燥湿清热之良方。"

需要注意的是,风湿病患者中多见湿热互结之证,常采用清热化湿法。阎小萍老师认为湿为阴邪,其性重浊黏滞,易阻碍气机,困耗阳气;而热为阳邪,易耗气伤津,湿热互结,热处湿中,湿蕴热外,如面入油,缠绵胶着,难解难分。临床可分湿重于热、热重于湿、湿热并重等多样的临床表现,可出现髋、膝、踝关节或红、或肿,关节屈伸不利之症状。热重于湿者注重"苦泄法",即运用苦寒降泄之品引热下行,此法适用于病邪在中下焦;若邪在上焦,可用栀子向上发越清解。湿重于热者,则注重"开泄"法,治疗邪在上焦者可用杏仁、豆蔻、橘红、枳壳等,邪在中焦则多用厚朴、藿香,邪在下焦则用枳实、槟榔等。

### （三）渗湿

渗湿，亦称甘淡渗湿，主要作用于下焦，淡是甘之余味，是以甘淡之品达到渗出水湿之效的方药。具体含义就是以通利小便，排出水湿的治法，常用于治疗水湿病证。湿邪散漫无形称为湿，凝聚有形称为水，所以有"湿为水之渐，水为湿之积"的说法。渗湿就是对于有形之水，直接通利小便已达利水之功的治法。利水和渗湿相比，渗湿作用要平和一些，利水作用较强。值得注意的是，在生理的情况下，湿就是津液；在病理的情况下，湿就是湿浊。临证之时，如果津液已经耗伤，则用药应谨慎。

1. 健脾渗湿法 常用药物如茯苓、薏米、冬瓜子、防己。茯苓，性味甘、淡、平，归心、肺、脾、肾经，主要功用有利水除湿，宁心安神，益脾止泄。凡五脏六腑身体各部出现水湿停留的证候，皆可用茯苓治疗。猪苓也可利水，其利水之力大于茯苓，但无补益之性，多用于祛邪，不用于补正。《本草正》言："茯苓，能利窍去湿，利窍则开心益智，导浊生津；去湿则逐水燥脾，补中健胃；祛惊痫，厚肠脏，治痰之本，助药之降。以其味有微甘，故曰补阳。但补少利多。"茯苓其色淡红者，称赤茯苓，偏于清热利湿；抱松而生者，称茯神，偏于宁心安神；茯神中之松根称茯神木，偏于舒筋止挛；茯苓外面的皮质部分称茯苓皮，偏于利水消肿。

代表方剂如参苓白术散，出自《太平惠民和剂局方》。组成：莲子肉、薏苡仁、缩砂仁、桔梗、白扁豆、白茯苓、人参、甘草、白术、山药等。功能健脾益气，和胃渗湿。主治脾胃虚弱，食少便溏，四肢乏力，形体消瘦，胸脘痞塞，腹胀肠鸣，面色萎黄，舌苔白腻，脉细缓。方中人参、白术、茯苓、甘草补气健脾；山药、扁豆、莲肉补脾渗湿；砂仁醒脾；桔梗升清，宣肺利气，用以载药上行。诸药合用，共成健脾益气、和胃渗湿之功。正如《医方考》言："脾胃喜甘而恶苦，喜香而恶秽，喜燥而恶湿，喜利而恶滞。是方也，人参、扁豆、甘草，味之甘者也；白术、茯苓、山药、莲肉、薏苡仁，甘而微燥者也；砂仁辛香而燥，可以开胃醒脾；桔梗甘而微苦,甘则性缓,故为诸药之舟楫,苦则喜降,则能通天气于地道矣。"

2. 利水渗湿法　常用药物有茯苓、白术、甘草、黄芪等。其中茯苓味甘平,入心、肺、脾、胃、肾经,乃利水渗湿、健脾补中之佳品。《世补斋医书》云:"茯苓一味,为治痰主药。痰之本,水也,茯苓可以行水;痰之动,湿也,茯苓又可行湿。"白术味苦甘性温,专入脾胃经,长于补脾益气,燥湿利水,为补脾之要药。《本草求真》曰:"白术缘何专补脾气?盖以脾苦湿,急食苦以燥之,脾欲缓,急食甘以缓之,白术味苦而甘,既能燥湿实脾,复能缓脾生津,且其性最温,服之能健食消谷,为脾脏补气第一要药也。"甘草,味甘性平,入十二经,具有健脾益气,清热解毒,祛痰止咳,缓急止痛,调和诸药的作用。《神农本草经》云:"主五脏六腑寒热邪气,坚筋骨,长肌肉,倍气力,金疮肿,解毒。"黄芪味甘性微温,入脏脾经,能补气升阳、利水退肿、固表止汗、解毒排脓。《本草正义》指出:"黄芪具春令升发之性,味甘气温色黄,皆得中和之正,故能补益中土,温养脾胃,凡中气不振,脾土虚弱,清气下陷者最宜。"

代表方剂如苓桂术甘汤。出自《伤寒论》,方由茯苓、桂枝、白术、甘草组成,具有健脾渗湿、温化痰饮之功。本方证是由中焦阳虚,脾失健运,气不化水、聚湿成饮或痰所致。正如清代尤在泾所说:"痰饮阴邪也,为有形,以形碍虚则满,以阴冒阳则眩,苓桂术甘汤温中去湿,治痰之良剂也。盖痰饮为结邪,温则易散,内属脾胃,温则能运耳。"阎小萍教授辨治脾失健运、水湿内停,聚而生痰化浊引起的风湿病症见关节肿胀疼痛,屈伸不能,伴关节经积液者常用此方。若风湿病合并肺损害表现咳喘气短、有痰者,亦可合用本方治之。值得关注的是风湿、痰浊皆为阴邪,必不可缺温经通阳之桂枝也。

### (四)利湿

利湿之品多性寒,用于下焦湿热病证,使湿邪从小便排出,但利湿药作用强于渗湿药,且易伤阴。由于下焦湿邪的表现形式不同,故利湿又常与温阳、滋阴、清暑、清热等法同施。

1. 温阳利湿法　温阳利湿是治疗阳气被水湿、寒湿所困者,证见小便不利,心烦口渴,水入则吐等。《湿热论》云"温阳不在温,在于利小便",临床辨证论治需要明确,湿胜则阳微,湿邪困阻阳气可出现类似阳虚的表现,此时禁予温阳、补阳,应祛湿以解困阻阳气之邪。但湿邪日久可以从困阻阳气到耗伤阳气,临床中需谨慎审症求因。

方剂可选用五苓散(《伤寒论》)。组成:茯苓、猪苓、白术、泽泻、桂枝。本方功能化气利水,健脾祛湿。主治伤寒太阳证,内停水湿,服发汗剂后,表证未解,头痛发热,湿热之邪入里,内蓄于太阳之腑膀胱,而小便不利,渴欲饮水,水入即吐,脉浮;及水湿内停而致的水肿、小便短少,或水湿泄泻、尿少等证。方中以泽泻咸寒,入水腑,胜结热,为君药;以二苓淡渗利湿,通调水道,下输膀胱以泻水热,为臣药;用白术健脾燥湿,助土以制水,为佐药;用桂枝之辛温,宣通阳气,助全身气化,蒸化三焦以利水,为使药。五药相伍,不但可治膀胱停水、小便不利之里证,而且同时能解停水发热之表证。

2. 清暑利湿法　清暑利湿可治疗夏季暑湿证。暑多夹湿,症见发热、心烦、口渴、小便不利等。可选用既能解暑,又能利湿之荷叶、滑石、车前草、茵陈蒿、西瓜翠衣等。其中滑石甘淡性寒,功用利水祛湿,通淋滑窍,清暑止渴,适用于暑热病与湿温病。治暑热病,滑石常与甘草、扁豆、扁豆花、竹叶、荷叶、绿豆衣等同用。治疗中暑呕吐泻利等症,可与藿香、佩兰、竹茹、半夏曲、茯苓等同用。方剂如六一散。

3. 清热利湿法　清热利湿是治疗下焦湿热的方法。湿热下注,或湿热蕴结下焦,可见小腹胀满、小便浑赤、尿频涩痛、淋沥不畅,甚则癃闭不通,舌苔黄腻。常用药物如木通、萹蓄、滑石、车前子、甘草、炒黄柏、茯苓等。

常用方剂如八正散。组成:车前子、瞿麦、萹蓄、滑石、山栀子仁、甘草炙、木通、大黄。功用清热泻火,利水通淋。主治湿热淋证。《太平惠民和剂局方》原用本方"治大人、小儿心经邪热,一切蕴毒",乃取方中木通、山栀子仁、大黄、车前子、灯心草诸药皆入心经,俱有清心泻火解毒之功。同时,还能通利小肠,导湿热下行,合滑石、扁蓄、瞿麦以增利水通淋之效,故又云"治小便赤涩,或癃闭不通,及热淋、血淋"。

4. 胜湿法　风能胜湿,治湿要用"风药"。名医李东垣在《脾胃论》中云:"湿寒之胜,助风以平之""下者举之,得阳气升腾而去矣"。是知治寒湿之患,不脱风能胜湿之理。

胜湿药物如防风、羌活、独活等。防风,辛甘温,为风药,风药多具宣通之性,风能胜湿。《本草求真》云:"能入脾、胃二经,以为去风除湿。"《本草备要》云:"散头目滞气,经络留湿。"可用于治疗风寒湿痹、周身骨节疼痛、脊痛项强、四肢挛急等症。羌活的主要功用辛温解表、祛风胜湿、升太阳经和督脉的阳气,羌活与桂枝都能祛风散寒,但羌活善于祛散头项、脊背部的风寒,而桂枝则善于祛散肩臂、手指的风寒。独活祛风胜湿的作用较为明显,故临床上常把它用为祛风湿、治痹痛的药。羌活祛风湿与独活不同,羌活偏于祛上半身的风湿,善治脊、项、头、背的疼痛;独活偏于祛下半身风湿,善治腰、腿、足、胫等的疼痛。

代表方剂如羌活胜湿汤,出自《脾胃论》。组成:羌活、独活、藁本、防风、甘草、蔓荆子、川芎等。功用祛风、胜湿、止痛,主治风湿在表之痹证,邪客于太阳经脉,症见肩背痛不可回顾,头痛身重,或腰脊疼痛,难以转侧,苔白,脉浮。风湿在表,宜从汗解,故以祛风胜湿为法。方中羌活、独活共为君药,二者皆为辛苦温燥之品,其辛散祛风,味苦燥湿,性温散寒,故皆可祛风除湿、通利关节。其中羌活善祛上部风湿,独活善祛下部风湿,两药相合,能散一身上下之风湿,通利关节而止痹痛。臣以防风、藁本,入太阳经,祛风胜湿,且善止头痛。佐以川芎活血行气,祛风止痛;蔓荆子祛风止痛。使以甘草,调和诸药。综合全方,以辛苦温散之品共奏祛风胜湿之效,使客于肌表之风湿随汗而解。本方与九味羌活汤均可祛风胜湿、止头身痛,但九味羌活汤解表之力较本方为著,且辛散温燥之中佐以寒凉清热之品,故主治外感风寒湿邪兼有里热之证,以恶寒发热为主,兼口苦微渴;本方善祛一身上下之风湿,而解表之力较弱,故主治风湿客表之证,以头身重痛为主,表证不著。

## 二、痰邪与风湿病

中医认为痰之本为湿。湿不能气化则为饮,饮似痰而稀,可因气化不利而停滞;湿受气火之灼,可被煎灼变稠而为痰。所以前人说"稀者为饮,稠者为痰,水湿为其本也"。痰可随气升降,无处不到,变证百出。简言之,痰在肺则咳嗽,在胃则呕逆,在头则眩晕,在心则悸怔,在背则冷,在胁则胀,在四肢则肢节沉痛而类似痛风证,等等。对这些病症,均可灵活运用除痰之剂以治之。

痰的生成多由脾气亏虚,运化失职,水谷不能转化成精微,反而形成痰浊。痰形成以后逐渐蓄积,不仅阻滞气机,妨碍血运,还易与食积、瘀血等病邪胶结,积聚成为有形实邪,如痰核、瘰疬等。

《临证指南医案》指出:"痹者,闭而不通之谓也。正气为邪所阻,脏腑经络不能畅达,皆由气血亏损,腠理疏豁,风寒湿三气得以乘虚外袭,留滞于内,以致湿痰浊血流注凝涩而得之。"痹证日久,肝肾亏损,筋骨失于濡养,痰湿凝结,以致关节畸形僵硬。故在痹证治疗过程中,除常规辨证施治外,凡日久不愈,用常法止痛效果不显著者,都应重视痰邪的存在。痰浊为患的特点是无处不至,特别是关节腔隙之地更易为留痰之所。痰既是病理产物,也是病情加重的直接原因。

在风湿病的临证辨治中,如若痰邪日久,化浊而聚,形成瘰疬痰核,病情复杂,迁延难愈,故临床常用消痰散结之品。常用的中药包括玄参、土贝母、夏枯草、连翘、化橘红、半夏、茯苓、甘草等。常用药对：玄参配土贝母、半夏配连翘、半夏配夏枯草。方剂则常用消瘰丸、海藻玉壶汤加减化裁。《医宗金鉴·外科心法要诀》言："瘰疬形名各异，受病虽不外痰、湿、风、热、气毒结聚而成，然未有不兼恚怒、忿郁、幽滞、谋虑不遂而成者也。"在此段条文中可见有二，一则瘰疬痰核之病，除痰浊之外可夹热夹瘀，治疗在消痰的基础上应当配以清热解毒、消肿散结、活血通络之品；二则提示肝气不舒为此病的重要病因，体现在具体治法上当注重疏肝理气、软坚散结。另外，中医学认为"脾为生痰之源"，脾主运化水谷精微和水湿，若脾气不足，运化失职，则"水反为湿，谷反为滞"，聚湿生痰，故临床驱散痰浊除运用祛痰药外，常加入健脾之品。

常用方剂二陈汤（《太平惠民和剂局方》）。组成：制半夏、橘红、白茯苓、炙甘草、生姜、乌梅。本方为治一切痰湿的基础方，主治痰湿所致咳嗽痰多、恶心呕逆、脘腹胀满、食欲不振、头眩心悸、舌苔厚腻、脉滑等症。方中以半夏燥湿、降气、调中、利痰，为君药；气滞则生痰，故用橘红行气和中，为臣药；湿盛则生痰，故以茯苓利湿，为佐药；更以甘草和中健脾，为使药，加生姜之辛以助陈、夏之利气化痰，加乌梅与甘草酸甘合化生阴，以防燥药之过燥。共成和中行气、化湿除痰之剂。

## 三、食滞与风湿病

阎小萍教授在诊治风湿病患者的过程中，部分风湿病患者可伴有脾胃失和、食滞胃肠等疾患。阎小萍教授认为原因可有如下几点：一则因风湿病多先天不足，先天之肾精不能补养后天，脾胃后天失养，气血生化无源，亦使得先天之肾不能得到滋养，如此恶性循环而致脾肾两虚。二则可因患者素体脾胃之气本虚，加之饮食不洁、过食肥甘厚味而致饮食积滞，胃失收纳，脾失运化。如《脾胃论》曰："《四十九难》曰：饮食劳倦则伤脾。又云：饮食自倍，肠胃乃伤。肠澼为痔。夫脾者，行胃津液，磨胃中之谷，主五味也。胃既伤则饮食不化，口不知味，四肢倦困，心腹痞满，兀兀欲吐而恶食，或为飧泄，或为肠澼，此胃伤脾亦伤明矣。"三则因患者长期服用非甾体抗炎药、免疫抑制剂或激素，损伤脾胃，导致脾胃受损、受纳失司。四则风湿病患者多为感受风寒湿热之邪致病，湿邪黏腻重浊，湿阻中焦，致脾失健运。五则服用苦寒之品，寒邪直中，损伤脾胃。以上原因均可导致患者出现脾胃功能障碍，可出现胃肠积滞之证。阎小萍教授在诊治风湿病过程中重视脾胃，一方面因为风湿病患者易出现积滞等病证，另一方面阎小萍教授认为脾胃失和，则不能生化营卫气血，而致营卫失和，卫外不固，外邪易越人体之藩篱致病。

阎小萍教授在治疗风湿病患者出现胃肠积滞之证时，常以攻补兼施为主。因风湿病患者病程日久，迁延难愈，且多为体虚之人，若单行消导而不扶正固本，则易伤正气；若单行培本而不予消导，则已停之积不能去，故需健脾消食并举。

在治疗上阎小萍教授秉承了历代医家对脾胃的认识，认为脾胃为后天之本，气血生化之源，脾土旺盛则能健运，常用药物如茯苓、苍术、白术、砂仁、薏苡仁等直接调理脾胃；并通过补肾间接调理脾胃，如用补骨脂、菟丝子补肾阳益脾阳，以达间接调理脾胃之功；在针对老年患者出现的食滞胃肠、大便秘结之证时，阎小萍教授常用大量生白术起到缓消积滞的作用。

此外，阎小萍教授善用焦三仙，即焦麦芽、焦山楂、焦神曲。三味药都可以起到消积化滞的效果，又各自发挥着不同的作用。山楂健脾开胃、消食化积，有效针对肉类、油腻食物引起的食滞；神曲可健脾消食、解表化湿，对大米、面类食物引起的积滞有一定疗效；麦芽行气消食、健脾开胃，常用于治疗食积不消、脾虚食少之证。三药相合，互相增加其消食导滞的能力。如再加焦槟榔则称"焦四仙"，消积导滞的能力更强。又如对药焦白术配砂仁。焦白术味苦、性温，健脾补气；砂仁辛温芳香，行气健脾。二者一行一补,一胃一脾,相辅相成,白术得砂仁则补脾之不足而化湿浊之有余,砂仁得白术则泻湿之有余而益脾之不足,故使燥湿与健脾互为促进,脾阳得以升清,胃浊得以通降。再如对药徐长卿配千年健。徐长卿味辛性温,入胃经,可祛风止痛、健脾和胃;千年健性温味苦,入肾经,可补肾壮骨。二药相合,一温一凉,一祛湿健脾补养后天,一温肾壮阳滋养先天,共奏温肾健脾、健脾和胃之功效。还常用鸡内金配炒莱菔子。常用方剂:保和丸、消食导滞丸等。

除药物治疗外,阎小萍教授还强调对脾胃虚弱患者进行健康教育。如在服药期间以及日常生活中,避免食用辛辣刺激以及过分寒凉之品。因《脾胃论》曰:"《十四难》曰:损其脾者,调其饮食,适其寒温。又云:夫脾、胃、大肠、小肠、三焦、膀胱,仓廪之本,营之所居,名曰器,能化糟粕,转味而出入者也。若饮食,热无灼灼,寒无怆怆,寒温中适,故气将持,乃不致邪僻。或饮食失节,寒温不适,所生之病,或溏泄无度,或心下痞闷,腹胁膜胀,口失滋味,四肢困倦,皆伤于脾胃所致而然也。"药物治疗和饮食调控二者结合起来,才能更加有效的治疗疾病。

# 第七节 / 从脾肾论治肌痹

## 一、肌痹的概念

《素问·痹论》云:"风寒湿三气杂至,合而为痹。……以至阴遇此者为肌痹。"肌痹是以肌肉疼痛、麻木不仁、疲软无力,甚至肌肉萎缩,伴见眼睑紫红色斑疹为主要表现的一种病证。相当于西医的皮肌炎。其多由脾肾亏虚,营卫不和,外邪侵袭,瘀血阻络所致。《素问·痹论》中描述了骨痹、筋痹、脉痹、肌痹、皮痹,谓之"五体痹"。五体痹系风寒湿三气在不同季节侵入主时五脏所合五体而成,肌痹即为"五体痹"之一。

## 二、典籍中对肌痹的认识

有关肌痹的论述最早见于《黄帝内经》。《素问·长刺节论》云:"病在肌肤,肌肤尽痛,名曰肌痹。"《素问·痹论》论述五体痹曰:"以冬遇此者为骨痹,以春遇此者为筋痹,以夏遇此者为脉痹,以至阴遇此者为肌痹,以秋遇此者为皮痹。"指出了五体痹的好发时节。唐代孙思邈《备急千金要方》则将五体痹归于"六极"门下,强调痹病的发展过程。唐代王焘《外台秘要》、宋代王怀隐《太平圣惠方》则系统论述肉极与肌痹。《圣济总录》则首次对肌痹的理法方药系统论述。其后肌痹文献渐较丰富,到明清时期医家对肌痹的认识以及理法方药均有所发展,形成了一定的学术体系,但病名叫法各异,如肉痿、着痹、湿痹等,这些均进一步促进了肌痹理论的丰富和治疗的发展。

## 三、肌痹的病因病机

清代医家唐容川曰:"肉是人身之阴质,脾为太阴,主化水谷以生肌肉。'肌'是肥肉,'肉'是瘦肉,肥肉是气所生,瘦肉是血所生。""脾气足则油多而肥,膜上之油即脾之物也。在内为膏油,在外为肥肉,非两物也。油膜中有赤脉,属脾血分,脾之血足,则此赤脉由内达外,则生瘦肉。盖土是天地之肉,脾亦应之而生肌肉。"唐容川对"脾主身之肌肉"的诠解独辟蹊径,认为脾之气血盈亏实关乎躯体肌肉之盛衰,脾与肌肉的关系密切。肌肉的功能活动隶属于脾,脾之阳不足,则肌肉失于温煦,进一步导致肌肉酸软无力,脾之阴血不足,肌肉则失去濡养,进一步加重肌肉痿痹。张志聪注解《素问·五脏生成》言:"主运化水谷之精,以生养肌肉,故合肉。"说明脾所化生之精气,能布散到肌肉而发挥滋养作用,以维持肌肉的生理功能,故脾与肌痹的关系十分密切。而肾为后天之本,主气化,命门之火的温煦蒸化作用可以促进脾之运化正常进行；反之，脾所运化之水谷精微又可滋养命门之火。二者相互依存，相互促进，相互协调，因此我们认为脾肾两虚是造成肌痹主要的内因。

而肌痹的病因则包含外邪侵袭、营卫失和以及瘀血阻络。①外邪侵袭风寒湿之邪侵犯肌肤，阻塞气血，阻闭经脉，脉络不通，造成肌肉酸软无力；或外感热邪，若寒邪日久化热，邪热充斥肌肤，则肌肉肿痛，进一步耗伤气血肌腠失于荣养，化为肌痹。如《素问·长刺节论》曰："病在肌肤，肌肤尽痛，名曰肌痹，伤于寒湿。"②营卫失调。营卫为人体之藩篱，亦为邪进邪出的通道，如果营卫不和，腠理疏松，防御功能减退，若遇风寒湿邪侵袭，使脉络痹阻，则会形成痹病。③血瘀阻络。《类证治裁》曰："诸痹……正气为邪气所阻，不能宣行，因而留滞，气血凝涩，久而成痹。或肌肉麻顽……在肉则麻木不仁。"瘀血内生，阻滞经络，不通则痛；气血运行不畅，故肌肉酸痛，痿软无力。可见瘀血亦是肌痹的重要致病因素。

## 四、对肌痹的认识及辨证论治

肌痹的中医辨治，阎小萍教授将其分为热证和寒证。热证包含热毒炽盛证和湿热蕴结证。热毒炽盛证，主症为肌肉疼痛和（或）肿胀，肌肉酸重无力，可伴紫红色皮疹，或发热恶寒或高热口渴，口臭咽干，大便干，小便黄赤，脉洪大或滑数，甚则热毒内攻脏腑。治法：清热解毒，除湿解肌，凉血通络。方药：四妙散（苍术、黄柏、牛膝、薏米），适用于湿热下注所致的痹病，症见足膝红肿、肌肉酸痛等；当归拈痛汤（羌活、甘草、茵陈、苍术、当归、猪苓、泽泻、升麻、白术、黄芩、葛根、人参、苦参），主治肌痹属湿热内蕴而兼风湿表证者，症见遍身肢节烦痛，或肩背沉重，或脚气肿痛；犀角地黄汤（犀角、生地黄、芍药、牡丹皮），具有清热解毒、凉血散瘀之功效，主治热入血分证。湿热蕴结证，主症为起病略缓，四肢困重无力，身热不甚，头重如裹，或身有暗红色斑，肌肤肿痛，口干黏腻，渴不多饮，食少纳呆，胸脘痞闷，腹胀便溏，小便短赤，舌红苔腻，脉滑数。治法：健脾祛湿，补肾活血，佐以滋阴清热。方药：香砂六君子汤（人参、甘草、茯苓、白术、木香、砂仁），治疗肌痹脾胃气虚、痰阻气滞所致之证；茯苓散（茯苓、黄芪、白芍、炮附子、牛膝、白术、石斛、当归、沉香、桂心、川芎），具有健脾清热祛湿的功效，治疗肌痹湿热蕴结之证；六味地黄丸（地黄、山萸肉、生山药、丹皮、茯苓、泽泻），三补三泻，功用滋阴补肾，加入知母、黄柏可滋阴清热；桂枝茯苓丸（桂枝、茯苓、丹皮、桃仁、芍药），具有活血、化瘀、消癥之功效，治疗肌痹瘀象明显的证候。应用以上方剂酌情加减用之。

寒证（缓解期为主），主要包含寒湿闭阻证以及脾肾阳虚证。寒湿闭阻证，病程迁延，阳虚生寒，或素体阳虚复感寒湿之邪，或寒湿闭阻，主症可见形寒肢冷，肌肉疼痛，麻木不仁，手足肿胀，倦怠乏力，四肢不举，纳谷不香，或见皮肤暗红色斑片，质干欠润，舌质淡暗，苔白，脉沉细。治法：温阳祛寒，建中除湿，活络通脉。方药：桂枝附子汤（桂枝、附子、生姜、甘草、大枣，出自《伤寒论》），具有祛风温经、助阳化湿之功效，主治伤寒八九日，风湿相搏，身体疼烦，不能自转侧，不呕不渴，脉浮虚而涩者；小建中汤（芍药、桂枝、炙甘草、生姜、大枣、饴糖），可温中缓急，治疗肌痹中焦虚寒、肝脾不和证；生化汤（当归、川芎、桃仁、生姜、甘草），则侧重肌痹血虚寒凝、瘀血阻滞证。应用以上方剂酌情加减用之。脾肾阳虚证，病情日久，耗伤正气，脾阳不振，肾阳虚衰而症见肌肉萎缩无力，尤以四肢酸无力为著，畏寒肢冷，脘腹胀满，纳呆少食，便溏溲清，舌淡苔白，脉沉或弱。治法：温补脾肾，强健"作强"，调补"中洲"。方药：肾气丸（干地黄、山药、山萸肉、泽泻、茯苓、丹皮、桂枝、附子），温肾阳为主；四神丸（补骨脂、五味子、肉豆蔻、吴茱萸、生姜、大枣），则温补脾肾；六君子汤（人参、茯苓、白术、甘草、陈皮、半夏、生姜、大枣），则侧重健脾，注意酌情加减用之。

## 五、辨治肌痹的辨治思路

### （一）圆机活法

整体观念和辨证施治是中医最重要的特色,概括为四个字就是理、法、方、药,其中最重要的就是理和法。圆机活法就是辨证论治的精髓,准确把握"证""法",才能做到有是证用是药。圆机,就是不断丰富自己的理论,充实自己,丰满自己,做到灵活运用各种手段和方法,尤其是作为一名中医医师,除灵活掌握中医的基础理论和方药外,更重要的是学会利用西医的手段,帮助我们诊治疾病,更好地进行辨证论治。活法,就是根据临床辨证的结果,灵活应用方法去治疗疾病。《素问·至真要大论》言:"寒者热之,热者寒之,微者逆之,甚者从之,坚者削之,客者除之,劳者温之,结者散之,留者攻之,燥者濡之,急者缓之,散者收之,损者温之,逸者行之,惊者平之,上之下之,摩之浴之,薄之劫之,开之发之,适事为故。""热因寒用,寒因热用,塞因塞用,通因通用。"《素问·阴阳应象大论》曰:"其高者,因而越之;其下者,引而竭之;中满者,泻之于内。"除此之外还有三因制宜等等,灵活掌握各种治法,与"圆机"相结合,才能不断地提高自己。比如在肌痹的治疗中,我们应该紧紧抓住肌痹脾肾阳虚的内因,根据病情的风、寒、湿、热的比重,灵活运用药物,达到"阴平阳秘"。肌痹相对应的西医疾病为皮肌炎,临床中部分皮肌炎的患者往往不一定出现肌肉疼痛,而以皮疹为主,这时除围绕皮疹的治疗之外,更应该抓住肌痹脾肾两虚的本质,给予补肾健脾之品。通过丰富的理论和手段,以及中西结合以"圆机",根据不同的"证"以"活法",这才是辨证论治最好的体现。

### （二）关注证候的演变（从化）

中医重视阴阳和五行学说,认为天地间的一切物质都是不断地运动和变化着的,世间的万物互相依存,又互相制约,在动态中保持内外环境和外在状态的平衡。这种不断运动变化并有生克制化的思想称之为"动变制化"思想,正如《黄帝内经》中"亢则害,承乃制""阴平阳秘,精神乃至"。中医注重"治未病",其中一个重要的方面就是知晓疾病发展的方向,或者在动态变化过程中发现疾病性质的变化,认识到病邪不同可以引起不同的疾病,即使病邪相同也可以引起不同的疾病,即病邪虽同,从化各异,从阳化热,从阴化寒,这就是从化学说。在肌痹辨治的过程中,脾肾两虚是肌痹的根本病机,治疗上应以温补脾肾为主;但是肌痹病程较长,除可感受热邪而表现为热象之外,还有一部分患者可出现从阳化热之征,或者出现即将化热的趋势,因此在治疗上除补肾健脾之外,应根据热象的多少适当加入清热散结之品。这是从化学说在治疗肌痹过程中的具体体现。

**(三)补益脾肾,活血通络贯彻始终**

阎小萍教授认为脾肾两虚是肌痹最根本的病因病机。"脾主身之肌肉",脾虚则肌肉失养,四肢痿痹失用;肾主骨,为先天之本,肾虚则骨痿,先后天相互关联,故肌痹可见肌肉关节疼痛。因此阎小萍教授在辨治肌痹之时,以补肾健脾为本,贯穿治疗之始终。在治疗的过程中,补肾可分为补肾阳、滋肾阴,补肾阳常用狗脊、川续断等,滋肾阴常用熟地黄、山茱萸等;健脾亦有滋脾阳和滋脾阴,滋脾阳常用白术、党参等,益脾阴的药物常用山药、白扁豆等;此外阎小萍教授善用兼具补肾健脾之品,常用补骨脂、附子、砂仁等。

另一个需要注意的方面就是活血通络,阎小萍教授强调应将活血通络贯穿肌痹治疗的始终。阎小萍教授认为,肌痹常缠绵难愈,病程日久则邪易入络,经络不通,气血不和,进一步造成并加重脾肾两虚,加重肌痹的症状。可以说"瘀"既是肌痹的致病因素,又是肌痹病程中的病理产物。在治疗上常用活血通络的药物,如炙山甲、泽兰等;此外阎小萍教授还注意藤类药物的运用,如青风藤、络石藤、鸡血藤、海风藤、忍冬藤等,取"藤蔓达肢节"之意,具有较好的临床疗效的同时,安全性亦较为可靠。

# 第八节 / 治未病更应关注 健脾和胃法的运用

"治未病"思想在中国古代就已被提及。"治未病"一词首见于《素问·四气调神大论》,"是故圣人不治已病治未病,不治已乱治未乱,此之谓也。夫病已成而后药之,乱已成而后治之,譬犹渴而穿井,斗而铸锥,不亦晚乎!"体现出古人在很早以前就有了"未病先防""既病防变"的思想。阎小萍教授在长期诊治风湿病之时,运用健脾和胃法遣药处方之时处处体现着治未病的思想。

## 一、对"治未病"的认识

阎小萍教授在风湿病诊治过程中,非常重视中医经典理论对临床实践的指导作用,是"读经典、做临床"的具体实践者,尤其对《黄帝内经》《难经》《伤寒论》《金匮要略》等著作推崇备至,每以经典为据,诊法思路清晰,条理分明。阎小萍教授根据《黄帝内经》《金匮要略》经典理论,在风湿病诊治中强调"治未病"思想。风湿病的发生乃因正气不足,腠理不密,卫外不固,外感风、寒、湿、热之邪,致使肌肉、筋骨、关节、经络痹阻,气血运行不畅,不通而痛,致筋骨、关节、肌肉出现疼痛、酸楚、麻木、肿胀、重着、屈伸不利、灼热等临床表现。"治未病",指要防患于未然,在疾病尚未发生和形成之时就采取相关措施,防止疾病的发生、发展和传变,正如《刺法论》"正气存内,邪不可干"及《评热病论》"邪之所凑,其气必虚"。"治未病"可在根本上杜绝或延缓风湿病的发生和发展。"治未病"主要体现在四个方面,即未病先防、既病防变、愈后防复、防药毒以及其他未病。

## 二、调理脾胃在治未病中的意义

### (一)脾胃调则五脏和

《金匮要略》开篇第一条即"问曰:上工治未病,何也? 师曰:夫治未病者,见肝之病,知肝传脾,当先实脾,四季脾旺不受邪,即勿补之。"《难经·七十七难》亦云:"所谓治未病者,见肝之病,则知肝当传之于脾,故先实其脾气,无令得受肝之邪,故曰治未病焉。"这句话其实是从五行生克制化关系阐述了脾在五脏中的地位,既提出了肝病日久必将传脾,同时也提出了防其传变的方法——实脾。但临床上远非如此,正如《医权初编》所言:"治病当以脾胃为先,若脾胃他脏兼而有病,舍脾胃而治他脏,无益也。又一切虚证,不问在气在血,在何脏腑,而只专补脾胃;脾胃一强,则饮食自倍,精血日旺,阳生而阴亦长矣。……是知脾胃实,诸病皆实;脾胃虚,诸病皆虚。"临床上治疗肝、心、肺、肾四脏疾病往往需与调脾紧密结合,如心脾气血两虚证,治当补益心脾、养血安神,方以归脾汤加减;肝脾不调证,治当调和肝脾、理气助运,方以柴胡疏肝散或归芍六君子汤加减;痰湿壅肺证,其本质在于脾湿生痰,上渍于肺,壅遏肺气,当燥湿化痰、理气止咳,以二陈平胃散合三子养亲汤加减治之;肺气虚,常以参苓白术散"补土生金"而善后;在水肿阴水辨治中,因脾阳不振,运化无权,土不制水所致的脾阳虚衰证,应健脾温阳利水,方以实脾饮加减。故李杲云:"其治肝、心、肺、肾,有余不足,或泻或补,惟益脾胃之药为切。"因此,治未病中"已病防变"的关键就在于复脾健运。

### （二）大病时顾护胃气即是保存生机

在诸脏病后期"邪去八九"之时，其实就是体内正气与邪气相互斗争的过程，此时症状虽看似消失，但从本质而言，邪气未尽，正气未复，诸脏多虚，此当补益脾胃，以防发生传变或并发他病，可选用四君子汤健脾益气。正如龚廷贤在《万病回春》中提出："大凡大病后，谷消水去，精散卫亡，多致便利枯竭，宜当补中益气为要。盖脾为中州，浇灌四旁，与胃行其津液者也。"古人云："留一分胃气，便有一分生机。"体现脾胃为气血生化之源，是正气的重要组成部分，与正复驱邪以及疾病的向愈有着十分密切的关系。因此，在病证即将痊愈之时，更应当重视脾胃的作用，防止疾病的复发。

临床上，阎小萍教授立足于脾胃的生理特点对此进行调摄，饮食切不可过饥过饱，多食五味清淡之物，以防蕴生湿热，伤脾碍胃，气机壅滞，更不可嗜食寒凉，阻遏阳气以致气机受阻；同时，应保持心情舒畅，忧思恼怒易伤肝损脾，使脾胃气机失常，不但影响疾病的预后，更会产生继发他病的不良后果。可以黄芪、党参、白术等药健脾益气，或以木香、砂仁行气醒脾以调理脾胃，做到固护后天之本，瘥后防复。

### （三）脾胃之气是正气的保障

疾病的发生发展取决于机体的正邪斗争，因此扶养正气就成了治未病的核心，而正气最重要的来源就是脾胃之气。因此在治未病时，阎小萍教授强调应把握"正气存内，邪不可干""先安未受邪之脏"这一关键。脾胃为气血生化之源，一身气机之枢纽。因此，脾运健，则不易生百病；脾运失常，则气血生化乏源，正气亏虚，百病始生。若气机升降失司，则会出现思则气结、怒则气上、悲则气消、恐则气下、喜则气缓等五劳七伤，特别是在现在的这一紧凑的工作生活环境中，面对日益增大的压力，人们容易产生紧张、焦虑的情绪，进而影响到一身脏腑的功能，使健康状况堪忧。因此,在治未病中"未病先防"这一环节,要抓住保养脾胃、固护脾胃之气为根本这一重点,方能将病防发,防微杜渐。

脾胃为五脏六腑之本。脾胃运化功能正常,则气血生化有源,正气充,进而脏腑功能强健,邪无所伤;若脾衰则四脏俱衰,百病丛生。因此,中医治未病应注重脾胃,并把握各个阶段的不同特点,未病先防在于不伤脾胃,既病防变在于复脾健运,瘥后防复在于补益脾胃。我们应当抓住疾病发生发展的全过程,运用中医学天人合一的整体观,因时、因地、因人制宜的动态辨证观,旨在发挥未病养生、预防为先,欲病失治、防微杜渐,已病早治、防治传变的预防作用。

# 第九节 / 健脾和胃法在
# 骨质疏松症中的运用

骨质疏松症(骨痿)属于痿证,类似于本病的症状早在《黄帝内经》中就有记载,书中有云"肾气热,则腰脊不举,骨枯而髓减,发为骨痿"。《素问·痿论》提出了"治痿独取阳明"的论点,阳明即是指"脾胃"而言,强调脾胃在治疗痿证中的作用。脾主运化,胃主受纳,脾胃将饮食水谷化生为水谷精微,并借心肺之气将水谷精微布散全身,润泽肌肤、滑利关节、充养筋脉、营养骨骸,从而使骨充、筋荣、肉满;若脾胃功能失常,则宗筋失养,纵缓不收,而见肌肉、关节痿弱不用,故见骨痿。可见骨痿与脾胃的关系十分密切,阎小萍教授在治疗骨痿(骨质疏松症)之时注重调和脾胃。

## 一、骨质疏松症的概念

骨质疏松症系指一种以骨量降低和骨微结构破坏,导致骨脆性增加,易发生骨折为特征的全身性骨病。其主要特点为单位体积内骨量减少,骨皮质变薄,骨松质骨小梁数目及大小均减少,骨髓腔增宽,骨骼荷载能力减弱。骨质疏松主要是由于骨强度减低造成的。任何个体的骨密度均是峰值骨量和骨丢失量两者的综合,骨质量主要包括骨结构、骨代谢转换、骨微损害和骨的矿化程度等。

　　骨质疏松症属于中医"骨痿"。骨痿,痿证之一,亦称"肾痿",症见腰脊酸软,不能伸举,下肢痿弱,不能行动,伴有面色暗黑,牙齿干枯等。其主要病机为:肾虚脾弱;年迈肾阳虚衰,肾精亏乏;正虚卫外不固,邪深伤肾;脾胃虚弱,气血化生乏源,精失滋荣,筋骨失养。

## 二、骨质疏松症的分类

　　骨质疏松症可发生于任何年龄,但多见于绝经后女性和老年人。骨质疏松症分为原发性和继发性两大类。原发性骨质疏松症包括绝经后骨质疏松症(Ⅰ型)、老年性骨质疏松症(Ⅱ型)和特发性骨质疏松症(包括青少年骨质疏松症等)。绝经后骨质疏松症一般发生在女性绝经后 5~10 年内;老年骨质疏松症一般发生于 70 岁以后;特发性骨质疏松症病因尚未明,包括青少年骨质疏松症,青壮年成人骨质疏松症,妇女妊娠、哺乳期骨质疏松症。继发性骨质疏松症指由任何影响骨代谢的疾病和 / 或药物及其他明确病因导致的骨质疏松。

## 三、辨证论治骨痿的遣方用药以及健脾和胃法的体现

　　针对骨痿,症见腰背腹痛,腰弯背驼,纳少腹胀,大便溏薄,肢体倦怠,少气懒言,面色萎黄,舌淡苔白,脉缓弱无力,阎小萍教授治以健脾益气、温阳补肾,方药异功散(党参、茯苓、白术、甘

草、陈皮）加减；若见脾虚便溏、便频者，可合用参苓白术散（扁豆、人参、白术、茯苓、山药、甘草、莲肉、砂仁、薏苡仁、桔梗）；若见鸡鸣泻，伴见完谷不化者，可合四神丸（补骨脂、吴茱萸、肉豆蔻、五味子）加减。异功散出自《小儿药证直诀》，四君子汤加陈皮而成。四君子汤中人参为君，为补气的常用药，补脾肺之气；白术为臣，苦温助脾胃运化，又可燥湿；茯苓益气健脾渗湿，白术、茯苓相伍，可苦燥除湿、淡渗利湿；甘草为佐使，配伍陈皮理气健脾，共奏益气健脾、行气化滞之功。参苓白术散出自《太平惠民和剂局方》。方中人参、白术、茯苓益气健脾渗湿为君。配伍山药、莲子肉，助君药以健脾益气，兼能止泻；并用白扁豆、薏苡仁，助白术、茯苓以健脾渗湿，均为臣药。更用砂仁醒脾和胃，行气化滞，是为佐药。桔梗宣肺利气，通调水道，又能载药上行，培土生金；炒甘草健脾和中，调和诸药，共为佐使。综观全方，补中气、渗湿浊、行气滞，使脾气健运，湿邪得去，则诸症自除。四神丸为温补脾肾之阳的常用方剂，出自《内科摘要》。方中重用补骨脂辛苦性温，补命门之火以温养脾土，《本草纲目》谓其"治肾泄"，故为君药；臣以肉豆蔻温中涩肠，与补骨脂相伍，既可增温肾暖脾之力，又能涩肠止泻；吴茱萸温脾暖胃以散阴寒；五味子酸温，固肾涩肠，合吴茱萸以助君、臣药温涩止泻之力，共为佐药。用法中姜、枣同煮，枣肉为丸，意在温补脾胃，鼓舞运化。诸药合用，共奏温补脾肾之阳之功。骨质疏松（骨痿）的诸种证候均可伴见瘀血证，故在辨治中均应酌情加入活血通络的药物，如丹参、红景天、大黄、红花、桃仁、地龙、牛膝、泽兰等。

## 四、单味中药在辨治骨痿中作用的思考

补肾药在骨痿的辨治中应用广泛，常用补肾药有山茱萸、蛇床子、淫羊藿、补骨脂、骨碎补、续断、鹿茸、杜仲、女贞子、五味子、熟地等。其中大部分药味都有相关的药理研究，举例如下。山茱萸水提液确定能使小鼠抗疲劳能力增加，显著提高小鼠的

骨钙、骨磷含量,抑制骨吸收,改善小鼠的骨质疏松状况。研究结果发现,淫羊藿使去卵巢大鼠胫骨干骨小梁体积、厚度、密度增加,连接性增强,骨松质变得致密,骨的量和质都获得改善,机械性能增强;对去势雄性大鼠早期应用淫羊藿可防止骨量丢失。长期应用淫羊藿虽不能明显增加骨量,但能防止骨量丢失并提高骨结构性能。续断含药血清具有刺激骨基质蛋白(碱性磷酸酶、骨钙素)生成和分泌的作用,并具有刺激成骨细胞增殖作用;续断提取液使去卵巢大鼠骨量明显增加,骨结构明显改善,表明续断对骨质疏松症具有部分治疗作用。有研究发现,蛇床子总香豆素可以对抗连续使用糖皮质激素和切除卵巢两种模型动物的骨质疏松,能够预防腰椎、股骨上段骨密度丢失,使骨小梁面积明显增加,矿化沉积率增高。

　　除补肾药治疗骨质疏松症外,健脾益气之药亦有治疗骨质疏松症的作用。常用的健脾益气药有黄芪、甘草、葛根等,都有健脾胃、益气血、填精髓之意义。黄芪能促进胶原蛋白合成增加,抑制破骨细胞的功能,促进成骨细胞分泌类骨质,具有补骨的功效,还可抵抗氢化可的松对骨骼的不良影响,防治类固醇性骨质疏松症,对于原发性、继发性和外伤特发性骨质疏松症都有较好的效果。观察葛根对去卵巢骨质疏松模型小鼠的骨密度和骨组织结构的作用,可知低剂量葛根显著抑制了雌激素缺乏所致的股骨骨密度下降;中剂量则完全抑制了这种下降;高剂量显著增加了骨密度、骨量和骨小梁宽度,其作用强度与雌二醇相当。据报道,甘草治疗老年骨质疏松症引起的疼痛有较好疗效;因疼痛不能翻身的患者,服用甘草附子汤(炙甘草、白术、炮附子、桂枝)数日后可借助外力活动,多数患者可简单料理日常生活。

　　祛瘀血、通经络中药同样具有治疗骨质疏松症的作用,如丹参、大黄、锦鸡儿、红景天、地龙、牛膝等。锦鸡儿含有较多量的异黄酮和二苯乙烯类成分,对去卵巢大鼠的骨质疏松症具有预防作用,对子宫可能具有较弱的雌激素样效应。研究表明,红景天有效成分红景天苷可通过促进成骨细胞中 BMP-2 的表达,提高成骨细胞的分化增殖,上调碱性磷酸酶活性和胶原合成,显著增加成骨性骨形成,显著逆转去卵巢大鼠的骨量丢失,发挥抗骨质疏松的作用。

## 五、常用中成药在治疗骨痿中的作用

中成药因为服用方便,疗效肯定,副作用少,故在治疗骨质疏松症的临床实践中被越来越多的医生和患者们喜爱。临证常用的中成药仙灵骨葆胶囊、六味地黄丸、骨疏康胶囊、金匮肾气丸、知柏地黄丸、金天格胶囊、强骨胶囊、左归丸、右归丸等,都具有调节骨代谢治疗骨质疏松症的作用。仙灵骨葆胶囊改善骨质疏松的骨小梁结构,提高血清生长激素水平,增加骨密度,具有促进骨形成抑制骨吸收的功效。金天格胶囊主要成分是人工虎骨粉,具有健骨作用。其含有多种有机成分,可促进骨形成,使骨密度和强度增加,抑制骨吸收。六味地黄丸能滋补肝肾、壮骨荣筋,具有治疗骨质疏松症的作用;若阳虚可选用金匮肾气丸,若阴虚兼有热象可选用知柏地黄丸等。骨疏康胶囊能补肾益气、活血壮骨,可促进骨形成、抑制骨吸收,双向调节骨代谢,增加骨强度,改善骨质量。

应用中成药也要注重君、臣、佐、使相伍为用。一种中成药往往是针对疾病的一种证候而立,而疾病的临床表现往往是错综复杂的。为此,我们如果只选用一种中成药去治疗某种疾病,势必会有力单势薄的倾向。故于临证时选用数种中成药,君臣佐使相伍为用,往往会起到更为全面的、理想的临床疗效。选用仙灵骨葆胶囊治疗骨质疏松,为防其补药多,久服化热,故配伍性偏凉、可缓解挛急性疼痛,又有保肝作用的白芍总苷胶囊为臣药,效果更佳;若患者平素纳呆食少,或见便溏倦怠等脾虚之象,可同时配伍香砂六君丸或参苓白术丸为佐使,则更显卓效。联合应用中成药效果突出,但绝非简单相加,尤要注意不同中成药中同种药物的合剂量是否超量,其毒副作用有否叠加。

另外要注意内治外治相结合。骨质疏松症最突出的症状为疼痛，常表现在肌肉、骨、关节、肌腱等，可配合外治方法，如外用骨痛贴、远红外灸、热帖等，内外兼治，缓解疼痛症状等，效果好见效快。

# 第十节 / 用"益脾阳，滋脾阴，健中土"辨治风湿病

《素问·阴阳应象大论》云："阴阳者，天地之道也，万物之纲纪，变化之父母，生杀之本始，神明之府也，治病必求于本。故积阳为天，积阴为地。"中医学认为，自然界的阴阳属性是自然界的根本规律，是事物内在的基本属性。这种属性是对立的，同时也是无限可分的，正是因为这种属性，人体五脏也有其阴、阳两个方面，脾也有脾阴与脾阳的概念。阎小萍教授认为，风湿病发病的根本在肾，肾主骨生髓、为先天之本，脾主运化水液及水谷精微、为后天之本，先后天有着密不可分的关系，故在风湿病发病过程中，亦应当关注脾胃，风湿病可见"骨损、筋挛、肉削"，其中脾主肌肉也发挥着重要的作用，因此在诊治风湿病过程中十分重视后天脾胃，临证中注重"益脾阳，滋脾阴"。

## 一、脾阳与脾阴

### （一）脾阳与脾阴的涵义

脾阳者，乃脾气中具有温煦、推动、兴奋、升发等作用的成分。脾阴，则指脾气中具有凉润、宁静、抑制、沉降等作用的成分。具体而言，脾阴指脾本脏的阴精，是水谷所化生的营血、津液、脂膏之类，具有灌溉脏腑、营养肌肉、濡润筋骨、补益脑髓的作用。

### （二）"益脾阳"与"滋脾阴"

"益脾阳"即补益脾阳,针对脾阳虚之证而设,症见畏寒喜暖,形寒肢冷,纳食欠佳,腹泻便溏,甚至完谷不化,舌淡苔白滑,脉沉迟无力等。在《伤寒论》中记载有很多关于脾胃阳气不足的论述,并载有诸多方剂如苓桂术甘汤等;宋金元时期则强调了升脾胃之阳的重要性,在《脾胃论》中更是强调"脾胃不足之源,乃阳气不足,阴气有余";到了明清时期,张介宾提出了脾阳的概念,叶桂提出"太阴湿土,得阳则运"的说法。由此可见,历来医家在针对脾的证治中均十分重视脾阳,因此也有着较多的方药,其中具有代表性的方剂包括治中焦虚寒之理中汤,温中补虚之小建中汤,以及治阳虚之人中焦受寒、上冲心胸之大建中汤等等。

"滋脾阴"即滋养脾阴,针对脾阴虚之证而设,症见食少纳呆,食后腹胀,痞满不舒,形体消瘦,口干不欲饮,舌红少津,脉细数等。著名医家张仲景首创治疗脾阴不足之方,即麻子仁丸;清代著名医家唐宗海则正式提出了"脾阴"的概念,《血证论》云"土虚而不运,不能升达津液,以奉心化血,渗灌诸经。经云脾统血,血之运行上下,全赖乎脾。脾阳虚则不能统血,脾阴虚又不能滋生血脉。血虚津少,则肺不得润养,是为土不生金。盖土之生金,全在津液以滋之。脾土之义,有如是者"。文中指出了脾阴具有滋生血脉的功能。由此可见,脾阳固然重要,但是只有脾阴充足,才能助脾完成运化水谷和精微的生理功能。

## 二、辨治风湿病擅用"益脾阳,滋脾阴"相结合以健运中州

阎小萍教授在历代医家关于脾的论述之上,强调在风湿病中脾胃的重要作用,脾土旺则能胜湿,适当选用健脾和胃药物对

治疗有一定作用。正如唐宗海《血证论》云："脾阳不足,水谷固不化;脾阴不足,水谷仍不化也。譬如釜中煮饭,釜底无火固不熟,釜中无水亦不熟也。"可见脾阳与脾阴相互资助,相互依存,因此阎小萍教授十分注重脾之阴阳调和。

### （一）温运中土以益脾阳

李杲认为脾胃病的病因责之于"阳气不足",并根据《黄帝内经》"劳者温之""损者益之"的原则,进而形成了"益脾阳"的治疗大法。阎教授在临证辨治风湿病之时,十分注重温脾阳,在选药之时酌情配伍甘温（党参、白术、饴糖）、辛温（厚朴、草果）、辛热（附子、干姜）等药物。

甘温之品白术,归脾、胃经,可以补气健脾。《本草通玄》云："补脾胃之药,更无出其右者。土旺则能健运,故不能食者、食停滞者、有痞积者,皆用之也。土旺则能胜湿,故患痰饮者、肿满者、湿痹者,皆赖之也。土旺则清气善升,而精微上奉,浊气善降,而糟粕下输,故吐泻者不可阙也。"而且白术苦温燥湿,可治脾虚失运,水液失司之患。燥湿利水宜生用,补气健脾宜炒用,健脾止泻宜炒焦用。党参性甘平,平补脾胃,鼓舞脾阳,补中益气之品。《本草从新》云："补中益气,和脾胃,除烦渴。中气微弱,用以调补,甚为平妥。"饴糖,甘温,归脾、胃、肺经,可补中益气。与桂、芍、生姜为伍,以温中、缓急、止痛,如《伤寒论》小建中汤;配伍黄芪,即《金匮要略》黄芪建中汤;配伍当归可补血养血,如《千金翼方》当归建中汤;若中阳虚衰,阴寒内盛,又当与干姜、蜀椒、人参同用,以补虚温中、散寒止痛,如《金匮要略》大建中汤。厚朴,苦、辛、温,归脾、胃、大肠经,其主要的功效是行气宽中。相比之下,同样辛温的草果则兼具燥性,其行气力量较厚朴为弱。《本草正义》："草果辛温燥烈,善除寒湿而温燥中宫,故为脾胃寒湿主药。"辛热之品附子,能上助心阳,中温脾阳,下补肾阳,为"回阳救逆第一药"。但在临证中,阎小萍教授少用附子,因其性过于温热,且有毒性,仅于寒象较为深重时用之。干姜性热辛温,热性较强,同附子相似,常应用于寒性较深之疾。

### （二）补先天肾阳以养脾阳

阎小萍教授辨治风湿病注重补肾,重视补先天之本。脾与肾的关系是后天与先天的关系,后天与先天是相互资助,相互促进的。《景岳全书·脾胃》言:"水谷之海本赖先天为之主,而精血之海又必赖后天为之资。故人之自生至老,凡先天之有不足者,但得后天培养之力,则补天之功亦可居其强半。"正是基于先后天的密切关系,阎小萍教授在辨治风湿病常脾肾双补,补先天以养后天。其中最常用的是补骨脂。补骨脂,辛、苦、温,归肾、脾经,功用补肾壮阳,固精缩尿,温脾止泻,纳气平喘,用治脾肾阳虚五更泄泻,常与五味子、肉豆蔻、吴茱萸同用,如四神丸。再如益智仁,李时珍谓"脾主智,此物能益脾胃故也",其能温阳培本,温补脾肾。此外蕴含"补肾阳以温脾阳"之意的药物还包括附子、砂仁等。

### （三）主以甘平滋养脾阴

而针对脾阴不足,阎小萍教授认为不可滋腻补益,当主以甘平。《素问·五脏生成》云"脾欲甘",然甘有甘寒、甘凉、甘温、甘淡之别。脾阴不足应治以甘淡育阴,使受伤之脾阴得以和缓滋润。阎小萍教授善用甘淡育阴法、甘寒柔润法、酸甘化阴法。其中甘淡育阴法最常用,盖甘能益脾阴,淡能泄湿,甘淡相合,寓补于泻,而且补而不峻,利而不猛,能生津化液又不碍脾运。常用药物有山药、莲子、白扁豆、茯苓、薏苡仁、黄精等。山药,归脾、肺、肾经,本品甘平,既补脾气,又补脾阴,不热不燥,补而不腻。莲子,甘、涩、平,功用补脾止泻,益肾固精,养心安神,常用于脾虚久泻、食欲不振等。《本草纲目》曰:"莲之味甘气温而性涩,禀清芳之气,得稼穑之味,乃脾之果也。"常与人参、茯苓、白术等同用,如《太平惠民和剂局方》之参苓白术散;若治脾肾两虚,久泻不止者,可与温补脾肾、涩肠止泻之肉豆蔻、补骨脂等同用。扁豆,《本草纲目》云:"其性温平,得乎中和,脾之谷也。入太阴气分,通利三焦,能化清降浊,故专治中宫之病,消暑除湿而解毒也。"扁豆、山药均能健脾益气,且药性平和,乃平补之品。但山药兼能益气养阴,性涩固肾;然扁豆气香能化湿,为健脾除湿良药,且能消暑解毒,又非山药能及。茯苓,甘、淡、平,补益脾阴,健脾渗湿。《药品化义》云:"味独甘淡,甘则能补,淡则能渗。甘淡属土,用补脾阴;土旺生金,兼益肺气。"最后一味黄精,功用滋阴润肺、补脾益气,为平补气阴之良药。山药、黄精均味甘、性平,能益气养阴而为平补肺、脾、肾三经之良药。但山药兼涩性,适用于脾虚便溏、肺虚喘咳之证,且山药入肾经,可治肾虚之症;黄精则滋阴润燥之力胜于山药,脾虚便溏者忌用,而阴虚燥咳及脾胃阴伤之口干食少、大便燥结、舌红无苔者多用之。

甘寒柔润法,此法首创于缪仲淳,提出"法当用甘寒,不当用苦寒",常用沙参、麦冬、石斛、生地黄、白芍等药物。酸甘化阴法,常以甘药守中,滋阴悦脾,佐以酸能生津增液,酸甘而能化阴,使阴液易充。甘味药以山药为主,酸药以乌梅、五味子为辅。除此之外,阎小萍教授强调,在"滋脾阴"之时要注意配伍行气之品,气畅则补而不滞,防止滋腻之品壅滞,常配伍陈皮、枳壳、砂仁等。

### (四)"益脾阳,滋脾阴"相伍为用

《素问·阴阳应象大论》云:"阴在内,阳之守也;阳在外,阴之使也。"脾阴和脾阳相互依存,互根互用。风湿病患者阴阳虚实错杂,在脾之阴阳两虚兼并之时,单用温燥可致燥湿伤阴,脾阴更亏;若一味滋润,则可滞腻恋湿,有碍脾运。故当用温中益阴法,使之温而不燥,滋而不腻,生而能化,守而能运,脾阴脾阳各复其常。也正因如此,阎小萍教授在诊治风湿病之时十分注重"益脾阳,滋脾阴"相伍为用。常用药对及方剂如下。

1. 白术配山药 白术,始载于《神农本草经》。其性甘温,入脾经,功用补气健脾,渗利水湿,止汗安胎,方如《金匮要略》

苓桂术甘汤。阎小萍教授认为,白术气性味芳烈,系纯阳之物,可振脾阳之气,治疗脾阳虚引起的中焦虚寒、水湿内停等证具有很好的效果。而山药,原名薯蓣,甘平,归脾、肺、肾经,既补脾气,又补脾阴,同时益肾阴,温补而不骤,微香而不燥。白术温脾,以"益脾阳",山药柔润,以"滋脾阴",同时山药固肾阴,两药相互配合,相互制约,在临证之时,根据阴阳虚实选择适宜的用量,以使脾阳得温,脾阴得养。

2. **生薏苡仁配炒薏苡仁** 薏苡仁,性味甘、淡、凉,主入脾经,主要功用健脾,利湿,舒筋。薏苡仁根据炮制方法的不同,其主要功能也有所异。生薏苡仁性甘淡,微凉,可滋脾阴,清虚热;而炒薏苡仁,其性则偏温,可健脾温阳。阎小萍教授在临证诊治风湿病时常用此药对,并根据患者阴阳虚实的具体情况进行药量的调整,达到"以平为期"。除此之外,阎小萍教授多用薏苡仁,还因其能够祛风湿、利筋脉;且薏苡仁本身是一种食品,作用和缓,也符合阎小萍教授的用药习惯,即药性宜平和,用药宜安全。

3. **参苓白术散** 参苓白术散功用健脾益气、渗湿止泻。方中人参、白术、茯苓益气健脾渗湿,为君。配伍山药、莲子肉,助君药以健脾益气,兼能止泻;并用白扁豆、薏苡仁助白术、茯苓以健脾渗湿,均为臣药。更用砂仁醒脾和胃,行气化滞,是为佐药。桔梗宣肺利气,通调水道,又能载药上行,培土生金;炒甘草健脾和中,调和诸药,共为佐使。参苓白术在临床中主要用于脾虚湿盛之证,参苓白术散是在四君子汤中加入渗湿的药物,而其中也加入了既可补脾气,又可滋脾阴的山药以协助健脾运湿。阎小萍教授在诊治风湿病的过程中常将"参苓白术散"之意于方中体现。同时我们也可从此方中看到,健脾之时应配伍行气之品,方中砂仁行气化滞,桔梗宣通肺气,可以协助诸药共同起到"益脾阳、滋脾阴"之效。

《脾胃论》中云:"脾胃不足之源,乃阳气不足,阴气有余。"也正因如此,大部分医家认为脾常阳不足而阴有余。但阎小萍教授认为我们应该意识到脾阴对脾之生理作用的发挥乃至整个人体脏腑真元的存亡至关重要。人体每一脏都有阴阳两个方面，阴阳俱存才有形质之体，脾之阴阳俱存形成有形质之脾体，使脾运化水谷，升发清气。脾阴与脾阳，既相互制约，又相互依存，相互为用，维持相对的阴阳动态平衡，共同完成脾主运化、主肌肉、升清、统摄血液的作用，因此在临证中注意"益脾阳"与"滋脾阴"相伍为用。

# 第十一节 / 风湿病肌少症巧用健脾和胃

阎小萍教授在辨治风湿病时发现，在疾病晚期容易出现骨损、筋挛、肉削的临床表现，认为风湿病存在"因痹致痿"的现象，提出风湿病继发肌少症当从"痿痹"辨治，尤其在辨治风湿病时要关注"痹病欲痿"的时间窗，将治疗的靶点放在痹病欲发展为痿证之时，及早干预、及早治疗，防止其出现"骨损、筋挛、肉削、脊强"，减轻患者病痛及功能障碍，提高生活质量，降低"因痹致痿，几成废人"的发病率。

## 一、风湿病肌少症内涵

### （一）肌少症的概述

肌少症，又称为肌肉减少症，在 1989 年由美国医生首次命名提出。经过总结近 30 年的临床和科研成果，2018 年欧洲老年肌少症工作组更新了肌少症的定义，认为肌力是衡量肌肉功能的重要指标。

肌少症是一种进行性、广泛性的骨骼肌疾病，与跌倒、骨折、身体残疾和死亡不良后果的发生可能性增加有关。增龄是肌少症的主要原因，其他系统疾病如糖尿病、肝硬化、慢性心功能不全、肿瘤、抑郁症等或其他原因也会加速肌肉的流失。仅与年龄相关，无其他具体致病原因的肌少症，称之为原发性肌少症。除增龄外，具有其他致病因素的肌少症，称之为继发性肌少症。风湿病肌少症是指继发于风湿免疫疾病如类风湿关节炎、骨关节炎、骨质疏松、强直性脊柱炎、系统性红斑狼疮、银屑病关节炎等引起的骨骼肌肌肉减少的病症，属于继发性肌少症。

### （二）风湿病肌少症的特点及原因

风湿病容易侵犯关节、肌肉、肌腱、滑膜等组织，出现关节活动受限、四肢肌肉萎缩、肌力下降等肌少症的表现。德国研究证实，70 岁以上患有髋关节或下肢骨关节炎的女性出现肌少症的风险增加，骨关节炎肌少症患病率明显高于非骨关节炎女性患病率。风湿病肌少症具有较高的发病率，需引起风湿科医生的关注和重视，要早发现、早治疗，以延缓和阻止疾病的进展。随着对风湿病肌少症的不断研究，一般认为其形成原因可能与运动障碍、机体的慢性炎症、维生素 D 缺乏以及糖皮质激素的应用等有关。

1. 运动障碍 风湿性疾病多数会出现关节肿胀疼痛，关节时常处于制动状态、活动受限。活动不足会导致胰岛素抵抗，降低骨骼肌对胰岛素的敏感性，对葡萄糖的摄取下降，引起骨骼肌的氧化应激反应，释放大量活性氧物质，导致骨骼肌蛋白合成迅速减少，引起肌肉萎缩或功能障碍。

2. 慢性炎症 越来越多研究指出，炎症反应与肌少症的病理基础相关。研究发现，肌少症患者外周血 C 反应蛋白、白介素 -6 明显高于健康对照组，这可能与肌肉质量及肌力下降相关。肿瘤坏死因子以及白介素 -6 能够抑制肌细胞的增殖和分化而加剧肌肉分解，增加肌少症的发病率。

3. 维生素 D 缺乏 维生素 D 是一种脂溶性维生素，能够调节钙磷代谢并维持骨骼和肌肉的正常功能。研究发现，骨骼肌的功能（步速、站立能力）和肌力（握力、下肢肌力）与 25- 羟基钙化醇水平显著相关。类风湿关节炎伴肌少症患者的血清 25-羟基钙化醇水平低于无肌少症的患者。

4. 糖皮质激素的使用　对于风湿性疾病而言,糖皮质激素是一线药物,但长时间应用激素会带来相应的副作用。糖皮质激素通过减少蛋白质的合成及增加蛋白质的降解诱导骨骼肌的萎缩,并引起骨骼肌内脂肪堆积。研究显示,使用糖皮质激素治疗的类风湿关节炎患者患肌少症的风险更大。

### （三）风湿病肌少症的诊断与治疗

1. 风湿病肌少症的诊断　风湿病肌少症的诊断首先应明确风湿病的诊断。类风湿关节炎、骨质疏松症、骨关节炎、系统性红斑狼疮、强直性脊柱炎、银屑病关节炎、纤维肌痛综合征、风湿性多肌痛等均可采用相应的国际分类标准明确诊断。如果患者出现跌倒、自觉虚弱、行走缓慢、从椅子上站起来有困难,或体重减轻、肌肉萎缩等症状时,需要识别存在肌少症的可能,并完善相关肌力、肌量、体能等的检测。肌少症的确诊可参考 2018 年肌少症诊断标准:①肌力低下;②肌量或肌质低下;③体能低下。符合标准①,可能是肌少症;符合标准①,并满足标准②,可以确诊为肌少症;①、②、③均满足,可诊断为严重肌少症。

2. 风湿病肌少症的治疗　风湿病肌少症的治疗原则为早期、规范、个体化治疗。首先应针对风湿病进行治疗,根据风湿病的活动情况选择相应的药物治疗,尽快控制各风湿病整体活动度评分,以达到完全缓解或降低疾病活动度状态。

肌少症的治疗以营养治疗、药物治疗及运动治疗为主。其中最有效的是运动治疗。运动是获得并保持肌量和肌力最为有效的方法之一。常用的运动方法有阻抗运动、有氧运动。阎小萍教授在诊治风湿病时倡导体育医疗,既可以改善风湿病本身的关节症状,又可以预防和延缓肌少症的发生发展。营养治疗常选择补充优质蛋白、维生素 D、长链多不饱和脂肪酸,以及抗氧化营养素如维生素 E、维生素 C、硒等增加肌肉及骨骼的力量。

目前尚没有针对肌少症的药物,部分治疗其他系统的可能使肌肉获益的药物逐渐适用于肌少症,如同化激素、选择性雄激素受体调节剂,睾酮;生长激素类药物,肌肉生长抑制素抗体;血管紧张素转换酶抑制剂等药物。

风湿病肌少症的治疗是药物治疗联合运动治疗及营养治疗的有机结合;风湿病的治疗以药物为主,肌少症的治疗以运动联合营养为主。

## 二、中医风湿病肌少症——"痿痹"

现代名老中医焦树德教授结合多年临床体会,把关节变形、骨质受损、筋挛肉倦、屈伸不能、活动受限、几成废人的痹病,冠之以"尪痹"病名。阎小萍教授认为其发病机制是因肾亏阳虚,寒湿之邪深侵入肾,致骨损、筋挛、肉削,与类风湿关节炎晚期、强直性脊柱炎晚期、大骨节病后期、骨质疏松后期等疾病的临床表现相仿,尪痹中的筋挛、肉削更是与风湿病继发的肌少症不谋而合。阎小萍教授在秉承焦树德教授的学术思想基础上,提出在辨治风湿病时当关注风湿病继发肌少症,关注"痹病欲痿"的辨治时间窗。在临证当中要四诊合参辨"欲痿"——肌力减低、肌肉萎缩的临床特点,将治疗的靶点放在"痹已成,而未尪、未倦、未痿之时",及时减轻患者病痛、减轻关节功能障碍。痹致骨损,应尽早给予平补、缓补、协补之法以补肾壮骨;痹致筋挛,应尽早给予柔肝、滋肝、疏肝之法以养肝荣筋;痹致肉削,应尽早给予健脾渗湿、和胃开胃、荣肌充肉之法促进气血肌肉的充盈。在辨治痹病时,阎教授从始至终关注脾胃的调和,注重调理脾胃药物的配伍,时刻关注疾病的动态发展,在疾病早期就贯穿"既病防痿"的学术思想。

在中医学中并没有"风湿病肌少症"的记载,现多将风湿病归属于"痹症"范畴,将"肌少症"归属于"痿证"范畴。单纯的痹症或痿证都不能囊括风湿病肌少症的实质内涵,当从经典文献中探寻更加契合的病名。

《医学入门》云:"痹属风寒湿三气侵入而成,然外邪非气血虚则不入,此所以痹久亦能成痿。"清代李用粹《证治汇补》曰:"痹久成痿。"可见痹症日久容易形成痿证,"因痹致痿"与"风湿病肌少症"高度吻合,因此阎小萍教授提出"风湿病肌少症"归属于中医学中"痿痹"范畴。李满意教授提出痿痹有狭义和广义之分,广义的痿痹是指痿证和痹证的合称。如《医方考·痿痹门》云:"痿、痹,二病也。今详《内经》,亦有称痹为痿者。故合而为一。"狭义的痿痹是指痹病日久,关节疼痛、肌肉萎缩、肢体失用并存的严重痹证,类似于现代医学的风湿病肌少症。

### (一)"痿痹"的病因病机

"痿痹"最早见于《黄帝内经》。《素问·气交变大论》云:"暴挛痿痹,足不任身。"因痹致痿的论述在《黄帝内经》中也有提及。《素问·痿论》曰:"有渐于湿,肌肉濡渍(渍),痹而不仁,发为肉痿。"指出因久居湿地感受湿邪,痹阻经络而致肉痿。《诸病源候论》云:"夫风寒湿三气合为痹。病在于阴,其人苦筋骨痿枯,身体疼痛,此为痿痹之病……诊其脉,尺中虚小者,是胫寒痿痹也。"指出感受风寒湿邪之后出现身体疼痛与筋骨痿枯并存之证,亦是"痿痹"之证。

阎教授认为"痿痹"的形成可归因于以下几点。①正气亏虚:脏腑功能减退或气血阴阳亏虚是痿痹发病的内因。宋代陈自明《妇人大全良方》曰:"若肾水亏损,不能滋养筋骨,或肝脾血虚,而筋痿痹。"②外邪侵袭:痹证的形成首先责之于外感风寒湿热之邪,因此痿痹的始动因素同样是外感邪气的侵袭。清代喻昌《医门法律》曰:"至于筋缓不收,痿痹不仁,因其风热胜湿,为燥日久,乃燥病之甚者也。"③内生病理产物:痿痹是痹病日久,络脉痹阻,肌肉、筋脉、骨骼失养、失荣所致。《医述》曰:"面色如土,四肢痿痹,屈伸不利者,风湿挟痰也。"气滞、痰浊、瘀血是痹病日久的病理产物,同时是痿痹发生发展的关键因素。

### （二）"痿痹"治疗原则

赵金铎曰："痹证久延，关节畸形，肌肉枯削，肢体萎废不用，与痿症极为相似。"关于痿痹的治疗历代医家各有论述，针灸、导引、方药、外洗等方法不断丰富。如《针灸甲乙经》记载针灸治疗本病："肤痛痿痹，外丘主之。"《诸病源候论》云："左右手夹据地，以仰引腰五息止，去痿痹，利九窍。"用导引法治疗本病。

《素问·痿论》云："论言治痿者，独取阳明……阳明者，五脏六腑之海，主润宗筋，宗筋主束骨而利机关也。"即通过健脾和胃的方法治疗痿证。我们熟知四肢关节活动需要肌肉、骨骼、肌腱等的协调运作。虽脾主四肢肌肉，但治疗痿痹切不可单从"脾胃"论治，需结合肝主筋、肾主骨、肺主宣发肃降、心主血脉，整体辨证施治，不可偏安一隅。阎小萍教授在总结先贤诊疗经验的基础上，提出在治"痹"同时要关注"痿"的辨治，当以补肾壮骨为君，健脾充肌为臣，佐以养肝荣筋，使以祛邪活络，实现治则治法及脏腑辨治的君臣佐使。

1. 补肾填精壮骨　《中西汇通医经精义》云："盖髓者，肾精所生，精足则髓足，髓在骨内，髓足则骨强。"肾藏精主骨生髓，肾精充足则髓强骨健，手足强劲灵巧。《灵枢·本脏》云："视其外应，以知其内脏，则知所病矣。"故骨之荣与枯、健与痿皆反映了肾精之盈亏、肾气之盛衰。在治疗时不忘补肾填精，骨方能荣、能养、能健、能壮矣。在临证之时常选用炙鳖甲、龟甲、鹿角等血肉有情之品补肾填精、充髓壮骨。

风湿病的发生与五脏均有密切关系，最要者为肾脏的亏虚。阎教授认为没有肾虚就不会患风湿病，肾虚受邪是风湿病发生的重要原因，因此肾虚也是痿痹发生发展的重要因素。临证辨治痿痹时，要重视补肾壮骨，达到"正气存内，邪不可干"的作用。治疗上常选用补肾阳之狗脊、续断、杜仲、骨碎补、补骨脂等与补肾阴之熟地黄、桑寄生、女贞子、旱莲草、龟甲等配伍使用，达到阴阳协调、补肾壮骨之效。

2. 健脾益气，养血充肌　张志聪注解《素问·五脏生成》言："脾主运化水谷之精，以养肌肉，故主肉。"《太平圣惠方》曰："夫脾胃者，水谷之精化为气血，气血充盛，营卫流通，润养身形，荣于肌肉也。"肌肉的充盈有赖于脾胃水谷精微的滋养，肌肉充养正常则其他四体（皮、筋、脉、骨）的充养亦正常；另一方面，肌肉的收缩伸展运动对其他四体的功能有调节与推动作用，是脾胃为"中土之枢"在五体协调运动中的体现。

《素问·太阴阳明论》："脾病而四肢不用，何也？……今脾病不能为胃行其津液，四肢不得禀水谷气，气日以衰，脉道不利，筋骨肌肉，皆无气以生，故不用焉。"当脾胃功能失调时，运化水谷精微功能受损，不能荣养四肢筋骨肌肉，日久气血亏虚、脉道失养，四肢骨骼肌肉失用。痿痹病人常伴有四肢肌肉萎缩，甚至出现萎弱不用的表现，在临证中可选温运中土"益脾阳"的药物与甘平滋润"滋脾阴"的药物相伍为用，以达健脾益气、养血充肌之效。常选白术山药相须为用：白术温脾以助脾阳，山药柔润以滋脾阴，两药相合，相互制约，使脾阳得温，脾阴得养。生薏苡仁配伍炒薏苡仁：生薏苡仁甘淡微凉，可滋脾阴；炒薏苡仁其性偏温，可健脾温阳；二者兼可祛风湿利筋骨。

痿痹之发生发展以脾肾亏虚为本。虽以肾虚为前提条件，但久病必殃于脾，脾胃失健，湿从内生，又外受风寒湿邪，内外之湿相合困脾，更致黏滞之湿邪久羁不除，病程缠绵；加之长期服药，定有伤脾碍胃之嫌，气血生化乏源，不能充养肌肉，则可见肌肉痿软无用。因此在临证中可配伍应用健脾益肾、理气和胃之中药。通过补肾阳以助脾阳，可起到事半功倍之效，且可防方中滋阴养肾之药败胃，使中土不滞，则生化无穷。临证常用补骨脂、缩砂仁、淫羊藿、仙茅等。如补骨脂可补肾助阳又可温脾止泻；砂仁归脾、胃经，色黑入肾，可行气化湿健脾，《医林纂要》曰"润肾，补肝，补命门，和脾胃，开郁结"。

3. 精血同源，养肝荣筋　喻昌《寓意草》云："（痿痹）筋脉短劲，肝气内锢，须亟讲于金伐木荣之道。以金伐木，而木反荣，筋反舒。"表明肝脏与痿痹的关系密切。肝藏血、主筋,筋骨关节的活动有赖于肝血的濡养,血运于筋,筋骨得养,则舒缓自如。宋代陈自明《妇人大全良方》曰:"若肾水亏损,不能滋养筋骨,或肝脾血虚,而筋痿痹。"肝肾同源,在先天,肝肾共同源于生殖之精;在后天,肝肾同受后天水谷精微之充养。在痿痹的发病当中,肾虚首当其冲,肾精亏虚必会导致肝血不足,筋骨失养则萎弱不用、瘦削难展;肝血有赖于后天水谷精微的充养,肝脾血虚同样是筋痿痹形成的重要原因之一。因此在临证当中不仅仅要养肝荣筋,更要协同补肾壮骨、健脾充肌,一般选用桑寄生、川续断、当归、白芍、熟地黄、枸杞子、山茱萸、狗脊、女贞子、旱莲草等药物补益肝肾、养血荣筋。

4. 燮理肺机,活络通脉　在风湿病中,尤其在痿痹的后期,如类风湿关节炎、系统性红斑狼疮、系统性硬化症、干燥综合征、强直性脊柱炎等,常常出现肺间质纤维化或肺动脉高压,影响肺的宣发肃降功能,导致津液敷布失常,不能濡养四肢,出现咳嗽、胸闷、憋气等症状。这也是痿痹的发病机理之一。因此在临床上要关注痿痹继发的肺损害,在治疗上要着重调节肺的宣降功能。

《素问·经脉别论》所言:"饮入于胃,游溢精气,上输于脾,脾气散精,上归于肺,通调水道,下输膀胱。"肺主宣发肃降、通调水道,能够将水谷精微布散周身以濡养灌溉四肢,使四肢得养,肌肉、筋骨得充。若肺失宣降,则通调水道功能失调,水液代谢失常,水谷精微不能正常布散,炼液为痰,阻滞气血运行,导致筋骨失养。在临证中可选择调理肺气宣降的药物如苏梗、杏仁,可理气宽胸、降气化痰;又可选择入肺经、通肺络天冬、桑叶、丹参、青风藤配伍使用,引药入肺经,共奏润肺通络之效,临证中根据疾病的病机特点灵活选用。

清代程杏轩《医述》中记载:"痿证无寒,不可用热药,以灼其阴。痿属湿热,不可作风治,以风药多燥,而血更伤。当以清金、补精、养血为主。(朱丹溪)"从脏腑论治的角度分析,因肾藏精、主骨、生髓,故补精即可补肾壮骨填精;脾为气血生化之源,且肝主藏血,故养血补血即可健脾充肌、养肝荣筋;肺主宣发肃降,通调水道,清金即可清热护阴、通宣理肺,布散精微,以充肌养肌。在辨治风湿病继发肌少症(痿痹)时,当谨遵脏腑辨治原则,通过补肾、健脾、养肝、理肺治疗大法,兼顾痹病发作之时的外在诱因及内生之邪,酌情配伍祛邪利节、活血通络、调和营卫等治法,方可效如桴鼓。

# 第五章

# 基于频数统计阎小萍教授治疗
# 风湿病用药规律分析

## 第一节 / 总　　论

　　收集整理阎小萍教授于 2018—2020 年间在中日友好医院中医风湿病科门诊、北京中医药大学第三附属医院风湿免疫科门诊、航空总医院门诊、北京同仁堂中医医院门诊处方共 2 026 份，其中强直性脊柱炎 673 人次、类风湿关节炎患者 484 人次、骨关节炎 176 人次、干燥综合征 139 人次、骨质疏松 52 人次、痛风 50 人次、其他风湿病 452 人次。对以上处方进行用药统计分析，研究阎小萍教授用药规律。

　　采用设计的信息采集表对临床资料进行采集。并统计出治疗强直性脊柱炎、类风湿关节炎、骨关节炎、干燥综合征、骨质疏松症和痛风以及其他风湿病所用中药出现频次及比率。步骤如下。

　　将所有 2 026 份处方中的患者姓名、性别、年龄、诊断以及处方中的中药进行录入统计，并将所有处方中药物频率大于 20% 的中药进行统计，按照药物频率进行排序，形成表 5-1-1、图 5-1-1、图 5-1-2。分别统计出强直性脊柱炎、类风湿关节炎、骨关节炎、干燥综合征和骨质疏松的处方数目，处方中药物频率大于 20% 的中药，按照药物频率进行排序，并形成数据图，具体见第二至六节。

表 5-1-1　2 026 份处方用药数量及频率值表

| 药物 | 数量 | 频率值 | 药物 | 数量 | 频率值 |
|---|---|---|---|---|---|
| 青风藤 | 1 826 | 0.902 | 茯苓 | 915 | 0.452 |
| 防风 | 1 814 | 0.896 | 狗脊 | 857 | 0.423 |
| 桑寄生 | 1 759 | 0.869 | 知母 | 850 | 0.420 |
| 片姜黄 | 1 748 | 0.863 | 龟甲 | 754 | 0.372 |
| 桑枝 | 1 720 | 0.849 | 徐长卿 | 667 | 0.329 |
| 延胡索 | 1 716 | 0.847 | 鸡血藤 | 646 | 0.319 |
| 桂枝 | 1 698 | 0.839 | 鹿角霜 | 645 | 0.319 |
| 赤芍 | 1 685 | 0.832 | 泽泻 | 631 | 0.312 |
| 豨莶草 | 1 640 | 0.810 | 郁金 | 616 | 0.304 |
| 秦艽 | 1 631 | 0.805 | 炒杜仲 | 558 | 0.276 |
| 羌活 | 1 625 | 0.802 | 葛根 | 534 | 0.264 |
| 独活 | 1 602 | 0.791 | 连翘 | 523 | 0.258 |
| 伸筋草 | 1 377 | 0.68 | 生地黄 | 520 | 0.257 |
| 泽兰 | 1 179 | 0.582 | 土茯苓 | 506 | 0.250 |
| 川续断 | 1 151 | 0.568 | 山茱萸 | 441 | 0.218 |
| 骨碎补 | 986 | 0.487 | 络石藤 | 424 | 0.209 |
| 补骨脂 | 968 | 0.478 | 山药 | 378 | 0.187 |
| 炙鳖甲 | 921 | 0.455 | 黄芪 | 308 | 0.152 |

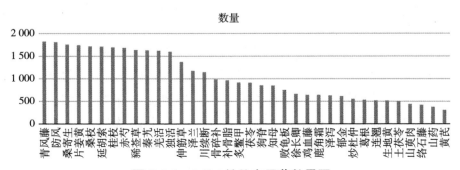

图 5-1-1　2 026 份处方用药数量图

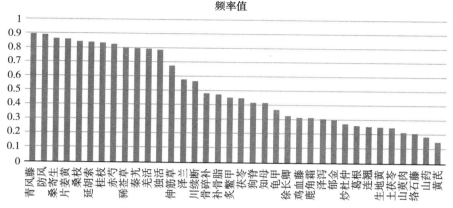

**图 5-1-2　2 026 份处方用药频率值图**

# 一、总体用药原则

## （一）补肾为主

肾为先天之本,随着年龄增长及疾病影响等诸多因素而渐亏,加之风、寒、湿、热之邪深侵入肾,致肾精亏损,肾之阴阳俱亏。肾主骨生髓,肾阳不足,肾失温煦,骨之生长失去动力;肾阴不足,骨失润养,而骨松质脆,易损易折;肝肾同源,可出现筋挛之证;脾肾又互为先后天,肾虚可导致脾虚,进一步出现肉削之状。故风湿病以补肾为立法之根本。在用药方面也体现得较为明显,如桑寄生(用药频率达 86.9%,用药频次为 1 759 次)、川续断(用药频率达 56.8%,用药频次为 1 151 次)、骨碎补(用药频率达 48.7%,用药频次为 986 次)、补骨脂(用药频率达 47.8%,用药频次为 968 次)、狗脊(用药频率达 42.3%,用药频次为 857 次)、鹿角霜(用药频率达 31.9%,用药频次为 645 次)、杜仲(用药频率达 27.6%,用药频次为 558 次)。可见补肾是阎小萍教授辨证风湿病的根本。

### （二）重视调和营卫

《黄帝内经》云"邪之所凑,其气必虚",在风湿病中亦是如此。卫气虚而营卫失和致风寒湿热之邪深侵,是风湿病发病的重要因素之一。因此阎小萍教授在辨治风湿病的过程中重视调和营卫。而卫气根于肾,卫阳来源于肾阳,故阎小萍教授临证处方中常加补骨脂、狗脊、杜仲等温补肾阳,滋养营卫之根;营卫的功能有赖于脾主运化精微水谷的滋养,通过健脾和胃来调和营卫,用药如茯苓(用药频率达 45.2%,用药频次为 915 次);此外,阎小萍教授还常用桂枝(用药频率达 83.9%,用药频次为 1 698 次)、赤芍(用药频率达 83.2%,用药频次为 1 685 次)、防风(用药频率达 89.6%,用药频次为 1 814 次)等直接调和营卫,益气固表,固护藩篱。

### （三）兼顾健脾和胃

阎小萍教授在辨治风湿病时十分重视脾胃,一则风湿病肾虚为本,可累及后天之脾;二则风湿病可直接损伤脾胃,造成脾胃失和;三则风湿病患者病程日久,经常服用非甾体抗炎药、糖皮质激素和免疫抑制剂,而这些药皆易损伤脾胃,祛风除湿、活血通络及苦寒清热之中药亦常伤脾败胃;四则痹病常因湿邪为患,健脾有利于湿邪的驱除。在遣方用药上,兼顾脾胃的药物有茯苓(用药频率达 45.2%,用药频次为 915 次);脾肾双补的补骨脂(用药频率达 47.8%,用药频次为 968 次);此外还有黄芪、山药等,使用频率也超过 15%。

### （四）注重祛邪利节,给邪以出路

风湿病病因复杂,病情多变,多是由于风湿病复杂的病理产物造成的,常见的病理产物包括"湿""痰""瘀""寒""风""热"等。①"湿"邪:《黄帝内经》云"风寒湿三气杂至,合而为痹",然风邪易散,寒邪易温,热邪易清,而湿性黏腻,不易速除。

健脾乃治湿之本,阎小萍教授临床上在使用羌活(用药频率达80.2%,用药频次为1 625次)、独活(用药频率达79.1%,用药频次为1 602次)、防风(用药频率达89.6%,用药频次为1 814次)等祛除外湿,同时还常用茯苓(用药频率达45.2%,用药频次为915次)、山药(用药频率达18.7%,用药频次为378次)等健运中土以绝内湿。②"痰"邪:风湿病中的"痰"邪包含很多概念,如痰饮、痰浊、痰核等。针对不同的痰邪选择适当的药物,如类风湿结节,即痰核,选用《医学心悟》之消瘰丸,以解郁柔肝、软坚散结,消痰核及肿块;或用《伤寒论》之五苓散,以利水渗湿、温阳化气;若感受湿热之邪,或寒邪郁久化热之肿胀者,可加《成方便读》之四妙丸,以清热利湿、舒筋壮骨。③"瘀"邪:在肾虚加寒湿之邪的寒性证候中,因寒湿为阴邪,易伤阳气,致寒邪内生,内外之寒均可致寒凝血瘀络阻而见血瘀的证候;在肾虚加湿热之邪入侵蕴结,或寒湿郁久转化所致的热性证候中,热为阳邪,易伤津耗血,致血凝血瘀阻络;或风湿病患者病程缠绵,病久入络,瘀血内生阻滞经络,更见瘀血证候。治疗上选用炙延胡索(用药频率达84.7%,用药频次为1 716次)活血行气,可"行血中气滞、气中血滞";泽兰(用药频率达58.2%,用药频次为1 179次)可行血、利水,其补而不滞,行而不峻,性质平和。④"寒"邪:寒邪较为深重时,常选用散寒通经的桂枝(用药频率达83.9%,用药频次为1 698次)等。⑤"风"邪:治疗风邪侵袭之时,常选用防风(用药频率达89.6%,用药频次为1 814次)、片姜黄(用药频率达86.3%,用药频次为1 748次)。一血一气,均入肝、脾经,防风兼入膀胱经,姜黄擅治风痹臂痛,活血行气,相互引领,祛风疗痹止痛效佳。⑥"热"邪:遇邪气郁久化热而见关节灼热者,选用疗风祛湿、清热的秦艽(用药频率达80.5%,用药频次为1 631次)、桑枝(用药频率达84.9%,用药频次为1 720次)等;若心火热盛,口舌生疮,或者关节肿热,痰热互结,可加入连翘(用药频率达25.8%,用药频次为523次)以清心火。

### （五）关注循经辨证

由于风湿病多伴有肢体关节疼痛症状,因此结合经络的循行部位进行辨证用药,常常能增强疗效。如大偻为足少阴肾经、足太阳膀胱经、督脉三经病变,故治疗常使用主入肾、肝经的桑寄生(用药频率达 86.9%,用药频次为 1 759 次),狗脊(用药频率达 42.3%,用药频次为 857 次),以补肝肾、壮督阳、强筋骨、祛风湿,以治其本;使用主入膀胱、肾经的羌活(用药频率达 80.2%,用药频次为 1 625 次)、独活(用药频率达 79.1%,用药频次为 1 602 次),祛夹脊而行的膀胱经之风湿之邪、通经止痛,以治其标;治"项背强几几"之葛根,既可以驱除伏脊之邪,又可解脊背僵痛之感,又因其气轻浮,鼓舞胃气上行,生津液而可升提阳明之气;对于腹股沟、鼠蹊部等肝胆经循行部位的疼痛,多用郁金(用药频率达 30.4%,用药频次为 616 次)、片姜黄(用药频率达 86.3%,用药频次为 1 748 次)疏肝理气、活血止痛,伴有髋关节疼痛者多用郁金等。

### （六）动变制化,从化学说

"动变制化"思想是指事物不断运动变化并有生克制化的思想。"从化学说"是指病邪虽同,从化各异,从阳化热、从阴化寒的疾病发展变化规律。阎小萍教授常说应重视其动变的趋向而防其变。如强直性脊柱炎肾虚督寒证,若见邪欲化热之势,则须减少温热之品,加入苦坚清热之品;遇已化热者,则宜暂投补肾清热法,待标热得清后,再渐渐转为补肾壮督祛寒之法以治其本。在治疗过程中要抓住"动变制化"和"从化"的疾病发展变化规律,明确疾病本质,根据不同主证加以辨证施治;还要明白由寒邪从化而来的热邪绝非单纯的温热之邪,运用寒凉清热之剂清除标热后,仍需以温热之药治本,方可不偏离主病机。

## 二、用药特点

### （一）阴中求阳,阳中求阴

阴阳互根互用,肾阴、肾阳均以肾中精气为其物质基础。肾阴虚日久可累及肾阳,肾阳虚日久亦可累及肾阴,病程久长易出现阴损及阳、阳损及阴的状态,即有阴阳两虚的表现。如在运用滋补肝肾时,注重以炒杜仲、川续断、狗脊等补阳之品,配伍具有滋阴之功的桑寄生、山萸肉、熟地等,达到阴阳双补、阴中求阳、阳中求阴的效果。

### （二）寒热并用

风寒湿热之诸邪气,乘机体虚弱之时由外侵入,留滞于经络、筋骨、关节,致使气血痹阻而为痹证。临床常见风湿病患者先为风寒湿痹,病情迁延郁而化热,故风湿病临床表现在某一阶段寒热之象可同时存在,或素体阳盛,或阴虚有热,感邪之后从阳化热;或有患者直接感受风热、湿热之邪形成热痹,又经过医者给予大剂寒凉之品以除其热,而寒凉之药久而伤阳致患者关节热尚未消,反增四末不温,出现寒热错杂之象。临床如见寒热并存之证,阎小萍教授常予方剂之配伍、药物之牵制、剂量之加减等寒热并用之法,使祛寒而不增内热、清热而不加内寒。在疾病尚未化热时,用桑枝、青风藤等性平防化热之品;当已出现从阳化热之时,方中又及时加用了络石藤、豨莶草、忍冬藤等,清泻湿热、通络之品并用,使热除、肿消、痛止。在应用偏于辛温的药物,如制附片、淫羊藿、桂枝等药的同时,必配适量知母或玄参,以两味甘寒之品制约桂、附等温药之燥热,以防燥热伤阴。

### （三）脏腑辨证,五脏为本

脏腑辨证在阎小萍教授的辨证体系里具有十分重要的地

位。在五脏之中,辨治风湿病时又各有侧重,总体而言,重视补肾、疏肝、健脾、清心、益肺这五个方面。具体到用药频率上,补肾的药物有桑寄生(用药频率达 86.9%,用药频次为 1 759 次)、川续断(用药频率达 56.8%,用药频次为 1 151 次)、骨碎补(用药频率达 48.7%,用药频次为 986 次)、补骨脂(用药频率达 47.8%,用药频次为 968 次)、狗脊(用药频率达 42.3%,用药频次为 857 次)、鹿角霜(用药频率达 31.9%,用药频次为 645 次)、炒杜仲(用药频率达 27.6%,用药频次为 558 次);疏肝的药物有秦艽(用药频率达 80.5%,用药频次为 1 631 次)、桑枝(用药频率达 84.9%,用药频次为 1 720 次)、片姜黄(用药频率达 86.3%,用药频次为 1 748 次)以及藤类药;健脾的药物有茯苓(用药频率达 45.2%,用药频次为 915 次)、补骨脂(用药频率达 47.8%,用药频次为 968 次);清心的药物有连翘(用药频率达 25.8%,用药频次为 523 次);益肺的药物有黄芪(用药频率达 15.2%,用药频次为 308 次)。

### (四)动静结合

所谓动静结合就是动药和静药相配伍,或者使用具有双向驱动、动静结合的药物。动即辛散走串之性,静即甘缓补滋之性。在治疗风湿病中,常用动静结合之药如狗脊、骨碎补、补骨脂等。狗脊,《本草经疏》言之:"是补而能走之药也。"其性苦能燥湿,甘能益血,温能养气,功效补益肝肾、除风湿、利关节、强腰膝。骨碎补,补肾又可活血;补骨脂,益肾固精,又可升脾胃之气。在补益脾胃之时,同样要重视动静结合。补脾有补脾气、温脾阳、益脾阴。白术、益智仁、补骨脂、炒薏苡仁等为常用补益脾气脾阳之药;山药、麦冬、沙参、玉竹、黄精、芦根等为补益脾阴之药,在应用补益脾气、脾阴之时尚需配伍理气行气之品,如陈皮、砂仁、木香、千年健、木瓜等,达到补而不滞的效果。

### （五）治未病，抓住"欲"的时间窗

在整个的用药统计中，补肾之品，如桑寄生用药频率达86.9%，用药频次为 1 759 次；川续断用药频率达 56.8%，用药频次为 1 151 次；骨碎补用药频率达 48.7%，用药频次为 986 次；补骨脂用药频率达 47.8%，用药频次为 968 次；狗脊用药频率达42.3%，用药频次为 857 次；炒杜仲用药频率达 27.6%，用药频次为 558 次；生地黄用药频率达 25.7%，用药频次为 520 次；山萸肉用药频率达 21.8%，用药频次为 441 次。可以看到阎小萍教授十分注重补肾，补肾也是阎小萍教授辨治风湿病的核心内容。一方面是因为阎小萍教授认为风湿病的发生以肾虚为本，另一个重要的方面是阎小萍教授认为早用补肾之法，可延缓疾病进展，防止骨破坏。在临床上，阎小萍教授经常提到"欲"的问题，如"欲尪""欲偻"。随着时代的进步，科学的发展，强直性脊柱炎和类风湿关节炎的检查手段不断丰富，我们可以识别早期病变，这些早期的疾病与阎小萍教授所提的"欲"概念相吻合。因此在风湿病的早期阶段，患者尚未出现明显肝肾亏虚如筋挛、肉卷、骨节变形时，就应用骨碎补、补骨脂、续断、桑寄生和鹿角霜、淫羊藿、熟地黄等补肾壮骨，未病先防。也因此在临床上，经阎小萍教授规范治疗多年的风湿病患者中，很少发生关节变形的情况。

## 三、重视健脾和胃法在用药上的具体体现

### （一）药物归经方面

归经理论，早在《内经》中已有萌芽，《素问·至真大要论》云："五味入胃，各归所喜攻；酸先入肝，苦先入心，甘先入脾，辛先入肺，咸先入肾。"归经是以脏腑经络理论为基础，以所治病证为依据而确定的。经络既是辨别疾病部位所在，也是中药作

用指向目标之一,因此凡是能够治疗某经疾病的药物,中医就将其归属于某经。在药物归经方面:片姜黄(用药频率达 86.3%,用药频次为 1 748 次),归脾、肝经,《现代实用中药》归其为芳香健胃药;防风(用药频率达 89.6%,用药频次为 1 814 次),归膀胱、肝、脾经,《医方集解·和解之剂》曰:"防风辛能散肝,香能舒脾,风能胜湿,为理脾引经要药";炙延胡索(用药频率达 84.7%,用药频次为 1 716 次),归肝、脾经,《医学启源》曰:"治脾胃气结滞不散,主虚劳冷泻,心腹痛,下气消食";秦艽(用药频率达 80.5%,用药频次为 1 631 次),归肝、胃、胆经,《本草求真》曰:"秦艽(山草)除肠胃湿热兼除肝胆风邪止痹除痛";伸筋草(用药频率达 68.0%,用药频次为 1 377 次),归肝、脾、肾经,《滇南本草》曰:"下气,消胸中痞满横格之气,推胃中隔宿之食,去年久腹中之坚积,消水肿";补骨脂(用药频率达 47.8%,用药频次为 968 次),归肾、脾经,《玉楸药解》曰:"温暖水土,消化饮食,升达脾胃……便滑诸证";茯苓(用药频率达 45.2%,用药频次为 915 次),归心、脾、肺、肾经,王好古曰:"泻膀胱,益脾胃";徐长卿(用药频率达 32.9%,用药频次为 667 次),归肝、胃经,《中国药植志》曰:"治一切痧症和肚痛,胃气痛,食积,霍乱";葛根(用药频率达 26.4%,用药频次为 534 次),归脾、胃、肺经,《医学启原》曰:"除脾胃虚热而渴";山药(用药频率达 18.7%,用药频次为 378 次),归肺、脾、肾经,《本草纲目》曰:"益肾气,健脾胃,止泄痢,化痰涎,润皮毛";黄芪(用药频率达 15.2%,用药频次为 308 次),归肺、脾经,《本草正义》曰:"黄芪,补益中土,温养脾胃,凡中气不振,脾土虚弱,清气下陷者最宜"。以上诸药虽无明确健脾和胃之功效,但通过行气、清虚热、下气等作用间接达到调理脾胃之作用,达到健脾和胃之目的。

## (二)药物药性方面

《素问·脏气法时论》曰:"脾苦湿,急食苦以燥之;脾欲缓,急食甘以缓之,用苦泻之,甘补之。"明确指出脾与五味的关系。在用药频率方面,片姜黄(用药频率达86.3%,用药频次为1748次),辛、苦、温;防风(用药频率达89.6%,用药频次为1814次),性辛、甘、微温;秦艽(用药频率达80.5%,用药频次为1631次),苦、辛、平;伸筋草(用药频率达68.0%,用药频次为1377次),微苦、辛、温;补骨脂(用药频率达47.8%,用药频次为968次),辛、苦、温;茯苓(用药频率达45.2%,用药频次为915次),甘、淡、平;徐长卿(用药频率达32.9%,用药频次为667次),辛、温;葛根(用药频率达26.4%,用药频次为534次),甘、辛、凉;山药(用药频率达18.7%,用药频次为378次),甘、平;黄芪(用药频率达15.2%,用药频次为308次),甘、微温。以上药物性味多属于辛、甘、苦。①具有辛味的药物。辛的作用可用五个字来概括,即散、宣、行、通、升。辛味药与脾的关系主要体现在"行""通""升"三个方面。②具有甘味的药物。"脾欲缓,急食甘以缓之",甘味的主要的作用可以用两个字概括,即补、和。补,以其甘主入脾胃,大凡补益之药均为甘味。脾胃为生化之源,后天之本,营卫气血津液皆从其出,故脾旺则正气旺,补益之品都必须通过脾胃运化才能达到全身。和,即缓和,包括缓和药性、缓和药势、缓急止痛、平和药性四个方面。需要注意的是,过服甘味之品易生湿,脾为湿困,致气滞纳呆。因此,服甘甜之品不宜过量,或配辛香之品同用。③具有苦味的药物。苦能泄、能燥、能坚阴、能杀虫。与脾相关的作用主要是"脾苦湿,急食苦以燥之"。

### (三)药物功效方面

在药物功效上,我们可以看到在用药方面,片姜黄(用药频率达86.3%,用药频次为1748次),破血行气、通经止痛,入肝、脾二经,善破肝脾二经的血瘀气结。防风(用药频率达89.6%,用药频次为1814次),具有发表、祛风、胜湿、止痛的功效,《长沙药解》云"行经络,逐湿淫,通关节,止疼痛,舒筋脉,伸急挛,活肢节,起瘫痪,……敛自汗、盗汗,断漏下、崩中"。可用于肝郁侮脾而致腹痛、腹泻,常配合白术、白芍等同用,例如痛泻要方(防风、白术、白芍、陈皮)。补骨脂(用药频率达 47.8%,用药频次为 968 次),主要功用是补肾阳、固下元、暖脾胃、止泄泻,《药性论》云其"主男子腰疼,膝冷囊湿,逐诸冷痹顽,止小便利,腹中冷"。本品既能温肾又能暖脾,故对脾肾两虚而致的"五更泄"最为适用,常配合吴茱萸、五味子、肉豆蔻同用,如四神丸。茯苓(用药频率达 45.2%,用药频次为 915 次),功用渗湿利水、益脾和胃、宁心安神。《医学启源》:"除湿益燥,和中益气,利腰脐间血除胃中热。"《主治秘诀》云:"止泻,除虚热,开腠理,生津液。"茯苓味甘益脾,能助脾运化水湿而达到健脾的作用。徐长卿(用药频率达 32.9%,用药频次为 667 次),祛风化湿、行气通络,用于风湿痹痛,胃痛胀满,牙痛,腰痛,跌扑损伤,荨麻疹、湿疹。葛根(用药频率达 26.4%,用药频次为 534 次),具有升阳解肌、透疹止泻、除烦止渴的功效,本品性能升发清阳,鼓舞脾胃阳气上升,临床常配合党参、白术等治疗脾虚泄泻;又可配黄连、黄芩等,用于湿热泻痢等症。山药(用药频率达 18.7%,用药频次为 378 次),功能补脾胃、益肺气、强肾固精、治带下,是阎小萍教授常用的健脾药物。既可补脾气,又可益脾阴,补脾胃时配白术、党参、茯苓、扁豆、莲子肉、炒芡实等,常用于脾胃虚而大便虚泻难愈、四肢疲乏无力、脉虚等症。补脾胃,益肺气,治带下,用炒山药;强肾生精,治消渴,用生山药。黄芪(用药频率达 15.2%,用药频次为 308 次),功能助卫气,固皮表,补中气,开清气,托疮毒,利小便。若脾胃虚弱、中气不足,而出现体倦、懒言,食欲不振,大便久溏,面黄气短,或兼腰腹重坠、脱肛者,可用本品补益中气、升提清气,常配合党参、白术、当归、陈皮、升麻、柴胡等同用,例如补中益气汤;配党参(或人参)、升麻、白术、甘草,如举元煎,用于治疗脾阳虚衰、中气下陷而致气短、腹沉坠、久泄、脱肛、崩漏等症。

# 第二节 / 健脾和胃法在强直性
脊柱炎中的运用

强直性脊柱炎是以骶髂关节和中轴关节慢性炎症为主的原因不明的全身性疾病。其特点为病变常从骶髂关节开始向上蔓延，病变特点是四肢大关节、椎间盘纤维环及其附近结缔组织纤维化和骨化，以及关节强直。但本病也可累及周围关节，与反应性关节炎、银屑病关节炎、肠病相关性关节炎、幼年起病脊柱关节病等，同属于血清阴性脊柱关节病。

## 一、中医对强直性脊柱炎的认识

中医学中没有强直性脊柱炎的病名，但在诸多的医学著作中却有类似强直性脊柱炎临床表现的记载和论述，颇具一定的共识。是初将其泛泛地隶属于"风寒湿三气杂至合而为痹"之痹病的范畴，根据临床症状特点又将冠名为行痹、痛痹、着痹、热痹等。嗣后随着中医"痹病学"的发展，以骨关节变形为特点，可令人致残的一种痹病，有着不同的命名与描述。据其病痹在体为骨，在脏为肾，故名之为"骨痹""肾痹"；又因其病情复杂、顽缠难治、久病不愈，而称之为"顽痹"；另因脊柱强直或驼脊畸形，以及关节肿大变形、活动不利、屈伸不能等，而谓之"龟背""历节风""竹节风""鹤膝风""鼓槌风"。焦树德教授把关节变形、骨质受损、筋挛肉倦、脊背弯曲或强直仰俯不能、坐行受限、几成废人的痹病，冠之为"尪痹"。"尪痹"已被纳入《中华人民共和国中医药行业标准、中医病证疗效标准》，并明确规定指类风湿关节炎。为此中医学对于强直性脊柱炎还应考虑建立新病名来适应临床研究和中西医结合的需要。我们在长期诊治大量强直性脊柱炎患者时发现,尽管证属"肾虚督寒"者占大多数,然表现为无畏寒喜暖、反见发热、口苦干、口渴、咽痛、口臭、心烦、便秘溲黄等热象,及胸胁、四肢关节肿痛者也不乏其人。若仅以"尪痹,肾虚督寒证"作为强直性脊柱炎的中医病名未免含义狭窄而不确切,不利于中医对强直性脊柱炎的证候分类和准确辨证论治,有碍于本病研究的发展。于是相继提出强直性脊柱炎相关性的中医病名——"大偻"。偻者,包含有当直不直而屈曲,或当曲而不曲反僵直(指脊柱正常生理弯度消失)的双重含义;大者,一指脊柱为人体最大的支柱,二指"大偻"之病病情深重。纵观强直性脊柱炎,不仅有腰胯疼痛、僵直不舒,继则沿脊柱由下而上,渐及胸椎、颈椎,或见生理弯曲消失,僵直如柱,或见腰弯、脊突、颈重、肩堕、形体羸弱等临床表现,甚则有"脊以代头、尻以代踵"之征象,的确酷似"大偻"病。

## 二、强直性脊柱炎(大偻)的病因病机

从中医学理论分析,强直性脊柱炎(大偻)的病因病机主要是肾督正气不足,或因风寒湿三邪(尤其是寒湿偏重者)深侵肾督。督脉行于脊背,通于肾,总督人身诸阳;督脉受邪则阳气开阖不得,布化失司。肾藏精、主骨、生髓,肾受邪则骨失淖泽,且不能养肝荣筋,血海不足,冲任失调,脊背腰胯之阳失布化,阴失营荣,加之寒凝脉涩,必致筋脉挛急,脊柱僵曲可生大偻之疾。或因久居湿热之域,及素嗜辛辣伤脾蕴湿,湿热之邪乘虚入侵,痹阻肾督,阳之布化失司,阴之营荣失职,伤骨则痹痛僵曲而不遂,损筋则"软短""弛长"而不用,亦可生大偻之疾。或因肾督虚,邪气实,寒邪久郁,或长服温肾助阳药后阳气骤旺,邪气从阳化热,热盛阴伤,阳之布化受抑,阴之营荣乏源,筋脉挛废,骨痹病僵,可生大偻之疾。若兼邪痹胸胁、筋骨、四肢关节,而见胸胁痛不展,肢体关节肿痛僵重、屈伸不利等等。总之,强直性

脊柱炎（大偻）的病因病机论其内因与肾督亏虚相关，外因与寒湿、湿热等客邪痹阻相连。值得强调的是，临床所见强直性脊柱炎（大偻）的病因病机、病情变化颇为复杂，究其原因不但诸条经脉（膀胱、肝、胆、脾、胃、冲、任、带、阳跷、阴跷、阳维、阴维等经脉）循行与肾督相贯通，而且各经脉又通过众多的交会穴而息息相联系，因而病变不仅表现在肾督，还会波及肝、脾、肺、肾、心、胃、肠、膀胱等脏腑以及殃及目、口、前后二阴等窍而产生病变。

### 三、强直性脊柱炎的诊断标准

#### （一）1984 年修订的纽约强直性脊柱炎诊断标准

（1）下腰背痛持续至少 3 个月，疼痛随活动改善，但休息不减轻。

（2）腰椎在前后和侧屈方向活动受限。

（3）胸廓扩展范围小于同年龄和性别的正常值。

（4）双侧骶髂关节炎Ⅱ~Ⅳ级，或单侧骶髂关节炎Ⅲ~Ⅳ级。

如果患者具备（4）并分别附加（1）至（3）条中的任何 1 条可确诊为强直性脊柱炎。

#### （二）2009 年 ASAS 修订的中轴型脊柱关节炎（SpA）诊断标准

起病年龄小于 45 岁和腰背痛持续时间不少于 3 个月的患者，加上符合下述中 1 种标准：①影像学提示骶髂关节炎并有≥1 个下述的 SpA 临床特征者；②HLA-B27 阳性并有≥2 个下述的其他 SpA 临床特征者，可诊为 SpA。

影像学提示骶髂关节炎：①MRI 提示骶髂关节活动性（急性）炎症（明确的骨髓水肿或骨炎），高度提示存在与 SpA 相关的骶髂关节炎；②或 X 线提示骶髂关节炎（同 1984 年修订的纽约标准）。

SpA 临床特征：①炎性背痛；②关节炎；③起止点炎（跟腱）；④眼葡萄膜炎；⑤指（趾）炎；⑥银屑病；⑦克罗恩病 / 溃疡性结肠炎；⑧对非甾体抗炎药反应良好；⑨SpA 家族史；⑩HLA-B27阳性；⑪CRP 升高。

# 四、强直性脊柱炎（大偻）的辨证论治

本病临床常见的证候分为六种。

## （一）发作期

### 1. 肾虚督寒证

证候特点：腰、臀、胯疼痛，僵硬不舒，牵及膝腿，或痛或酸软无力，畏寒喜暖，得热则舒，俯仰受限，活动不利，甚则腰脊僵直或变形，行走、坐卧不能，或兼男子阴囊寒冷，女子白带寒滑，舌苔薄白或白厚，脉多沉弦或沉弦细，尺弱。

治法：补肾祛寒，壮督除湿，佐以活血通脉，强健筋骨。

方药：壮督 I 号方。

熟地 15~20g，淫羊藿 9~12g，金毛狗脊 20~45g，制附片 6g，鹿角胶（或片或霜）9~12g，杜仲 15~20g，骨碎补 15~20g，补骨脂 9~12g，羌、独活各 9~12g，桂枝 10~15g，川续断 15~20g，赤、白芍各 9~12g，知母 10~15g，地鳖虫 6~9g，防风 10~12g，川、怀牛膝各 6~10g。

### 2. 邪郁化热证

证候特点：腰骶臀胯僵痛、困重，甚则牵及脊项，无明显畏寒喜暖，反喜凉爽，伴见五心烦热，口干咽燥，急躁易怒，发热或午后低热，纳呆倦怠，大便干，小便黄，舌偏红，舌苔黄白兼少津，脉多沉弦细数，尺脉弱小。

治法：补肾清热，壮督通络。

方药：壮督 II 号方。以 I 号方为基础，去掉或减少辛热之品如桂枝、附子等药，加入清热之品，如龟甲、炙鳖甲、桑枝、忍冬藤等，加重知母用量。

熟地 15~20g,淫羊藿 9~12g,金毛狗脊 20~45g,鹿角胶(或片或霜)9~12g,杜仲 15~20g,骨碎补 15~20g,补骨脂 9~12g,羌、独活各 9~12g,川续断 15~20g,赤、白芍各 9~12g,知母 12~18g,地鳖虫 6~9g,防风 10~12g,川、怀牛膝各 6~10g,败龟板 15~30g,炙鳖甲 15~30g,桑枝 20~30g,忍冬藤 15~30g,黄柏 6~12g。

3. 湿热伤肾证

本证候多见于久居潮湿闷热之环境的人群,肾虚湿热之邪入侵蕴结而伤肾督所致。

证候特点:腰臀胯酸痛,晨僵不适,身热不扬,绵绵不解,汗出心烦,口苦黏腻,或口干渴而不欲饮,脘闷纳呆,大便溏软或黏滞不爽,小便黄赤,或伴见关节红肿灼热疼痛,或有积液,屈伸活动受限,舌质偏红,苔腻或黄腻,脉滑细或滑数。

治法:清热除湿,祛风通络,益肾强督。

方药:壮督Ⅲ号方。以Ⅱ号方为基础,酌加芳香化湿之品,如蔻仁、薏仁、千年健、苍术、青蒿。

熟地 15~20g,淫羊藿 9~12g,金毛狗脊 20~45g,鹿角胶(或片或霜)9~12g,杜仲 15~20g,骨碎补 15~20g,补骨脂 9~12g,羌、独活各 9~12g,川续断 15~20g,桂枝 6~10g,赤、白芍各 9~12g,知母 12~18g,地鳖虫 6~9g,防风 10~12g,川、怀牛膝各 6~10g,败龟板 15~30g,炙鳖甲 15~30g,桑枝 20~30g,薏苡仁 15~30g,千年健 15~25g,苍术 10~15g,青蒿 10~15g。

4. 邪痹肢节证

见于以外周关节病变为首发或为主要伴见症状的强直性脊柱炎(大偻)患者。尤其以下肢大关节,如髋、膝、踝等为多见。

证候特点:病变初起表现为髋、膝、踝、趾、足跟等关节疼痛,晨僵,渐见腰脊、颈项僵痛不舒,活动不能;或除腰脊胯尻疼痛外,并可累及以下肢为主的大关节,晨僵疼痛,肿胀,伴见倦怠乏力,纳谷欠馨等,痛处多见畏寒喜暖(亦有无明显畏寒,反喜凉爽、发热者),舌淡红暗,苔白,脉沉弦或沉细弦。

治法:益肾壮督,疏风散寒,祛湿利节。

方药:壮督Ⅳ号方。以Ⅰ号方为基础,酌加通经活络利节之品,如青风藤、海风藤、络石藤等;偏于热象者,可酌加清热之品,并减量或减去辛燥之品。

熟地 15~20g,金毛狗脊 20~45g,鹿角胶(或片或霜)9~12g,杜仲 15~20g,骨碎补 15~20g,补骨脂 9~12g,羌、独活各 9~12g,川续断 15~20g,赤、白芍各 9~12g,知母 10~15g,地鳖虫 6~9g,防风 10~12g,川、怀牛膝各 6~10g,青风藤 15~25g,海风藤 10~15g,络石藤 15~25g。

5. 邪及肝肺证

本证候多见于伴见胸胁疼痛、呼吸受限(累及胸锁、胸肋、脊肋等关节)及腹股沟部位疼痛为主的强直性脊柱炎(大偻)的患者。

证候特点:腰背疼痛,心烦易怒,锁骨、胸胁等疼痛或伴有压痛,或伴有胸闷、气短、咳嗽、气喘等,或伴有腹股沟处疼痛,或伴双目干涩、疼痛、发痒,大便或干或稀,脉象多为沉弦,舌苔薄白或微黄。

治法:疏理肝肺,益肾壮督,通络利节。

方药:壮督Ⅴ号方。以Ⅰ号方为基础,酌加白蒺藜、炒川楝子、延胡索、香附、苏梗、杏仁等;有热象者酌加清热之品,并减去或减量辛燥之品。

熟地 15~20g,金毛狗脊 20~45g,鹿角胶(或片或霜)9~12g,杜仲 15~20g,骨碎补 15~20g,补骨脂 9~12g,羌、独活各 9~12g,川续断 15~20g,赤、白芍各 9~12g,知母 10~15g,地鳖虫 6~9g,防风 10~12g,川、怀牛膝各 6~10g,白蒺藜 10~15g,延胡索 15~30g,香附 10~15g,杏仁 6~10g。

(二)缓解期

证候特点:经治疗后,腰、脊、胸、胯及关节等疼痛、僵硬基本消失或明显减轻,无发热,实验室检查无异常者。

治法与方药:鉴于病情明显减轻,症状逐渐稳定,则可将取效明显的最后一诊方药 4~5 剂共研细末,每服 6g,每日 3 次,温开水送服,以巩固疗效。

## 五、基于频数统计分析阎小萍教授辨治强直性脊柱炎的用药分析

### (一)数据统计

强直性脊柱炎的处方共 673 人次,录入数据后统计每种药物的数量,并对其中的药物频率大于 20% 的进行统计,制作数据表 5-2-1、图 5-2-1、图 5-2-2,如下。

**表 5-2-1　673 例强直性脊柱炎用药数量及频率值表**

| 药物 | 数量 | 频率值 | 药物 | 数量 | 频率值 |
|---|---|---|---|---|---|
| 桑寄生 | 670 | 0.996 | 鹿角制品 | 492 | 0.731 |
| 防风 | 666 | 0.990 | 郁金 | 404 | 0.600 |
| 桑枝 | 665 | 0.988 | 泽兰 | 395 | 0.587 |
| 延胡索 | 664 | 0.987 | 炒杜仲 | 299 | 0.444 |
| 片姜黄 | 649 | 0.964 | 葛根 | 293 | 0.435 |
| 狗脊 | 641 | 0.952 | 徐长卿 | 264 | 0.392 |
| 独活 | 641 | 0.952 | 茯苓 | 252 | 0.374 |
| 青风藤 | 634 | 0.942 | 炙鳖甲 | 250 | 0.371 |
| 羌活 | 627 | 0.932 | 鸡血藤 | 237 | 0.352 |
| 桂枝 | 607 | 0.902 | 龟甲 | 232 | 0.345 |
| 赤芍 | 605 | 0.899 | 知母 | 222 | 0.330 |
| 秦艽 | 597 | 0.887 | 泽泻 | 166 | 0.247 |
| 伸筋草 | 586 | 0.871 | 络石藤 | 165 | 0.245 |
| 豨莶草 | 571 | 0.848 | 补骨脂 | 144 | 0.214 |
| 川续断 | 504 | 0.749 | | | |

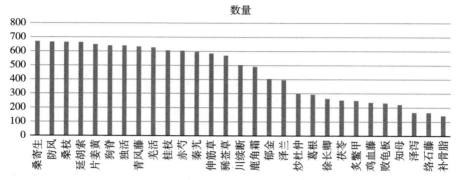

**图 5-2-1　673 例强直性脊柱炎用药数量图**

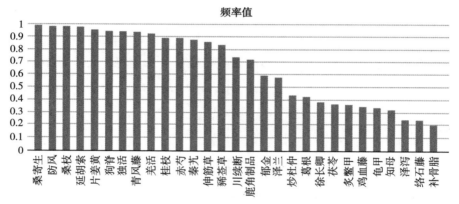

**图 5-2-2　673 例强直性脊柱炎用药频率值图**

## （二）阎小萍教授治疗大偻（强直性脊柱炎）用药法则

1. 补肾壮骨，温阳强督　强直性脊柱炎的主要临床表现为脊柱、腰背疼痛，僵硬、屈伸不利。中医归为痹病范畴。然其疼痛部位以腰、骶、骨关节为主，腰为肾之府，所以本病与肾、骨关系极为密切。若肾督正气不足，或因风寒湿诸邪深侵肾督，致督阳受损，开阖不得，肾精亏虚，骨失淖泽，而致骨痹病僵、脊柱僵曲。督脉起于胞中，行于脊里，并从脊里分出属肾，故督脉的充盛亦与肾密切相关。《医学衷中参西录》说："凡人之腰痛，皆脊梁处作痛，此实督脉主之。……肾虚者，其督脉必虚。"肾虚亦可致督脉受损,阳气不足,邪气易袭;邪气深侵肾督,又使得肾精更为亏虚。所以在临床治疗本病时常遵"肾实则骨有生气"之说,在强直性脊柱炎的患者治疗过程中,十分强调补肾壮骨、温阳强督的重要性。

从统计分析中,具有补肾壮骨功效的药物有桑寄生(频率99.6%)、狗脊(频率95.2%)、川续断(频率74.9%)、炒杜仲(频率44.4%)、补骨脂(频率21.4%)。其中,桑寄生除风湿、助筋骨、益肝肾、强腰膝;狗脊补肝肾、入督脉、强机关、利俯仰,《名医别录》言之"坚骨,利俯仰";熟地补肾填精,《本草纲目》言之"填骨髓,长肌肉,生精血,补五脏内伤不足,通血脉";续断补肝肾、续筋骨、疗绝伤、理腰肾;杜仲补肾壮腰、强筋健骨,直达下部筋骨气血;补骨脂温肾壮阳,治腰膝冷痛,《开宝本草》言之"治五劳七伤,风虚冷,骨髓伤败"。温肾强督的药物中,鹿角制品频率为73.1%,鹿角制品包括鹿角镑、鹿角胶和鹿角霜。鹿角味咸,性温,生用偏于助阳活血、散瘀消肿,炙熟或熬胶用则偏于温补肝肾、滋养精血;鹿角胶味甘、咸,性温,主要功用为温补下元,补阴中之阳,通督脉之血,生精血,止血崩,鹿角胶滋补止血之力大于鹿角,活血消肿之力不如鹿角,鹿角霜为鹿角熬胶后的残渣,温补之力小于鹿角和鹿角胶,可用于脾胃虚寒之食少便溏等症,且鹿角霜的价格较为便宜,在临床中根据患者的情况酌情选用。

2. 调和营卫,顾护藩篱　阎小萍教授在辨治风湿病时十分注重调和营卫,在用药统计上得到了充分体现。阎小萍教授常用桂枝(频率90.2%)、赤芍(频率89.9%)、防风(频率99.0%)等直接调和营卫,益气固表,固护藩篱;脾胃为气血生化之源,在运行水液及水谷精微方面起着重要的作用,气血与营卫的关系密不可分,故又注重健运脾胃以滋养营卫,健脾的药物如茯苓(频率37.4%)、补骨脂(频率21.4%)。此外阎小萍教授认为,卫气根于肾,卫阳来源于肾阳,故阎小萍教授临证处方中常加补骨脂、杜仲(频率44.4%)等温补肾阳以调和营卫。

3. 健脾和胃,祛风除湿　本病外因为风寒湿热诸邪侵袭肾督为标,因此在补肾的基础上,根据其致病邪气特点使用祛风湿药,阎小萍教授常多用的祛风除湿药,如青风藤使用率高达94.2%,使用频次为634次;独活使用率高达95.2%,使用频次为641次,而阎小萍教授常在应用药物时,常选用既可以祛风除湿的中药,又兼可"健脾和胃"。

4. 循经辨证　在辨治强直性脊柱炎(大偻)之时,阎小萍教授还强调循经辨证法。大偻的证候表现主要是腰、尻(骶)、脊背及胯骨僵硬和活动不利,并牵及鼠溪部、耻骨联合及坐骨结节等部位。这些疼痛部位与肾经、督脉、肝经的循行相关,因此在用药上常用泽兰(频率58.7%)、郁金(频率60.0%)入肝经药物,以通行经脉、活血通络;此外如治疗肾虚督寒证,于补肾强督中不忘加羌活(频率93.2%)、独活(频率95.2%)、防风(频率99.0%)走肾督膀胱经,驱除脊背风湿之邪,兼顾表里经之通畅;邪及肝、肺,胸痛、目赤者,随证加香附、川楝子、杏仁、苏梗、潼白蒺藜、青陈皮、霜桑叶、白菊花等燮理肝肺、通经活络,直达病所。

5. 活血通络　本病常伴发血瘀证候,由于病程日久,瘀血停滞,气血不通而发疼痛。阎小萍教授治疗大偻之时必佐以活血祛瘀之品。常用的活血化瘀药,如制延胡索使用率高达98.7%,使用频次为664次;片姜黄使用率高达96.4%,使用频次为649次;郁金使用率高达60.0%,使用频次为404次。制延胡索活血行气止痛;郁金入肝、胆经,活血止痛,行气解郁,对邪及肝肺证用之尤宜;片姜黄活血止痛,兼理血中气滞,还能入肩背手臂等处活血祛风而治风湿痹痛;地鳖虫破瘀血,续筋接骨。诸药共达活血行气止痛之功。

### (三)健脾和胃法在大偻(强直性脊柱炎)中的运用特点

阎小萍教授在运用健脾和胃法治疗强直性脊柱炎时,注重直接健脾和胃以及间接健脾和胃两个方面。

1. 直接健脾和胃的运用特点　阎小萍教授在治疗风湿病中，直接健脾和胃的中药有砂仁、生白术、焦白术、苍术、茯苓、猪苓、生薏米、炒薏米、泽兰、泽泻、青皮、陈皮、紫苏梗、藿梗、防风、葛根等。

（1）芳香化湿，直接健脾和胃：砂仁，性味辛、温、芳香，归脾、胃、肾经，可行气化湿健脾，温中止泻，使脾阳得以升清，胃浊得以通降，湿化气调，中州固守，兼以益肾。素体脾胃不足，或是邪伤正气，亦或药用日久所致的脘痞胀满、纳呆、湿滞便溏均能配用，且可防方中滋阴养肾之药败胃，使中土不滞，生化无穷。苍术辛、苦而温，归脾、胃、肝经，具有芳香化浊、燥湿健脾、祛风湿之功，用于湿阻脾胃症见脘腹胀满、寒湿白带、食欲不振、倦怠乏力等，或湿温病湿热下注而见舌苔白腻厚浊、脚膝肿痛、痿软无力之痹症。《珍珠囊》曰："能健胃安脾，诸湿肿非此不能除。"

（2）健脾补虚，直接健脾和胃：生白术性苦、甘、温，归脾、胃经，功用为健脾益气、燥湿利水，用于脾虚食少，腹胀泄泻，痰饮眩悸，水肿，自汗等。焦白术味苦、甘，性温，有补气健脾、燥湿利水之功。《本经逢原》曰："生用则有除湿益燥，消痰利水。……制熟则有和中补气，止渴生津，止汗除热，进饮食。"两药合用则祛邪扶正，燥湿和中，补益脾胃，使营卫之气得以化生而祛除痹症顽疾。

（3）利水渗湿，直接健脾和胃：茯苓味甘、淡，性平，入心、肺、脾、肾经，味薄而升浮，可生津上行，又复下降，可导浊下行，其功用为健脾利水，又淡能利窍，可补可利。可治风湿病中脾肾阳虚所致湿邪不运之水肿、痰饮、食少、便溏及心神不安等症。猪苓味甘、淡，性平，归肾、膀胱经，偏走肾经，虽无茯苓之补，但渗利之功大焉。二者相须为用，则利水渗湿之功更峻，多用于治疗风湿（痹）病之脾肾两虚所致的湿邪水肿、泄泻等。薏苡仁可利水渗湿，健脾除痹，常用于脾虚湿盛食少泄泻、水肿胀满、脚气浮肿、风湿痹痛、经脉拘挛等症。熟薏仁健脾作用比生薏仁的强，但利水功能却不如生薏仁，且炒后性平，甚至偏微温。二药相配,一温一凉,无明显寒热偏向,生薏苡仁渗湿以健脾,炒薏仁以醒脾止泻,湿去气顺,脾胃功能得复,痞胀、纳呆自然得除。泽泻性寒,能泄热,清相火,长于利水渗湿,用于小便不利、水肿胀满、脚膝痿软的风湿(痹)病。泽兰为肝、脾经之药,其功能为活血祛瘀,辛散通经,行水消肿,力缓不峻。泽泻利水渗湿,寒则清泻相火。两药合用,其一可以活血化瘀通经,利关节为长;其二为淡渗水湿,入肾为长,水血同治,相得相助。

(4)理气调中,直接健脾和胃:青皮苦、辛、温,入肝、胆气分,辛散温通,苦泄下行,而奏疏肝理气之功。陈皮辛、苦、温,辛行温通升浮,入肺、脾气分,有健脾和中之功。阎小萍教授认为脾胃居于中焦,通连上下,是升降运动的枢纽,其升上输心肺,降则下归肝肾。然其有赖于肝气的疏泄和条达,即经云"土得木而达",可见两者关系之密切。若风湿(痹)病中见情志抑郁,肝失疏泄则影响脾之运化,多致木郁土壅;或脾失运化,湿阻气机,进而影响肝之疏泄,而成土壅木郁之势。虽发病之源不同,但痹症时临证每见肝脾同病,患者多表现为两胁不舒,胸腹满闷,胃脘胀痛,纳谷欠馨,每遇恼怒或不顺之事则加重。将两药相合,疏木与和中同施,既可畅肝气,又可调脾胃,其量临床可据发病之源灵活运用。

(5)祛风解表,直接健脾和胃:苏梗性辛、温,归肺、脾经,开胸膈、理气滞、醒脾胃,善走气分,以行气宽中。藿梗辛、微温,善化湿止呕,本品禀清和芳香之气,馨香而不猛烈,微温而不燥热,入脾胃以化湿醒脾,和中止呕。阎小萍教授常以二药相合,一药长于化痰湿,一药长于理滞气,用于风湿病患者因脾胃不和,湿滞中焦,气郁痰阻,而见胸部满闷、纳食不化、嗳气、反胃、呕吐等症,共奏宽胸利膈、行气畅中、芳化痰湿、醒脾快胃、降逆止呕之效。防风辛、甘、微温,归膀胱、脾、胃经,功效祛风胜湿、解痉止痛,对于项背僵痛,增强祛除脊背风湿之效。《本草汇言》曰:"防风,散风寒湿痛之药也。故主诸风周身不遂,骨节酸痛,四肢挛急,痿痹痫痉等证。"葛根归经于脾、胃,又兼入膀胱经,常用于治颈肩不适感,即可祛除伏脊之邪,解脊背僵痛之感;因其气轻浮,气味俱升,既散肌表风邪,又除经络留湿,止痛功良,并鼓舞胃气上行,升提阳明之气。

2. 间接健脾和胃的运用特点　间接健脾和胃法意即一药双效甚至多效,单药多靶点应用,既可使方子精简,又可使疗效提升。如补骨脂、骨碎补、千年健、徐长卿、伸筋草、炒黄柏、知母、独活、秦艽、片姜黄等。

(1) 补肾强督,健脾和胃:补阳药中的补骨脂与骨碎补为阎小萍教授常用药。骨碎补补肾壮骨,行血补伤,止痛消肿;补骨脂性苦、辛、大温,入脾、肾之经,益肾温阳尤有显效,温能祛寒,润能起枯,辛能散结,温通益损之功颇宏。两药相协相助,既能益肝肾精血,又可温助肾阳,从而达到壮骨强督之用;并且对于每日大便次数3次以上,大便溏泄、不成形,食冷饮、受风寒后明显泄泻,或伴有恶寒、腹部喜暖喜按等症,皆可用之。

(2) 祛风除湿,健脾和胃:千年健宣通走窜,善于驱除客于经络之风湿,能活血止痛,阎小萍教授常用于脾虚泄泻、脘腹不舒、胃寒疼痛之风湿痹痛,寒痹、热痹均宜。因关节疼痛久病,过服苦寒而导致的胃痛服之尤佳,可祛风寒、止痹痛,又可健脾温胃。徐长卿性温,味辛散,主入肝、胃经,功效发汗解表,温能散寒止痛,用于各种风湿痹痛,兼疗跌打损伤;脾主四肢,凡风寒湿邪客于筋骨肌肉,而致肢体关节疼痛、屈伸不利均可应用。伸筋草性苦、辛,平。《滇南本草》曰:"下气,消胸中痞满横膈之气,推胃中隔宿之食,去年久腹中之坚积,消水肿。"伸筋草沉而不浮,即可理气降逆,使气机调畅,调整和恢复脾胃功能,又可祛风除湿,宣痹止痛。独活胜湿活络,蠲痹止痛,专搜少阴伏风。风寒湿邪常痹着于肌肉、关节而致痹痛,常用独活以防止外邪侵袭脾胃,导致湿浊停滞阻碍脾胃。秦艽祛风止痛,舒筋通络,可化脾胃之湿而不伤正。

(3) 调和营卫,健脾和胃:因为脾主肌肉,营卫不固,则腠理疏松,而容易致使外邪侵袭肌肉关节;而脾主肌肉,外邪又可从肌肉直接侵袭脾胃,致使脾胃失和。桂枝和芍药是桂枝汤的君药与臣药,桂枝辛温主表,辛能发散,温能通阳;白芍酸寒主里,酸主收敛,寒能清热和营。二者相伍,于发汗中寓敛汗之功,于和营中有调卫之能,又可以温脾阳,得以使脾得以运化,使机体能抵御外邪,又不使津液外泄,气血调和,肌肉筋骨得以荣养,常用于风湿病而见汗多、自汗、恶风寒、肢酸、身痛等营卫不和的症候。

（4）疏肝理气,活血化瘀,健脾和胃:阎小萍教授在治疗风湿病时,临证发现许多患者皆有肝气郁结之象,而肝气不调往往又会影响脾胃之升降。《难经·七十七难》中曰:"所谓治未病者,见肝之病,则知肝当传之于脾,故先实其脾气,无令得受肝之邪。"且阎小萍教授常考虑疾病的转归预后,而肝脾间又起着相互协调的作用。阎小萍教授临证常用片姜黄,既可辛温行散,又可活血祛瘀,多用于寒凝气滞血瘀之证,且可祛风通痹用于风湿痛,尤其适合于风湿病肝脾两虚证,又见病位在颈、肩、脊背者更适宜。醋香附,既可活血化瘀,疏肝理气,又可行脾胃之气滞,常用于风湿(痹)病中胁肋作痛,服药后胃脘疼痛,或肝气犯胃、中焦气行不畅且见腹股沟处、臀部深处疼痛。郁金活血止痛,行气解郁,常用于大偻气血郁滞、肝郁疏泄失常,肝郁犯脾而见胃脘疼痛。大偻见气滞血瘀时,阎小萍教授常用延胡索,有活血、行气、止痛之功,见有胃脘疼痛者用之。

# 第三节 / 健脾和胃法在类风湿关节炎中的运用

## 一、中医对类风湿关节炎的认识

古代中医书中,有不少类似类风湿关节炎的论述,为诊治提供了丰富的经验和理论支持。例如《素问·痹论》中说:"肾痹者,善胀,尻以代踵,脊以代头。"《金匮要略·中风历节病脉证并治》中曾有关于此病记载:"营气不通,卫不独行,营卫俱微,三焦无所御,四属断绝,身体羸瘦,独足肿大,……便为历节也。""诸肢节疼痛,身体尪羸,脚肿如脱。"《三因极一病证方论》谈"历节"时说:"久而不治,令人骨节蹉跌。"《医学统旨》中说:"肘膝肿痛,臂骱细小,名曰鹤膝风,为其象鹤膝之形而名之也。或止有两膝肿大,皮肤拘挛,不能屈伸,骱腿枯细,俗谓之鼓槌风,要皆不过风寒湿之流注而为病也。"可见古代医家已经认识到有的痹病会使人"骱腿枯细",关节变形如"鹤膝"或"鼓槌"之状,重者可致"挛节""卷肉缩筋""肋肘不得伸""骨节蹉跌",而使关节、肢体失去原有的功能。更甚者则可致"身体尪羸""尻以代踵,脊以代头"而脊柱弯曲,佝偻不直,或为废疾。这些记载颇似类风湿关节炎。从临床来看,尪痹不但包括西医学中的类风湿关节炎,而且也包括强直性脊柱炎、大骨节病、氟骨病、结核性关节炎等有关节变形、骨质受损的疾病。根据"异病同治"的理论,可参考运用尪痹的诊治规律来论治。

## 二、病因病机

阎小萍教授秉承焦树德教授学术思想,认为尪痹的产生多因先天禀赋不足,或后天失养,房事过度,以及妇女经病、产后失血过多而致肾虚,肾虚则不能濡养肝木,从而导致筋骨失养而成骨松筋挛,进一步发展则致使关节变形而不得屈伸;寒为冬季主气,而肾旺于冬,冬季寒盛,则易感受三邪,肾先受之,寒邪伤肾入骨,导致骨萎不举、疼痛彻骨,肝肾同源,筋骨失于濡养,久则关节变形,而成尪羸之疾;痹症迁延不愈,反复发作,冬春寒冷之季复感三邪,寒风之邪气盛,内舍于肝肾,筋骨同病,渐成尪痹。病邪缠绵难愈,则病邪更为深入,常累及肝肾,致骨损、筋挛、肉削;且病程冗长,寒湿、贼风、痰浊、瘀血,互为胶结,凝聚不散,致使病情不断加重。临床通过大量的观察以及多种临床体验可知,某些常年处于湿热气候的地域,也常见在肾虚条件下感受风寒湿邪(寒湿较重),由于体质、饮食、生活习惯和环境等关系,邪从热化(从阳化热),形成了湿热伤肾;或湿热过盛,肾不胜邪,外邪内侵入肾伤骨而发病的。水湿同源,而肾主水,故湿浊之邪过盛也可影响到肾,而脾受湿也可以传肾克肾。总之,肾主骨,外邪内侵入肾则可逐渐影响到骨和肝,而形成伤骨损筋、骨质受损、骨松筋挛、关节变形、肢体僵曲、不能自由活动的尪痹。

## 三、西医诊断标准

参照 1987 年美国风湿病学会修订的类风湿关节炎分类标准和 2009 年 ACR/EULAR 类风湿关节炎分类标准。

### (一)1987 年美国风湿病学会修订的类风湿关节炎分类标准

1. 晨僵,关节积气周围僵硬感至少持续 1 小时(≥6 周)。

2. 3 个或 3 个以上关节区的关节炎(≥6 周)。

3. 手关节炎,腕、掌指或近端指间关节区中,至少有一个关节区肿胀(≥6 周)。

4. 对称性关节炎,左右两侧关节同事受累(≥6 周)。

5. 类风湿结节。

6. 类风湿因子阳性。

7. 影像学改变。必须包括骨质侵蚀或受累关节及其临近部位有明确的骨质脱钙。

注:以上 7 条满足 4 条或 4 条以上并排除其他关节炎即可诊断类风湿关节炎。

### (二)2009 年 ACR/EULAR 的"类风湿关节炎分类标准"

1. 受累关节

(1)1 个中、大关节(0 分)。

（2）2~10 中、大关节（1 分）。

（3）1~3 小关节（有或没有大关节）（2 分）。

（4）4~10 小关节（有或没有大关节）（3 分）。

（5）超过 10 个关节（至少 1 个小关节）（5 分）。

2. 血清学（至少需要 1 项结果）

（1）RF 或抗 CCP 抗体均阴性（0 分）。

（2）RF 或抗 CCP 抗体，至少有一项是低滴度阳性。（2 分）。

（3）RF 或抗 CCP 抗体，至少有一项是高滴度阳性。（3 分）。

3. 急性期反应物（至少需要 1 项结果）

（1）CRP 和 ESR 均正常（0 分）。

（2）CRP 或 ESR 增高（1 分）。

4. 滑膜炎持续时间

（1）<6 周（0 分）。

（2）≥6 周（1 分）。

注：积分 6 分或以上可诊断类风湿关节炎。在 1~4 内，取符合条件的最高分。例如，患者有 5 个小关节和 4 个大关节受累，评分为 3 分。

## 四、辨证论治

### （一）肾虚寒盛证

《黄帝内经》云："精气夺则虚，邪气盛则实。"腰膝酸软痛或足跟疼痛，膝踝肘腕或手足小关节疼痛，指趾肿胀，僵挛（缩）变形，屈伸不利，活动障碍，晨僵不舒，喜暖怕凉，不耐劳作，疼痛昼轻夜重，痛如虎啮，倦怠乏力，面色㿠白，形寒肢冷，自汗，夜尿频多，妇女月经后期或经少、经闭，男子或有阳痿。舌质淡胖或有齿痕，舌苔白；脉象沉弦或沉滑，尺脉弱小。此乃肾虚为本，寒盛为标，本虚标实之证，临床最为多见。

治疗原则：补肾祛寒为主，辅以化湿疏风、养肝荣筋、祛瘀通络。肝肾同源，补肾也能养肝荣筋；祛寒、化湿、散风，促使风、寒、湿三气之邪外出；活瘀通络，可祛瘀生新。肾气旺，精血足，则髓生骨健，关节筋脉得以濡泽荣养，可使已失去正常功能的肢体、关节渐渐恢复功能。若见有邪郁欲化热之势，则需减少燥热之品，加用苦坚清润之品；遇有已化热之证，则暂投以补肾清热法，待标热得清后，再渐渐转为补肾祛寒之法，以治其本。另外，还需经常注意护脾胃以固后天之本。

遣方用药：补肾祛寒治尪汤。川续断 2~15g、补骨脂 9~12g、制附片 6~12g、羌独活各 10g、赤白芍各 9~12g、熟地 12~15g、骨碎补 9~12g、淫羊藿 9~12g、桂枝 9~12g、威灵仙 12g、麻黄 3~6g、防风 6~12g、伸筋草 20~30g、知母 9~12g、炙山甲 6~9g（现已禁用）、苍术 6~10g、牛膝 9~12g、土鳖虫 6~10g、炙虎骨（另煎兑入）6~12g（现已禁用）、松节 15g。

方解：本方以《金匮要略》桂枝芍药知母汤合宋代《太平惠民和剂局方》虎骨散加减而成。肝肾同源，补肾也能养肝荣筋；祛寒、化湿、散风，促使风、寒、湿三气之邪外出；活瘀通络，可祛瘀生新。肾气旺，精血足，则髓生骨健，关节筋脉得以濡泽荣养，可使已失去正常功能的肢体、关节渐渐恢复功能。若见有邪郁欲化热之势，则需减少燥热之品，加用苦坚清润之品；遇有已化热之证，则暂投以补肾清热法，待标热得清后，再渐渐转为补肾祛寒之法，以治其本。另外，还需经常注意护脾胃以固后天之本。方中以川续断、补骨脂补肾壮筋骨，制附片补肾阳、祛寒邪，熟地填精补血、补肾养肝，为主君药。骨碎补、淫羊藿、虎骨温补肾阳、强壮筋骨，桂枝、独活、威灵仙搜散筋骨肢体风寒湿邪，白芍养血荣筋、缓急，为臣药。防风散风，麻黄散寒，苍术燥湿，赤芍化瘀清热，知母滋肾清热，炙山甲通肾散结，土鳖虫破血逐淤，伸筋草舒筋活络，松节通利关节，为佐药。牛膝下行，引药入肾，为使药。其中赤芍、知母、土鳖虫又有反佐之用，以防温热药助化邪。

### （二）肾虚标热轻证

此证常见于痹病经过温补肾阳、散寒活络等法治疗一段时间以后，或素体阳盛的患者。这是因为经过治疗及休养，阳气渐振，部分邪气有化热之势，故称"肾虚标热轻证"。除见肾虚寒实证的特点外，还可兼见性情急躁，时有手足心发热，口干便涩，关节肿痛或微有发热，但皮肤不红，疼痛的关节在夜间喜放被外，但又不能久置，久则疼痛反加重。舌苔微黄或少津，舌质略红，脉象沉弦细。临床较肾虚寒实证为少见。

遣方用药：加减补肾治尪汤。此方较上方稍少用，较下方尚属多用。生地 15~20g、川续断 15~18g、骨碎补 15~18g、桑寄生 18~30g、补骨脂 9~12g、桂枝 6~9g、白芍 15g、知母 12~15g、酒浸黄柏 2g、炙山甲 9g、制附片 3~5g、羌独活各 9g、威灵仙 12~15g、忍冬藤 30g、伸筋草 30g、生薏米 30g、地骨皮 10g、络石藤 20~30g、土鳖虫 9g。

### （三）肾虚标热重证

关节肿痛欲见凉爽，喜将患肢放在被外，但久放疼痛仍可加重。关节肿胀，皮肤轻度发红或不红，扣其痛处可有发热，但比热痹轻。骨质变形，活动障碍，形体消瘦，咽干口燥，五心烦热，午后潮热，盗汗，颧红，尿少，便干涩。舌质红，少苔，或有剥脱，脉沉细数。此证多为阳损及阴，并见阴虚内热之证。此实为本虚标实，标邪郁久化热，或服温肾助阳药后，阳气骤旺，邪气从阳化热之证，与一般的热痹不同。热痹病程短，无关节变形，关节痛处红肿甚剧，皮肤也赤红灼热。此证临床上虽也能见到，但较之肾虚寒证则属少见。本证有时见于年轻体壮患者的病情发展转化过程中，但经过治疗则多渐渐出现肾虚寒盛证，再经补肾祛寒、强壮筋骨、通经活络等法治疗而愈。

遣方用药：补肾清热治尪汤。生地 15~25g、桑寄生 20~30g、地骨皮 10~15g、炒黄柏 12g、红花 9g、知母 12~20g、骨碎补 15~18g、川续断 15g、透骨草 20g、桑枝 30g、威灵仙 12~25g、炙山甲 9g、羌独活各 6~9g、赤芍 10g、桂枝 10g、制乳香 6g、没药 6g、秦艽 20~30g、忍冬藤 30g、络石藤 20g、白僵蚕 9g、蚕沙 10~12g、炙虎骨（另包兑入）12g。

## 五、基于频数统计分析阎小萍教授辨治类风湿关节炎的用药分析

### （一）数据统计

在 2 026 人次处方中统计出类风湿关节炎的处方 484 份，录入数据后统计每种药物的数量，并对其中的药物频率大于 20% 的进行统计，制作表 5-3-1、图 5-3-1、图 5-3-2。

表 5-3-1　484 例类风湿关节炎用药数量及频率值表

| 药物 | 数量 | 频率值 | 药物 | 数量 | 频率值 |
|---|---|---|---|---|---|
| 骨碎补 | 464 | 0.959 | 炙鳖甲 | 296 | 0.612 |
| 补骨脂 | 442 | 0.913 | 伸筋草 | 281 | 0.581 |
| 桂枝 | 441 | 0.911 | 川续断 | 243 | 0.502 |
| 炙延胡索 | 439 | 0.907 | 茯苓 | 227 | 0.469 |
| 赤芍 | 425 | 0.878 | 龟甲 | 226 | 0.467 |
| 豨莶草 | 365 | 0.754 | 泽兰 | 217 | 0.448 |
| 桑寄生 | 358 | 0.740 | 知母 | 185 | 0.382 |
| 羌活 | 356 | 0.736 | 徐长卿 | 141 | 0.291 |
| 独活 | 355 | 0.733 | 忍冬藤 | 137 | 0.283 |
| 桑枝 | 346 | 0.715 | 鸡血藤 | 135 | 0.279 |
| 青风藤 | 337 | 0.696 | 络石藤 | 125 | 0.258 |
| 秦艽 | 326 | 0.674 | 连翘 | 117 | 0.242 |
| 片姜黄 | 309 | 0.638 | 泽泻 | 101 | 0.209 |
| 防风 | 299 | 0.618 | | | |

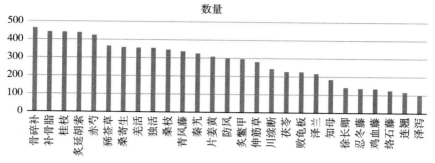

**图 5-3-1　484 例类风湿关节炎用药数量图**

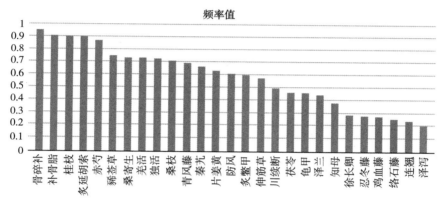

**图 5-3-2　484 例类风湿关节炎用药频率值图**

## （二）用药法则

1. 扶正祛邪，补肾壮骨　本病以肾虚寒盛、外邪内侵为根本，故多用温补肾阳之药。在 484 例尪痹处方中，阎小萍教授常用的补阳药有骨碎补，使用率高达 95.9%，使用频次为 464 次；补骨脂使用率高达 91.3%，使用频次为 442 次；川断使用率50.2%，使用频次为 243 次。补骨脂，归肾、脾经，性大温，补肾壮阳、温脾止泻、通命门、暖丹田、治肾泄、逐诸冷顽痹；骨碎补入肾，补肾强骨、止痛续筋骨、行血补伤；川续断，补肝肾、续筋骨、通血脉，为筋伤骨折之要药。二药共达温补肾督，补助一身之元阳，肾阳之虚得补，其他脏腑得以温煦，从而消除或改善全身诸证。

2. 补益肝肾,祛风通络 阎小萍教授一再强调尪痹形成之外因是极其重要的。由于风寒湿诸邪侵袭肝、脾、肾,故用既可以祛风湿,又可以补益肝肾、健脾化湿的药物。阎小萍教授常多用的药物如豨莶草,使用率 75.4%,使用频次为 365 次;桑寄生使用率 74.0%,使用频率为 358 次;羌活使用率 73.6%,使用频率为 356 次;独活使用率 73.3%,使用频率为 355 次;青风藤使用率 69.6%,使用频次为 337 次;桑枝使用率高达 71.5%,使用频次为 346 次;此外伸筋草及各种藤类,都是较为常用的药物。豨莶草,性寒,味辛、苦,归肝、肾经,祛风湿,利关节,其性苦寒,可化湿热;桑寄生,祛风湿、强筋骨、补肝肾、壮腰膝;青风藤,善祛风湿、通经络,止诸关节肌肉之疼痛;独活,辛散通达,气香性温,胜湿活络,蠲痹止痛,专搜少阴伏风;羌活,《本草备要》云"泻肝气,搜肝风……治风湿相搏,本经(足太阳经)头痛,督脉为病,脊强而厥,刚痉柔痉,中风不语,头旋目赤",其性辛、苦、温,散寒,祛风,除湿,止痛;伸筋草,性苦、辛、平,《滇南本草》曰"下气,消胸中痞满横膈之气,推胃中隔宿之食,去年久腹中之坚积,消水肿",祛风除湿,宣痹止痛,症见关节酸痛、伸屈不利、皮肤不仁者尤宜;络石藤,祛风通络,凉血消肿;桑枝,祛风通络、达四肢。又可清热利节。诸药共达祛风、除湿、散寒、清热、舒筋、活络之功效,以散外邪。

3. 调和营卫,引邪外出 阎小萍教授治疗尪痹时不忘祛邪而让邪有出路,因此治疗尪痹时,会适当酌加调和营卫之品。如桂枝使用率高达 91.1%,使用频次为 441 次;赤芍使用率高达 87.8%,使用频次为 425 次。由此可以说明阎小萍教授十分注重"调和营卫法"等治疗大法。桂枝,辛甘而温,气味均属阳,为纯阳之品,甘温能助阳化气而益血;辛主升发、主散,能发汗解肌以祛卫分之邪。赤芍,祛瘀止痛,行滞消肿之力甚佳,《本草求真》"赤芍与白芍主治略同,但白则有敛阴益营之力,赤则止有散邪行血之意;白则能于土中泻木,赤则能于血中活滞"。桂枝为典型阳药,芍药为典型阴药,两者相须为用,外散内收,刚柔相济,相得益彰。正如清代名医吴谦所言"桂枝君芍药,是于发汗中寓敛汗之旨；芍药臣桂枝，是于和营中有调卫之功"。两药合用，既可调和营卫，又可活血，敛阴而不致邪恋。

4. 健脾和胃，利水祛湿　尪痹根本病因病机为肾虚，在肾虚的基础上感受风寒湿邪致病，先天之本肾虚必然会导致后天之脾虚，故健脾和胃是阎小萍教授十分重要的治疗原则；湿邪是尪痹非常重要的致病因素，也是尪痹的重要病理产物，故治疗上常配合利水祛湿的药物。在用药统计方面，茯苓使用率为46.9%，使用频次为227次；泽兰使用率为44.8%，使用频次为217次；泽泻使用率为20.9%，使用频次为101次。其中茯苓淡渗利湿，能利尿消水。《医学启源》曰："除湿益燥，和中益气，利腰膝间血为主。"《主治秘要》云：止泻，除虚热，开腠理，生津液。泽兰，味苦、甘、辛，性微温，主要作用是行血，利水，补而不滞，行而不峻，性质和平。泽泻，《医学启源》云其"治小便淋沥，去阴间汗"。《主治秘诀》云：去旧水，养新水，利小便，消水肿，渗泄止渴。

5. 活血化瘀，行气散滞　尪痹病程冗长，寒湿、贼风、痰浊、瘀血互为胶结，凝聚不散，致使病情不断加重，且久病必瘀，因此在治疗尪痹时阎小萍教授会适当酌加活血化瘀之品。如炙延胡索使用率高达90.7%，使用频次为439次；片姜黄使用率高达63.8%，使用频次为309次。以上药物充分体现出了"活血通络法"的重要。片姜黄，辛散、苦泄、温通，既入血分活血化瘀，又入气分行散滞气，有较强的祛瘀作用，为破血行气之品；制延胡索，辛散温通，为活血行气止痛之要药，其既能入血分以活血祛瘀，又能入气分以行气散滞，尤以止痛效用卓著；穿山甲珠善于走窜，性专行散，活血散瘀之力较强，能通利经络而直达病所，正如《医学衷中参西录》所言"其走窜之性无微不至，故能宣通脏腑，贯彻经络，透达关窍，凡血凝血聚之病皆能开之"。

## （三）健脾和胃法在尪痹（类风湿关节炎）中的运用特点

尪痹多迁延难愈，故需长期服用药物；而本病又往往与肝、脾、肾有关，"见肝之病，知肝传脾，当先实脾"；尪痹患者多为女性,且易伴发抑郁,而抑郁常见腹胀、腹痛、纳呆、便溏、乏力、精神倦怠等,因此阎小萍教授注重顾护脾胃,常用既可以顾护脾胃,又可以补肾壮骨,亦可以疏肝理气之多靶点用药。

1. 补肾壮骨,健脾和胃　补阳药中的补骨脂与骨碎补为常用之品。骨碎补,性温,味苦,主入肝、肾,功能补肾壮骨,行血补伤,止痛消肿,《本草述》曰"止腰痛行痹";补骨脂性苦、辛、大温,入脾、肾之经,其气味香浓,补命门,纳肾气,益肾温阳尤有显效,温能祛寒,润能起枯,辛能散结,温通益损之功颇宏。两药相协相助,既能益肝肾精血,又可温化肾阳,鼓舞脾胃之阳,从而达到壮骨强督、健脾和胃之用。凡见筋肉关节疼痛、僵硬、酸软,无论病位在何关节、病程早晚,均可选用,对于大便频数,大便溏泄、不成形,冷饮、受风寒后明显泄泻,或伴有恶寒、腹部喜暖喜按等,皆可用。

2. 燮疏调肝,健脾和胃　防风配片姜黄,两者相合,升散清阳,温胃散寒,止腹泻,直入太阳膀胱经,祛风除湿益督;泽兰,性苦、辛、微温,为肝、脾经之药,其功能为活血祛瘀,辛散通经,行水消肿,力缓不峻,《本草纲目》云"通九窍,利关节,养血气";秦艽,归胃、肝、胆经,可宣散,能祛风止痛、舒筋通络,兼有热象者尤为合适,虽苦但不燥,为风药之润剂,因此可化脾胃之湿而不伤正;白芍,《医学启源》称其安脾经、治腹痛、收胃气、止泻利、和血脉、固腠理、泻肝补脾胃,阎小萍教授临床常用,既可调和营卫,又可健脾,亦可缓急止痛。

3. 活血化瘀,健脾和胃　阎小萍教授常在尪痹而见气滞血瘀时应用延胡索,延胡索性温,味辛、苦,入心、肝、脾经,有活血、行气、止痛之功效,其止痛作用显著,对于尪痹患者关节疼痛又见有胃脘疼痛者用之,常可达到满意疗效。泽泻,甘、淡、寒,归肾、膀胱经,淡则利水渗湿,寒则清泻相火。阎小萍教授临床常运用茯苓、制元胡配伍,茯苓淡渗水湿,入肾为长,元胡善入血分,行气止痛,水血同治,相得相助。关节肿胀疼痛是风湿病各期均较多见的症状,常反复发作,迁延难愈,久不消散,此药对善入肝、脾、肾,且走骨行关节,利水湿,化瘀血,以达活血消肿止痛之功,临证应用多能很快取效。知母,苦、甘、寒,归肺、胃、肾经。阎小萍教授在临床上对于骨痹见舌苔黄腻、脉滑数、脾肾湿热、关节红肿等症常用之,既可清热化湿,又可清肾之热,以防热邪转化。

4. 搜风化湿,健脾和胃 独活,辛散通达,气香性温,胜湿活络,蠲痹止痛,专搜少阴伏风。风寒湿邪常痹着于肌肉、关节而致痹痛,为防止外邪侵袭脾胃,导致湿浊停滞阻碍脾胃,故独活为阎小萍教授常用药。伸筋草配千年健,二药配伍,一温一凉,无明显寒热偏向,寒痹、热痹均宜,宣通走窜,擅于祛除客于经络之风湿,能活血止痛,阎小萍教授常用于因关节疼痛久病入络,或过服苦寒而导致的胃痛尤佳。伸筋草走而不守,入肝、脾、肾经,调整和恢复脾胃升降功能,又可祛风除湿,宣痹止痛,症见关节酸痛、伸屈不利、皮肤不仁者尤宜。生薏仁配炒薏仁,一温一凉,无明显寒热偏向,生薏仁以渗湿健脾,炒薏仁以醒脾止泻,湿去气顺,脾胃功能得复,痞胀纳呆自然得除,与茯苓配合则加强健脾利湿之效。

# 第四节 / 健脾和胃法在干燥综合征中的运用

## 一、中医对干燥综合征的认识

干燥综合征(sicca syndrome, SS)是一种主要累及外分泌腺,尤其是以唾液腺和泪腺为主的慢性炎症性自身免疫性疾病。可因其他外分泌腺及腺体外其他器官受累,而出现多系统损害的临床表现。中医经典著作中虽有类似病症的记述,但并无确切病名的记载。如《素问·阴阳应象大论》有"燥盛则干"的记载;刘完素在《素问玄机原病式》中有"诸涩枯涸,干劲皴揭,皆属于燥"的论述,指出了燥痹的特点;《医门法律》言"燥盛则干,夫干之为害,非遽赤地千里也,有干于外而皮肤皴揭者,有干于内而精血枯涸者,有干于津液而荣卫气衰、肉烁而皮著于骨者,随其大经小络所属上下中外前后,各为病所",对燥邪侵袭做了较详细的论述。路志正根据本病的病因病机结合临床经验,提出了中医相关的病名"燥痹"。其他常见风湿病及疑难病,如类风湿关节炎、系统性红斑狼疮、多发性肌炎、结节性红斑、结节性非化脓性脂膜炎、皮脂腺囊肿以及某些疾病中后期、血液病、冠心病等出现的燥热伤津证候,如口干、咽干、眼干、鼻干、皮肤干燥等症状,也可参考燥痹辨治。

## 二、病因病机

干燥综合征病因多端,病理变化过程涉及多脏器、多系统,但均不外乎内燥之因和外燥之因。前者指先天禀赋,或素体阴虚,易生内热内燥;或外侵之邪,入内热化、燥化。后者指外在的化燥、化热之因,或因气候因素,外感燥热之邪,津液失充且蒸泄于外;或外感温热毒邪,陷入营血,燔灼气血,伤津耗液,血脉不畅,燥瘀互结;或过食辛辣,或误治过服刚燥热药,热毒内生,耗伤阴津等。上述病因均可致燥热之邪伤及人体,致阴亏血虚、经血不畅、瘀滞艰行,易发干燥综合征。干燥综合征病机复杂多变,但不外乎"阴虚为本,燥热为标"。阴虚包括肝、心、脾、肺、肾五脏之阴不足,则五脏所主五液之源匮乏,气血运行涩而不畅,则生本病。且五液之虚并非独见,常是相累兼见。

燥痹是由于外燥、内燥损伤气血津液而致阴津耗损、气血亏虚,使肢体筋脉失养,瘀血痹阻,痰瘀结聚,脉络不通,导致肢体疼痛,甚则肌肤枯涩、脏腑损害的病证。以心、肝、脾、肺、肾各脏及其互为表里的六腑和九窍的阴津匮乏之表现为其临床特征。燥痹一年四季皆可发病,但以秋冬季为多见。其发病年龄以儿童及中年多见,且女性多于男性。

阎小萍教授认为,燥痹以阴液亏虚为本,而燥热为其标,因此治当补其阴液以治其本,而又兼清燥热治其标。补阴之法又应以补肝肾之阴为主。本病以肝肾之阴虚为主,肾阴为一身之元阴,肾阴充盈则可濡养五脏;肾阴亏虚日久,可致肺、心、脾胃阴虚津亏。同时,脾胃乃后天之本,脾主传送水谷精微于全身,而阴津化生有赖于胃的摄入、脾的运化。肺在生理活动中所需要的津气,又要靠脾运化的水谷精微来充养,故脾能助肺益气。因此,肺气的盛衰在很大程度上取决于脾气的强弱,故有"肺为主气之枢,脾为生气之源"之说,而肺阴充足又可下济肾阴。所以,治宜补益肺、脾、胃、心之阴,使脾胃运化而津液得生、肺金润而津液得以输布、心血充足而血脉调畅亦十分重要。

## 三、诊断标准

1. 2002 年干燥综合征国际分类（诊断）标准

Ⅰ口腔症状:3 项中有 1 项或 1 项以上。①每日感到口干,持续 3 个月以上。②成年后腮腺反复或持续肿大。③吞咽干性食物时需用水送服。

Ⅱ眼部症状:3 项中有 1 项或 1 项以上。①每日感到不能忍受的眼干,持续 3 个月以上。②有反复的沙子进眼磨砂感觉。③每日需用人工泪液 3 次或 3 次以上。

Ⅲ眼部体征:下述检查任 1 项或 1 项以上阳性。①Schirmer Ⅰ试验阳性（≤5mm/5min）。②角膜染色阳性（≥4 van Bijsterveld 计分法）。

Ⅳ组织学检查:下唇腺病理淋巴细胞灶≥1（指 $4mm^2$ 组织内有 50 个淋巴细胞聚集于唇腺间质者为 1 灶）。

Ⅴ唾液腺受损:下述检查任 1 项或 1 项以上阳性。①唾液流率阳性（≤1.5ml/15min）。②腮腺造影阳性。③唾液腺放射性核素检查阳性。

Ⅵ自身抗体:抗 SSA 抗体或抗 SSB 抗体阳性（双扩散法）。

原发性干燥综合征的诊断标准:无任何潜在疾病的情况下,

有下述 2 条则可诊断。①符合上文中 4 条或 4 条以上,但必须含有条目Ⅳ(组织学检查)和/或条目Ⅵ(自身抗体);②条目Ⅲ、Ⅳ、Ⅴ、Ⅵ4 条中任 3 条阳性。

2. 2016 年 ACR 和 EULAR 的原发性干燥综合征诊断标准

(1)入选标准:至少有眼干或口干症状其一的患者,即下列至少 1 项阳性。①每日感到不能忍受的眼干,持续 3 个月以上;②眼中反复砂砾感;③每日需用人工泪液 3 次或 3 次以上;④每日感到口干,持续 3 个月以上;⑤吞咽干性食物时需频繁饮水帮助。或在 EULAR SS 患者疾病活动度指标(ESSDAI)问卷中至少一个系统阳性的可疑 SS 者。

(2)排除标准:下列疾病因为可能有重叠的临床表现或干扰诊断试验结果,其患者应予以排除,并且不可再纳入 SS 研究或治疗试验。①头颈部放疗史;②活动性丙型肝炎病毒感染(由 PCR 确认);③AIDS;④结节病;⑤淀粉样变性;⑥移植物抗宿主病;⑦IgG4 相关性疾病。

(3)ACR/EULAR 原发性干燥综合征分类标准:适用于任何满足入选标准,并除外排除标准且下列 5 项评分总和≥4 者诊断为原发性干燥综合征(pSS)。①唇腺灶性淋巴细胞浸润,并且灶性指数≥1 个灶/4mm²(应由擅长灶性淋巴细胞浸润和灶性指数计数的病理学家依照 Daniels 等方案进行评分),3 分。②抗 SSA/Ro 抗体阳性,1 分。③至少单眼 OSS 染色评分≥5 或 van Bijsterveld 评分≥4,1 分。④至少单眼 Schirmer 试验≤5mm/5min,1 分。⑤未刺激的全唾液流率≤0.1ml/min(Navazesh 和 Kumar 测定方法),1 分。常规使用抗胆碱能药物的患者应充分停药后再进行上述③④⑤项评估口眼干燥的客观检查。其敏感性及特异性分别为 96% 和 95%。

## 四、辨证论治

脏腑辨证在干燥综合征的辨治中起到了重要的作用,提出

"辨五液,调五脏"辨治干燥综合征。肾乃先天之本,肾之阴阳乃五脏阴阳之本,故肾阴亏虚必致肝、脾、肺、心余脏之阴液不足。笔者创制经验方"补肾清热育阴汤"(基本药物组成:地黄、山萸肉、山药、天冬、麦冬、天花粉、茯苓、泽兰、泽泻、青风藤等),临床可结合以下不同证型对干燥综合征进行辨治。

1. 燥伤肺阴,肺气痹阻证

主症:咽痒干咳,鼻干少涕,痰少黏稠,不易咯出,皮毛干燥,神疲倦怠,肢节疼痛,舌红略暗少苔,甚则嫩红多裂纹、苔白黄或白少津,脉细略数沉。

治法:滋阴清热,润肺通痹。

方药:补肾清热育阴汤合清燥救肺汤(桑叶、石膏、杏仁、人参、甘草、胡麻仁、阿胶、麦冬、蜜枇杷叶)加减。

2. 燥伤心阴,心脉痹阻证

主症:心悸少气,五心烦热,口干舌燥,自汗盗汗,或少汗肤痒,少寐,胸痛牵及肩背,肢体疼痛不舒,舌红少津或见瘀点瘀斑、苔少黄或薄白,甚则光剥多裂纹,脉沉细或数或涩,亦可见结代之象。

治法:滋阴清热,益气生津。

方药:补肾清热育阴汤合生脉散(人参、麦冬、五味子)加减。

3. 燥伤脾胃,阴虚肌痹证

主症:口干眼燥,胃脘嘈杂,隐痛不舒,饥不欲食,食入不化,倦怠神疲,便干或溏,甚则肌萎乏力,举步不健,舌暗红少津、苔或白或黄或无,脉沉细数或沉细涩。

治法:滋阴清热,益气建中。

方药:补肾清热育阴汤合黄芪建中汤(黄芪、芍药、桂枝、甘草、生姜、大枣、饴糖)加减。

4. 燥伤肝阴,筋脉痹阻证

主症:双目干涩,口干咽燥,心烦易怒,筋脉挛痛,屈伸不利,胁痛不舒,口苦纳呆,便秘溲黄,舌红质暗、苔白或黄,或少津苔剥,脉弦细略沉,或略沉涩,或略弦细。

治法:补肾清热,养肝荣筋。

方药:补肾清热育阴汤合一贯煎(沙参、麦冬、当归、生地黄、枸杞子、川楝子)加减。

5. 燥伤肾阴,肢节痹阻证

主症:口干目涩,齿损发脱,腰膝酸软,肢节肿痛,活动不能,痹着不仁,倦怠少食,便干溲涩,舌红而暗,苔少苔剥,舌裂少津,脉沉细略弦。

治法:补肾清热,除痹通络。

方药:补肾清热育阴汤合独活寄生汤(独活、桑寄生、秦艽、防风、细辛、当归、芍药、川芎、地黄、杜仲、牛膝、人参、茯苓、甘草、肉桂)加减。

## 五、基于频数统计分析阎小萍教授辨治干燥综合征的用药分析

### (一)用药统计

在 2 026 份处方中统计出干燥综合征的处方 139 份,录入数据后统计每种药物的数量,并对其中的药物频率大于 20% 的进行统计,制作表 5-4-1、图 5-4-1、图 5-4-2,如下。

表 5-4-1　139 例干燥综合征用药数量及频率值表

| 药物 | 数量 | 频率值 | 药物 | 数量 | 频率值 |
|---|---|---|---|---|---|
| 茯苓 | 138 | 0.993 | 泽泻 | 114 | 0.820 |
| 牡丹皮 | 132 | 0.950 | 麦冬 | 113 | 0.813 |
| 泽兰 | 132 | 0.950 | 芦根 | 95 | 0.683 |
| 青风藤 | 132 | 0.950 | 防风 | 86 | 0.619 |
| 山药 | 131 | 0.942 | 知母 | 83 | 0.597 |
| 山萸肉 | 124 | 0.892 | 豨莶草 | 83 | 0.597 |
| 生地黄 | 123 | 0.885 | 赤芍 | 81 | 0.583 |

续表

| 药物 | 数量 | 频率值 | 药物 | 数量 | 频率值 |
|---|---|---|---|---|---|
| 天花粉 | 80 | 0.576 | 伸筋草 | 52 | 0.374 |
| 秦艽 | 80 | 0.576 | 补骨脂 | 51 | 0.367 |
| 桂枝 | 73 | 0.525 | 延胡索 | 50 | 0.360 |
| 炙鳖甲 | 73 | 0.525 | 独活 | 43 | 0.309 |
| 天冬 | 70 | 0.504 | 黄芪 | 42 | 0.302 |
| 片姜黄 | 66 | 0.475 | 骨碎补 | 40 | 0.288 |
| 龟甲 | 64 | 0.460 | 羌活 | 37 | 0.266 |
| 玉竹 | 60 | 0.432 | 连翘 | 35 | 0.252 |
| 桑寄生 | 53 | 0.381 | 百合 | 28 | 0.201 |
| 桑枝 | 52 | 0.374 | | | |

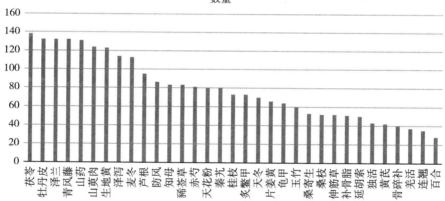

图 5-4-1 139例干燥综合征用药数量图

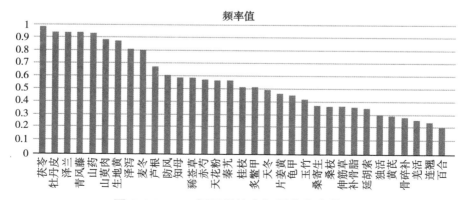

图 5-4-2 139例干燥综合征用药频率值图

## （二）治疗原则

1. **滋补肾肝为本** 《素问·宣明五气论》云："五脏化液,心为汗,肺为涕,肝为泪,脾为涎,肾为唾。"肝肾的阴精不足,化生泪液、唾液乏源,故口干、眼干症状明显,此亦为干燥综合征最常见、最主要的症状;"猖獗龋"亦为多见的症状,而齿为骨之余,亦为肾主,肾精亏虚,不能养齿、荣齿,则牙齿片状剥脱,而生龋齿;且本病40~60岁女性易发,《黄帝内经》云"年四十而阴气自半""六七,三阳脉衰于上,……七七,任脉虚,太冲脉衰少,天癸竭,地道不通",正值肾之阴精衰而枯竭之时。总之,辨治干燥综合征要以补益肾肝为本。在临证之时可以六味地黄汤作为基础方,并酌情重用地黄、山萸肉、芍药等,还可酌情加用女贞子、墨旱莲、桑寄生、牛膝等。

2. **温补肾阳为佐** 肾中阴阳共济,互根互用,相互依存。肾阴亏虚日久,则阴损及阳,且补阴过之亦可损阳,均可致阳虚。张介宾云："善补阴者,必于阳中求阴,阴得阳升而泉源不竭。"故常采用"温补肾阳"之法,于临证时酌情选用骨碎补、补骨脂、续断、杜仲、狗脊、淫羊藿、巴戟天、沙苑蒺藜等。但此温补之力慎防过之,以防阳热化火,更伤及阴,故慎用、少用附子、肉桂等辛热之品。

3. **兼顾滋脾和胃** 脾在液为涎,涎为口津,具有保护口腔黏膜、润泽口腔的作用,于进食时有助于食品的吞咽和消化。另外,"牙龈为胃之络",乃胃阴所养,若脾胃之阴亏损,则易见口干、舌燥、舌裂、牙龈萎缩等症。脾胃病者,医者多遵李东垣之《脾胃论》,详于温补而少于清滋。然《灵枢·五邪》云："邪在脾胃,则病肌肉痛,阳气有余,阴气不足,则热中善饥。"即是针对胃阳有余、脾阴不足而立言。唐容川《血证论》曰："脾阳不足,水谷固不化;脾阴不足,水谷仍不化也。譬如釜中煮饭,釜底无火固不熟,釜中无水亦不熟也。"可见脾阳与脾阴相互资助,缺一不可。《素问·五脏生成》云"脾欲甘",然甘有甘寒、甘凉、甘温、甘平之别,脾阴不足应治以甘平育阴,使受伤之脾阴得以和缓滋润。故辨治干燥综合征之时,最常用山药、黄精,两者性味均为甘平,入脾、肺之经,前者更入肾经,如此甘平育阴则补而不燥、滋而不腻。《名医别录》中记载黄精为"除风湿,安五脏",契合本病病机。此外,沙参、玉竹、天冬、麦冬、芦根等均为甘味之品,虽性微寒,但配伍性偏温之陈皮、砂仁、木香、千年健等理气和胃之品,既除微寒之弊,又防理气和胃药物温热化燥之嫌。

4. 酌情并用润肺、养心之品 "肺在液为涕,在体合皮,其华在毛"。肺津不足、肺气虚弱,不能化涕润鼻腔气道,亦不能输津于皮毛,故常见咽痒干咳、痰少黏稠不易咯出、鼻干少涕、皮肤干燥瘙痒等;且"肺为娇脏,喜润恶燥",而燥邪易伤肺,耗伤肺阴,久则上源之水乏,必殃及下焦肾水。故治疗宜抓住时机及早治疗,不可在阴伤过甚、殃及多脏之阴时再治。临证常用桑叶、麦冬、天冬、芦根、石斛等,甘而微寒,入肺以达养阴、润燥、清热之效。心在液为汗,所谓"汗血同源",心阴不足,汗则乏源,故干燥综合征常见皮肤干燥,甚则皮肤作痒;且心阴不足,心神失养,又可见心烦少寐、心悸不安等。临证常用百合配玉竹,炒酸枣仁、远志、夜交藤等,滋心阴、养心神、益心液。常用对药还有芦根配百合,两药用量均在 20~30g,因其均具甘平之性味,润燥而无滋腻之嫌,既能益肺阴、润肺燥,又能滋心阴、调汗液、润肌肤、安心神,实为最佳组合。

5. 不忘祛邪利节 干燥综合征患者多伴见关节炎或关节痛表现,此为部分患者的首发症状及主要表现,尤其是老年干燥综合征患者的临床表现中最主要的腺外症状就是关节炎。中医学认为,无论是外燥之邪还是内燥之邪均可损及人体的津液气血,致使肢体筋脉失于濡养,气血运行不畅,瘀血、痰湿聚结,脉络痹阻不通,出现肢体关节、肌肉、筋腱疼痛、肿胀,甚则肌肤枯涩而出现脏腑损害。在辨治之时,要注意祛邪以安正,通痹以利节。因此,其关节表现为热象时,加用青风藤、秦艽、忍冬藤、络石藤、

豨莶草等清热利节之品,且伍用祛风、祛湿、除燥之品,如防风、
羌活、薏苡仁、茯苓、夜交藤等;若为寒象,则可加用鸡血藤、海桐
皮、海风藤、千年健等温通利节之品,考虑其有阴津亏虚、邪欲从
热化的可能,故又常伍用青风藤、秦艽、豨莶草、徐长卿等。总之
应"有是证,用是药",视其寒热之度而酌情选用。

6. 活血通络贯穿始终　内外燥邪伤津耗液,无以充血,血行
涩滞,瘀血阻络;且燥邪病程缠绵,病久入络,更可致血瘀络阻之
证。可见肌肤失荣,唇舌紫暗,易见瘀斑,肢节疼痛,夜间为重,
脉沉弦细涩等。故于临证中酌情加入泽兰、延胡索、赤芍、牛膝、
丹参、豨莶草、鸡血藤等活血通络之品。需要注意的是,燥邪耗
津,亦可生痰,痰瘀互结,症见耳后、颌下、颈部及体内痰核、瘰疬
积聚等,故于辨治之时可酌情加入化痰散结之品,如连翘、土贝
母、夏枯草、玄参、牡蛎、化橘红、半夏、橘络等。

### (三)燥痹(干燥综合征)用药法则

阎小萍教授在治疗燥痹(干燥综合征)时,关于辨证论治用
药之分析可归为以下。

1. 甘寒清润,养阴润燥　阎小萍教授在临证治疗燥痹(干
燥综合征)时多选用甘寒清润之品,提倡以养阴润燥清热为主。
在 139 例燥痹中,阎小萍教授常用的养阴润燥药物有,生地使
用率高达 88.5%,使用频次为 123 次;麦冬使用率高达 81.3%,
使用频次为 113 次;芦根使用率高达 68.3%,使用频次为 95 次;
知母使用率高达 59.7%,使用频次为 83 次;天花粉使用率高达
57.6%,使用频次为 80 次;天冬使用率高达 50.4%,使用频次为
70 次;玉竹使用率高达 43.2%,使用频次为 60 次;百合使用率
20.1%,使用频次为 28 次。其中生地黄、玄参均味苦甘,性寒,同
归肾经,玄参又归肺、胃经,生地黄兼入心、肝经,可清热养阴生
津。《本草纲目》云:"肾水受伤,真阴失守,孤阳无根,发为火病,
法宜壮水以制火,故玄参与地黄同功。"所以,阎小萍教授方中
常用此二药补益肾水、养阴生津。天冬和麦冬均能滋阴清肺、益

胃生津,适用于阴伤口渴、肠燥便秘之证。麦冬微寒,滋阴润燥、清热生津之力较天冬略差,滋腻性小,因此长期用之不碍胃,且可清心除烦、滋养肺胃之阴;天冬大寒,清火润燥滋阴之力较麦冬为强,且滋胃阴、润肾燥。二药相合有金水相生之妙用,阎小萍教授常以此二药相须为用。知母清热又可润肾,而不伤阴;天花粉归肺、胃经,可生津、清胃热,又可润肺燥;玉竹入肺、脾、胃经,益胃生津,滋阴润肠,对于口燥咽干、大便秘结常用之。芦根归肺、胃经,既能清透肺胃气分实热,又能生津止渴、除烦,并能使热自小便出。诸药相配,甘寒清润以养肺、益胃、济肾,清心除烦、生津润燥。阎小萍教授强调,在治疗时不能一味养阴,须先清其湿热,若湿热浊邪不清,大剂养阴则亦敛邪;在补阴润燥的同时,亦需注意不能过用寒凉滋腻之品,以防损伤胃气,妨碍脾运,遏制中阳,而使阴津生化乏源。

2. 阴阳双补,阳中求阴　阎小萍教授治疗风湿病时,无论是在急性发病期,抑或是病情缓解期,都时时强调治病求本,而在燥痹(干燥综合征)的治疗中又以滋补肝肾之阴尤为重要。阎小萍教授在临证治疗燥痹(干燥综合征)时除多选用甘寒清润之品,并提倡阴阳双补。临证时,仅单独采用滋养肝肾之阴的药物往往不能治本而获效,虽然滋阴增津为治本之法,但若无阳气的蒸腾与推动,则不能气化以输注周身濡养九窍,无阳之阴乃一潭死水,犹如釜底无火。此外,本病尚有非独阴虚、阳亦不足之特点。因此,在补阴的同时,阎小萍教授非常注重温补脾肾之阳,会酌情加补阳药物,而与养阴药物的应用比例相对较小,至于其比例则视其阴阳盛衰而定。一方面,补阳药物的温热之性受养阴药物的寒凉之性相佐制,既不助长燥热之邪,又可温助阳气以利津液的气化与输布;另一方面,补阴药物的寒凉之性因受补阳药物的温热之性相佐制,亦可防寒凉太过而伤中焦脾胃。此外,燥痹(干燥综合征)失治迁延,或日久而肝肾亏虚、筋骨失养,往往可见其骨质受损、筋脉拘挛、变形、活动不利等症。

在 139 例燥痹中,阎小萍教授常多用的阴阳双补,既可温阳,又补肝肾,兼可强筋健骨的药物,如山萸肉使用率高达89.2%,使用频次为 124 次;补骨脂使用率 36.7%,使用频次为51 次;骨碎补使用率高达 28.8%,使用频次为 40 次。骨碎补入肝、肾经,补肾活血;补骨脂,补肾壮阳、温脾止泻,临床中常用此二药相配,既益肝肾精血,又温化脾肾之阳。山萸肉味酸、涩,性微温,能平补肾肝精血、收敛固涩。总之,阎小萍教授强调本病的治疗需阴阳双补,且补阳不能助燥。

3. 健脾和胃,气血乃行　脾胃乃后天之本,气血生化之源。若后天之脾胃失于濡养,则不能充养先天阴津而导致无以化生津液;在治疗燥痹(干燥综合征)时,由于燥邪伤及津液,而过多选寒凉之品,长期服用易伤中阳,导致脾阳不足、脾失健运从而不能使津液上承。所以,阎小萍教授在临床中治疗燥痹(干燥综合征)时尤其强调顾护中焦脾胃。临证选用须谨慎,一则忌用大剂寒凉,二则方中多配以健脾益胃之品。在 139 例燥痹中,阎小萍教授常多用的健脾和胃药物,如茯苓使用率高达 99.3%,使用频次为 138 次;山药使用率高达 94.2%,使用频次为 131 次。茯苓健脾利水,又淡能利窍,可补可利,可治燥痹中脾肾阳虚所致湿邪不运之水肿、痰饮、食少、便溏及心神不安等症;山药,甘平,归脾、肺、肾经,功用补脾养胃,生津益肺,补肾涩精。《药品化义》云:"温补而不骤,微香而不燥,循循有调肺之功,治肺虚久嗽,何其稳当。因其味甘气香,用之助脾,治脾虚腹泻,怠惰嗜卧,四肢困倦。又取其甘则补阳,以能补中益气,温养肌肉,为肺、脾二脏要药。土旺生金,金盛生水,功效相仍,故六味丸中用之,治肾虚腰痛,滑精梦遗,虚怯阳痿。但性缓力微,剂宜倍用。"

4. 使邪有出路,注重祛风、寒、湿之邪以通络　燥痹(干燥综合征)非独燥邪侵袭,亦可兼有风、寒、湿等邪气侵袭人体,痹阻经络,而常见有关节疼痛、沉重、肌肤不仁、痛无定所、关节肿胀等症状。故阎小萍教授治疗燥痹(干燥综合征)时亦重视随证选用祛风、散寒、除湿、通络的药物以祛邪通痹、利达关节。在 139 例燥痹中,阎小萍教授常用的药物,如青风藤使用率高达 95.0%,使用频次为 132 次;防风使用率高达 61.9%,使用频次为 86 次;桑寄生使用率 38.1%,使用频次为 53 次;桑枝使用率 37.4%,使用频次为 52 次;独活使用率 30.9%,使用频次为 43 次;羌活使用率 26.6%,使用频次为 37 次。临床中遇寒湿偏重者,常选用味辛散风、性温驱寒除湿、通行十二经、散寒通经的防风。桑寄生祛风湿、强筋骨、补肝肾、壮腰膝。青风藤善祛风湿、通经络、止诸关节肌肉之疼痛。遇湿浊偏胜关节肿胀、沉重者,多选用通络化湿的羌活、独活。独活辛散通达,气香性温,胜湿活络,蠲痹止痛,专搜少阴伏风。阎小萍教授在临床中还善用藤类药物如青风藤、络石藤,以祛邪通络,透达四肢。

　　5. 注重活血化瘀,行气补血为辅　燥痹因津枯血燥,或燥邪灼伤阴血,而致瘀血内生,影响阴津的布散,从而加重干燥之象。《血证论》曰:"有瘀血,则气为血阻,不得上升,水津因不能随气上布。"燥痹(干燥综合征)之症状常见有口干舌燥、吞咽困难,多为瘀血阻滞经络,使津液不得正常输布从而导致口眼、皮肤干燥。阎小萍教授认为,燥痹(干燥综合征)的治疗中活血化瘀甚为重要,瘀去则血活,血活则气畅,气畅则津液得以正常输布。在 139 例燥痹中,牡丹皮使用率达 95.0%,使用频次为 132 次;泽兰使用率达 95.0%,使用频次为 132 次;赤芍使用率达 58.3%,使用频次为 81 次;片姜黄使用率达 47.5%,使用频次为 66 次;炙延胡索使用率达 36.0%,使用频次为 50 次。泽兰可行血、利水,其补而不滞,行而不峻,性质平和,临床兼有关节肿胀者常选用之。赤芍祛瘀止痛、行滞消肿之力甚佳,《本草求真》曰:"赤芍与白芍主治略同,但白则有敛阴益营之力,赤则止有散邪行血之意。"赤芍清血分实热,散瘀血留滞,本品功能与丹皮相近,故常与丹皮相须为用。但丹皮清热凉血的作用较佳,既能清血分实热,又能治阴虚发热;而赤芍只能用于血分实热,以活血散瘀见长。片姜黄活血止痛,兼理血中气滞,还能入肩背手臂等处活血祛风而治瘀血痹痛。

### (四)健脾和胃法在燥痹(干燥综合征)中的运用特点

1. 病在五脏,责之于脾　燥痹(干燥综合征)发病虽有口干、眼干、鼻咽干涩等清窍及皮肤、阴户等部位干燥的燥证表现,但燥有内外之分,本病主要应从内燥论治,其中与脾脏功能失调,津液生成不足,或输布障碍有关。脾为后天之本,开窍于口,其华在唇,在液为涎,涎为口津,上行于口,具有保护口腔黏膜、润泽口腔的功能。脾失健运,湿邪内困,津液生成不足或津液不能正常输布,上承于口,出现口干,进而发为燥痹。肾在液为唾,肾阴亏虚,脾胃失运,津液生成不足,唾液减少而口干。可见燥痹(干燥综合征)以脾肾阴伤为主,继而肺气虚不能推动津液输布,肝血亏虚不能濡润,干燥更加明显。只有脾阴的濡养功能正常,五脏六腑、四肢百骸、形体官窍方能津血充盛,进行正常功能活动。因此,燥痹乃肺、肝、脾、肾四脏俱病,责之在脾。

2. 脾气健运,津液乃生　阎小萍教授治疗上遵"燥者濡之"之意,所谓"釜中无火固不熟,釜中无水亦不熟也"。其中尤以脾阴虚为主,而脾阴虚则常出现其他兼夹证,如脾阴脾阳亏损并存,脾虚夹湿,则使脾失健运而水液泛滥,水湿浊邪又反困脾土,从而导致脾阳逐渐衰弱等。补脾阴时阎小萍教授常必兼温补脾阳,以助脾胃健运。脾喜燥恶湿,甘能补之,淡能渗之,甘淡相合,寓补于泻,滋而不腻,补而不燥,生津化液,守中化阴,则无育阴助湿碍脾之忧,亦无温补助火劫津之弊。所以健脾化湿法为阎小萍教授所提倡。脾又有"得阳始运"的特点,因此在补脾阴药中宜少佐温补肝肾、祛风除湿之药,既可以减少大量滋阴药的滋腻,又有利于湿邪的祛除。脾气以升为顺,降则为逆,而补阴药又具有沉降之性,因此须少佐升药,既可调节脾胃的气机升降,又有利于滋阴药的运化。阎小萍教授认为在治本病时切不可过用滋腻之品,要滋润中寓运通,从而使其补而不滞。因此阎小萍教授用药时宜提倡轻灵健运,中正醇和,质地濡润,平补为贵,勿过寒凉,不碍升运,至为合适。

### （五）阎小萍教授运用健脾和胃之用药特点

脾胃乃后天之本,气血生化之源。后天失养,则不能养先天,阴津亦无以化生;且治疗本病的药物中多有寒凉之品,易伤中阳,脾失健运则不能使津液上承。所以,阎小萍教授在临床中尤其强调:一则忌用大剂寒凉,二则方中多配以健脾益胃之品顾护中焦脾胃。

1. 滋阴清热,养阴生津,健脾和胃 生地,《雷公炮制药性解》中曰"入心、肝、脾、肺经",为阎小萍教授治疗燥痹常用,可清热凉血、养胃阴、生津液,燥痹常兼有皮肤干燥,且大便干燥者尤为适合用之。天花粉,清热生津,入肺、胃经,热邪伤津、口干烦躁者常用之,配玄参加强滋养胃阴、生津润肺之效。连翘,《汤液本草》中曰"手足少阳、阳明经",具有升浮宣散之力,流通气血,治十二经血凝气聚,清热逐风。知母,归肺、胃、肾经,既可清肺胃实热之火,又可滋阴润肾中之燥。芦根,入肺、脾、胃经,能清胃止呕以治胃热呕逆、燥痹伤津之证。百合,在《药品化义》中曰"入手足太阴、手足厥阴、手足阳明经",可润肺养胃,燥痹干咳兼有热象者常用之。麦冬,入脾、胃、心经,常用于益胃生津、润燥止咳,配与天冬,肠燥便秘者常用之。玉竹,生津养胃,滋阴润肠,补虚损,且性平,临床上口燥咽干、大便秘结者常用之。生山药,性平,入脾、肺、肾经,可补脾气,又补脾阴,且生津润燥。白芍,于《本草经疏》中曰"手足太阴引经药,入肝、脾血分",主通顺血脉,缓中,利腹中痛,行胃气,又敛阴柔肝,治燥痹所见之筋脉痉挛。

脾为生化之源,若热灼伤阴,则化生无源,而无以输布全身以致津枯,衍生他病。因此阎小萍教授治疗燥痹时,常选用清热兼可入脾、胃经之品。

2. 芳香化湿,健脾和胃　砂仁,性味辛温芳香,归脾、胃经,色黑入肾,可行气化湿健脾、温中止泻,使脾阳得以升清,胃浊得以通降,湿化气调,中州固守,兼以益肾。素体脾胃不足,或邪伤正气,或药用日久所致的脘痞胀满、纳呆、湿滞便溏均能配用,且可防方中滋阴养肾之药败胃,使中土不滞,则生化无穷。

3. 利水渗湿,健脾和胃　茯苓味甘淡,性平,入心、肺、脾、肾经,味薄而升浮,可生津上行,又可导浊下行,其功用为健脾利水,可补可利,可治燥痹中脾肾阳虚所致的湿邪不运之水肿、痰饮、食少、便溏及心神不安等症。泽兰,为肝、脾经之药,其功能为活血祛瘀,辛散通经,行水消肿,力缓不峻;泽泻利水渗湿,寒则清泻相火。两药合用,其一可以活血化瘀通经,利关节为长;其二为淡渗水湿,入肾为长,水血同治,相得相助。

4. 滋补肝肾,健脾和胃　补阳药中的川续断补肝肾、强筋骨,其性味温和,补而不燥。骨碎补,补肾壮骨,行血补伤,止痛消肿;补骨脂,性苦辛,大温,入脾、肾之经,益肾温阳尤有显效,温能祛寒,润能起枯,辛能散结,温通益损之功颇宏。两药相协相助,既能益肝肾精血,又可温化肾阳,从而达到壮骨强督之用,为阎小萍教授常用。脾胃又有"得阳始运"的特点,因此在补脾阴药中宜少佐温补肝肾、祛风除湿之药,既可以减少大量滋阴药的滋腻,温阳又有利于湿邪的祛除。

5. 祛风胜湿,散寒解表,健脾和胃　燥痹(干燥综合征)非独燥邪侵袭,亦可兼有风、寒、湿等邪气侵袭人体,痹阻经络,而常见有关节疼痛、沉重、肌肤不仁、痛无定所、关节肿胀等症状。因此阎小萍教授常选用独活,胜湿活络,蠲痹止痛,专搜少阴伏风,可防风寒湿邪转化入里伤脾碍胃。防风,归肝、脾、膀胱经,可祛风解表,遍行周身,祛风于肌腠之间,性微温不燥,是风药中之润剂,走表祛风并御风邪,祛风散邪而不伤正,风能胜湿,又可祛脾胃之湿浊。

# 第五节 / 健脾和胃法在骨关节炎中的运用

## 一、中医对骨关节炎的认识

骨关节炎（osteoarthritis, OA）是一种常见的非感染性慢性关节炎性疾病。以关节软骨退行性变和继发性骨质增生为特征。本病的发生与衰老、肥胖、炎症、创伤、关节过度使用、代谢障碍及遗传等因素有关。中医将骨关节炎隶属于中医学"痹病"范畴，其相应中医病名为"骨痹"，是由于肝肾亏虚，痰瘀阻络，痹阻关节引起的关节疼痛、肿胀、僵硬、屈伸不利，骨性肥大或畸形的一种疾病。

## 二、病因病机

肾主骨生髓，为一身元气之本，肾精充实则髓盈骨坚，肾虚骨髓空虚则筋骨失其所养，易于感受外邪并产生痰瘀内邪而发骨痹；肝藏血主筋，为罢极之本，肝肾同源，《素问·脉要精微论》曰"膝者，筋之府，屈伸不能，行则偻附，筋将惫矣"，说明膝关节正是骨痹的主要好发部位。因此我们认为本病是典型的本虚标实证候，本虚在肝肾亏虚、筋脉失养，标实在风寒湿外邪，肾虚血瘀贯穿整个病理过程的始终。

## 三、诊断标准

参照中华医学会制定的《骨关节炎诊断与治疗指南》（2010 版）（表 5-5-1、表 5-5-2、表 5-5-3）。

表 5-5-1　手 OA 诊断标准表（临床标准）

| 序号 | 项目 |
|---|---|
| 1 | 近 1 个月大多数时间有手关节疼痛、发酸、发僵 |
| 2 | 10 个指间关节中，有骨性膨大的关节≥2 个 |
| 3 | 掌指关节肿胀≤2 个 |
| 4 | 远端指间关节骨性膨大 >2 个 |
| 5 | 10 个指间关节中，畸形关节≥1 个 |

满足 1+2+3+4 条或 1+2+3+5 条可诊断手骨关节炎

注：10 个指间关节为双侧第二、三远端及近端指间关节，双侧第一腕掌关节

表 5-5-2　膝 OA 诊断标准表

| 临床标准 | 临床 + 放射学 + 实验室标准 |
|---|---|
| 1. 近 1 个月大多数时间有膝关节痛 | 1. 近 1 个月大多数时间有膝关节疼痛 |
| 2. 有骨摩擦音 | 2. X 线示骨赘形成 |
| 3. 晨僵时间≤30min | 3. 关节液检查符合 OA |
| 4. 年龄≥38 岁 | 4. 年龄≥40 岁 |
| 5. 有骨性膨大 | 5. 晨僵≤30min |
|  | 6. 有骨摩擦音 |
| 满足 1+2+3+4 条，成 1+2+5 条或 1+4+5 条者可诊断膝 OA | 满足 1+2 条或 1+3+5+6 条，或 1+4+5+6 条者可诊断膝 OA |

表 5-5-3　髋 OA 诊断标准表

| 临床标准 | 临床 + 放射学 + 实验室标准 |
|---|---|
| 1. 近 1 个月大多数时间有髋痛 | 1. 近 1 个月大多数时间有髋痛 |
| 2. 内旋 <15° | 2. 红细胞沉降率≤20mm/h |
| 3. 红细胞沉降率 <45mm/h | 3. X 线示骨赘形成 |
| 4. 屈曲 <115° | 4. X 线髋关节间隙狭窄 |

续表

| 临床标准 | 临床 + 放射学 + 实验室标准 |
|---|---|
| 5. 内旋 >15° | 5. 晨僵时间 ≤30min |
| 6. 晨僵时间 <60min | |
| 7. 年龄 >50 岁 | |
| 8. 内旋时疼痛 | |
| 满足 1+2+3 条,或 1+2+4 条,或 1+5+6+7+8 条者可诊断髋 OA | 满足 1+2+3 条,或 1+2+4 条,或 1+3+4 条者可诊断髋 OA |

## 四、辨证论治

### （一）本病辨证共性

本病辨证共性为肝肾亏虚,痰瘀阻络。

证候特点：膝、手、髋等关节疼痛,肿胀僵硬,压之痛著,屈伸不利,或伴关节弹响。腰膝酸软疼痛,劳累尤甚,形疲神衰。舌淡暗偏红或瘀点、瘀斑,舌苔白,脉沉细弦。

治法：补益肝肾,祛痰通络。

方药：骨痹通方。

骨碎补 18~20g,杜仲 20~30g,狗脊 25~30g,补骨脂 10~15g,土贝母 15~20g,青风藤 20~30g,鸡血藤 20~30g,淫羊藿 10~15g。

### （二）急性期治疗

急性期指首次发作或急性发作时,以关节肿胀、疼痛,或发红、局部发热等为主要表现,且持续时间在 4 周之内者。可在辨证"共性"基础上进一步"寒热"辨证。

1. 寒湿痹阻证

证候特点：膝、手、髋等关节冷痛,屈伸不利,局部皮色不红,触之不热,畏寒恶风,得热则舒,夜间痛重,纳谷欠馨,或大便稀溏,小便清长。舌淡暗,舌苔薄白或白滑,脉沉弦紧或涩。

分析：本证在肝肾亏虚、痰瘀阻络基础上发生。由于正气不足，卫外受损，使机体易于感受风寒湿邪。寒性凝滞，主收引，寒流关节，痹阻气血，故见关节冷痛，屈伸不利。寒为阴邪，遇寒则血愈凝涩，得热则舒，畏寒恶风且夜间加重。又湿性重浊黏滞，湿注经络关节，气血运行受阻愈甚，且病情缠绵难愈。舌淡暗，舌苔薄白或白滑，脉沉弦紧或涩，均为寒湿痹阻之象。

治法：散寒除湿。

方药：桂枝附子汤加减。桂枝 10~15g，附子 6~10g，羌活 10~15g，独活 6~10g，鹿衔草 10~15g，海风藤 15~20g，防风 10~15g，片姜黄 10~15g。

2. 湿热痹阻证

证候特点：膝、手、髋等关节红肿热痛，屈伸不利，痛处拒按，痛有定处，夜间尤著，口黏不爽，口干不欲饮，脘闷纳差，大便偏干或不爽，小便涩黄。舌质暗红，黄苔兼腻，脉沉弦滑或弦细滑。

分析：风寒湿邪郁久化热，或直接感受风湿热邪，湿与热结，郁滞关节经络，气血不通，可致关节红肿热痛，疼痛不能屈伸；湿热流注，瘀血停滞，故而痛处拒按，痛有定处，夜间尤著；湿热阻滞中焦，化燥伤阴，气血津液运行受阻，则口黏不爽，口干不欲饮，脘闷纳差，大便干，小便黄。舌脉均为湿热痹阻、瘀血阻络之象。

治法：清热祛湿。

方药：四妙汤加减。苍术 6~10g，黄柏 10~12g，薏苡仁 20~30g，牛膝 10~15g，知母 10~15g，忍冬藤 20~30g，络石藤 10~20g，豨莶草 10~15g。

### （三）缓解期治疗

缓解期指在急性关节炎发作或发生后，以缓慢发展的关节疼痛、肿胀、僵硬、功能障碍，骨性肥大或畸形为主要表现者。以辨证共性进行论治，与其他辅助治疗措施相配合。

## 五、基于频数统计分析阎小萍教授辨治骨关节炎的用药规律

### （一）数据统计

在 2 026 人次处方中统计出骨关节炎的处方 176 份，录入数据后统计每种药物的数量，并对其中的药物使用频率大于 20% 的进行统计，制作表 5-5-4、图 5-5-1、图 5-5-2，如下。

表 5-5-4　176 例骨关节炎患者用药数量及频率值表

| 药物 | 数量 | 频率值 | 药物 | 数量 | 频率值 |
|---|---|---|---|---|---|
| 桑寄生 | 168 | 0.955 | 伸筋草 | 116 | 0.659 |
| 桂枝 | 162 | 0.920 | 泽兰 | 83 | 0.472 |
| 防风 | 159 | 0.903 | 鸡血藤 | 81 | 0.460 |
| 片姜黄 | 159 | 0.903 | 茯苓 | 72 | 0.409 |
| 延胡索 | 158 | 0.898 | 知母 | 68 | 0.386 |
| 赤芍 | 153 | 0.869 | 徐长卿 | 57 | 0.324 |
| 桑枝 | 153 | 0.869 | 炒杜仲 | 54 | 0.307 |
| 骨碎补 | 145 | 0.824 | 海桐皮 | 53 | 0.301 |
| 秦艽 | 145 | 0.824 | 炙鳖甲 | 50 | 0.284 |
| 青风藤 | 141 | 0.801 | 泽泻 | 44 | 0.250 |
| 羌活 | 136 | 0.773 | 龟甲 | 40 | 0.227 |
| 独活 | 134 | 0.761 | 葛根 | 40 | 0.227 |
| 豨莶草 | 133 | 0.756 | 狗脊 | 38 | 0.216 |
| 补骨脂 | 127 | 0.722 | 连翘 | 38 | 0.216 |
| 川续断 | 116 | 0.659 | 土茯苓 | 36 | 0.205 |

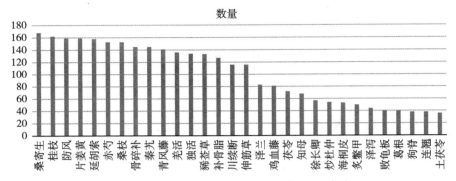

图 5-5-1　176 例骨关节炎患者用药数量统计图

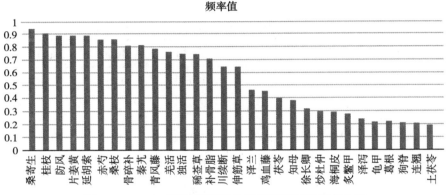

图 5-5-2　176 例骨关节炎患者用药频率值统计图

## （二）阎小萍教授辨治骨关节炎的用药规律

1. 补肾壮骨为本　骨痹常见于中老年人。中老年人肾虚更甚,肾虚骨髓空虚则筋骨失其所养,易于感受外邪,并产生痰瘀内邪而发骨痹。因此相对尪痹、大偻之疾,骨痹更应注意补肾壮骨之品的运用。在用药方面:桑寄生（用药频率为 95.5%,用药数量为 168）,具有较强的补肝肾的作用,《日华子本草》云"助筋骨,益血脉",可祛风湿、益血脉,中老年人在肾虚的基础上合并血虚的情况多见,桑寄生适用于肾经血虚、风湿乘袭所致的关节疼痛,这也是桑寄生是骨痹用药中频率最高的原因之一;补骨脂（用药频率为 72.2%,用药数量为 127）;川续断（用药频率为 65.9%,用药数量为 116),味苦辛,性微温,主要功能是补肝肾、续筋骨、通血脉、利关节、安胎,治疗腰膝腿足疼痛;炒杜仲(用药频率为 30.7%,用药数量为 54),味甘、微辛,性温,是常用的补肝肾、强筋骨、益腰膝的药物,适用于肾经气虚、寒湿交侵所致的关节疼痛;狗脊(用药频率为 21.6%,用药数量为 38),味苦甘,性温,能补肝肾、强腰膝,兼能除风湿,为性质平和的补肝肾药。

2. 注重养肝荣筋　骨痹病程日久,造成"骨损""筋挛""肉削"之象,中老年人行动不利,活动量少,筋脉挛急之征更甚,因此在治疗上注重养肝荣筋。在用药方面,秦艽(用药频率为 82.4%,用药数量为 145),主入肝经,具有祛风利湿、退热、缓解拘挛的作用;豨莶草(用药频率为 75.6%,用药数量为 133),入肝、肾经,可祛风湿、利关节,常用于筋骨、关节疼痛,四肢麻痹,腰腿无力等症;川续断(用药频率为 65.9%,用药数量为 116),入肝、肾经,可补肝肾,利关节,壮筋骨;伸筋草(用药频率为 65.9%,用药数量为 116),味苦、辛,性温,主要功用是舒筋活络,兼能祛风湿,适用于风湿痹痛而出现关节屈伸不利、筋脉拘急等情况者;炒杜仲(用药频率为 30.7%,用药数量为 54),《玉楸药解》云"去关节湿淫,治腰膝酸痛,腿足拘挛,益肝肾,养筋骨",具有较好的补益肝肾、养肝荣筋之效;海桐皮(用药频率为 30.1%,用药数量为 53),性平,味苦、辛,归肝、脾经,祛风湿、通经络、止痛。

3. 调和营卫　在骨痹的辨治中阎小萍教授亦十分注意调和营卫,一方面因痹病的发生与风寒湿热外感之邪侵袭有关,另一方面骨痹之人年迈体弱,营卫更虚。在具体用药方面,桂枝(用药频率为 92.0%,用药数量为 162);防风(用药频率为 90.3%,用药数量为 159);赤芍(用药频率为 86.9%,用药数量为 153)。以上三味药的用药频率排在骨痹所有用药的第二、三、六位,可见其用药频率之高,也体现出调和营卫的重要地位。

4. 健脾化湿,消痰散结　骨痹之人,脾肾两虚为其发病之根本。其中脾虚的发生,一方面是因为患者先天肾虚导致后天脾虚,另一方面中老年人脾胃日益衰微,运化功能逐渐减退,此外还可能因长期服用非甾体抗炎药造成脾胃损伤。因此健脾在骨痹的治疗中是十分重要的环节。同时,骨痹病程日久,外感湿邪,可夹寒、夹热、夹瘀成痰核,造成关节肿胀、疼痛、活动受限等不适。因此在治疗中常用健脾化湿、消痰散结之品。体现在用药上,防风(用药频率为90.3%,用药数量为159),茯苓(用药频率为40.9%,用药数量为72),连翘(用药频率为21.6%,用药数量为38),土茯苓(用药频率为20.5%,用药数量为36)。

5. 活血通络　瘀血是风湿病发生的重要因素。在辨治风湿病的过程中,阎小萍教授十分强调"瘀"的概念,并且认为在疾病的早期阶段,即存在"瘀"的概念,因此强调活血通络应贯穿疾病之始终。在具体用药方面:延胡索(用药频率为89.8%,用药数量为158);泽兰(用药频率为47.2%,用药数量为83);炙鳖甲(用药频率为28.4%,用药数量为50);龟甲(用药频率为22.7%,用药数量为40)。

### (三)阎小萍教授运用健脾和胃法治疗骨关节炎的用药特点

1. 补肾与健脾相须为用　在辨治骨痹的过程中,补肾和健脾具有同等重要的地位和作用。在具体用药上,常用具有脾肾双补之品,补肾与健脾相须为用。最常用的就是补骨脂,又名破故纸,味辛、苦,性大温,《玉楸药解》云其"温暖水土,消化饮食,升达肝脾,收敛滑泄、遗精、带下、溺多、便滑诸证",主要功用是补肾阳、固下元、暖脾胃、止泄泻。在温脾阳方面,阎小萍教授也常用肉豆蔻。肉豆蔻与补骨脂均能止泄泻,但肉豆蔻偏于助脾阳、燥脾湿而涩肠止泄;补骨脂偏于补肾暖脾而固阳止泄。在临床诊治过程中根据患者的病情选取适当的药物。

2. 注重疏肝健脾,善用行气之品　阎小萍教授经常强调,肝脾气机不调,肝失疏泄,脾失健运,痰瘀内停,是风湿病发病的重要基础。且骨痹多发于中老年人,中老年人往往情志不畅,常有肝郁气滞、脾胃失和。常用的药物有姜黄,性味辛散、苦泄、温通,为肝、脾经之药,既入气分行散滞气,重在血分,善活血通痹止痛,在临证中常与炒枳壳相伍为用;防风,辛温有香气,能散肝郁、醒脾气,又有风能胜湿的作用,与白术、芍药、陈皮组成的痛泻要方,阎小萍教授常用之治疗肝郁脾虚之证;海桐皮,味苦,性平,入肝、脾经,主要功能有祛风湿,而治腰腿疼痛、四肢肌肉风湿痹痛的作用;徐长卿,辛,温,归肝、胃经,可祛风化湿,止痛止痒。

　　3. 健脾化湿与消痰散结并重　骨痹日久不愈,易造成湿聚成痰,痰邪夹热、夹寒、夹瘀,造成关节肿胀、功能失用,因此健脾化湿、消痰散结在骨痹的治疗过程中是十分必要的。此处着重分析阎小萍教授对消痰散结之品的运用。连翘,味苦、辛,性寒,主要入心经,可散血中郁火壅结,对于因毒热结聚而致的各种瘰疬、痰核有很好的消肿散结的作用;土茯苓,甘、淡、平,除湿,解毒,通利关节,《本草纲目》云其"健脾胃,强筋骨,去风湿,利关节,止泄泻,治拘挛骨痛,恶疮痈肿,解汞粉、银朱毒",可见其消痰散结之功。

# 第六节 / 健脾和胃法在骨质疏松症中的运用

## 一、中医对骨质疏松症的认识

　　骨质疏松症(osteoporosis,OP)是一种以骨量低下和骨微结构破坏,导致骨脆性增加,易发生骨折为特征的全身性骨病。骨质疏松症分为原发性和继发性两大类。原发性骨质疏松症又分为绝经后骨质疏松症(Ⅰ型)、老年性骨质疏松症(Ⅱ型)和特发性骨质疏松(包括青少年型)3种。绝经后骨质疏松症一般发生在妇女绝经后5~10年内;老年性骨质疏松症一般发生于70岁以后;而特发性骨质疏松病因尚未明。骨质疏松症隶属于中医学"骨痿"的范畴，是由于先天禀赋不足，或后天调养失宜、久病失治、老年衰变等，导致肾精亏虚，气血不足，不能濡养骨骼，骨失所养而致。

## 二、病因病机

骨质疏松症（骨痿）的病因病机包含以下几个方面：年迈而肾虚脾弱；肾阳虚衰，肾精亏乏；正虚卫外不固，邪深侵伤肾；脾胃虚弱，气血化生乏源，精失滋荣，筋骨失养。

## 三、诊断标准

骨质疏松症诊断一般以骨量减少、骨密度下降以及（或者）发生脆性骨折等为依据，发生脆性骨折即可诊断为骨质疏松。

### （一）脆性骨折

脆性骨折是指自发性或因轻微外力而造成的完全性骨折。

### （二）骨密度测定

1. 诊断标准　建议参照世界卫生组织推荐的诊断标准。基于双能 X 射线骨密度仪（DXA）测定：骨密度值低于同性别、同种族健康成人的骨峰值不足 1 个标准差属正常；降低 1~2.5 个标准差为骨量低下（骨量减少）；降低程度等于和大于 2.5 个标准差为骨质疏松；骨密度降低程度符合骨质疏松诊断标准，同时伴有一处或多处骨折时为严重骨质疏松。现在也通常用 T-Score（T 值）表示，即①T 值≥−1.0 为正常；②−2.5<T 值 <−1.0 为骨量减少；③T 值≤−2.5 为骨质疏松；④T≤−2.5，同时伴有一处或多处骨折时为严重骨质疏松。

测定部位的骨密度对预测该部位的骨折风险价值最大，如髋部骨折危险用髋部骨密度预测最有意义。临床上常用的推荐测量部位是腰椎 1~4 和股骨颈,诊断时要结合临床情况进行分析。

2. 骨密度测定的临床指征　①女性 65 岁以上和男性 70 岁以上,无其他骨质疏松危险因素;②女性 65 岁以下和男性 70 岁以下,有一个或多个骨质疏松危险因素;③有脆性骨折史或(和)脆性骨折家族史的男、女成年人;④各种原因引起的性激素水平低下的男、女成年人;⑤X 线摄片已有骨质疏松改变者;⑥接受骨质疏松治疗进行疗效监测者;⑦有影响骨矿代谢的疾病和药物史。符合上述任何 1 条,建议进行骨密度测定。

## 四、辨证论治

本病病变主在肾,兼及肝,以肾虚及精、气、血不足为主,临床可分以下证型。

1. 气血不足证

证候特点:腰背酸软而痛,面色萎黄,饮食减少,沉重无力,气短,少气懒惰,平素容易感冒、自汗,大便薄。舌质淡红,苔薄,脉细弱。妇女可见月经量少、色淡,先后不定期,甚则经闭。

治法:益气养血。

方药:八珍汤或十全大补汤加减。

党参 20g,黄芪 15g,白术 10g,茯苓 12g,当归 10g,白芍 10g,川芎 10g,熟地 15g,五味子 10g。

2. 肾精不足证

证候特点:腰膝酸软隐痛,筋骨疲乏无力,齿落发脱,健忘恍惚,早衰,动作迟缓,性功能低下。舌淡苔白,脉细弱。

治法:益肾填精。

方药:七宝美髯丹加减。

何首乌 15g,茯苓 10g,牛膝 10g,当归 15g,枸杞子 15g,菟丝子 12g,补骨脂 12g。

3. 肾阳衰微证

证候特点：面色苍白或黑，神疲，畏寒肢冷，下利清谷，五更泄泻，汗毛脱落，腰膝冷痛，手足麻木，遗精阳痿，多尿或尿失禁，牙齿松动。舌淡白，体胖有齿痕，舌苔白，脉沉迟。

治法：温补肾阳，兼养精血。

方药：右归饮加减。

熟地 20g，山药 15g，山茱萸 10g，枸杞子 20g，杜仲 10g，菟丝子 10g，熟附子 6g，肉桂 10g，当归 10g，骨碎补 15g，补骨脂 12g。

4. 肝肾阴虚证

证候特点：腰背酸痛、隐痛，足跟作痛，遗精，两足痿弱麻木，发脱齿摇，烦热，咽干，潮热颧红，眩晕耳鸣，甚则耳聋，目干畏光，视物昏花，发白，健忘。舌红苔少，脉弦细数。

治法：滋补肝肾。

方药：左归饮加减。

熟地 20g，山药 20g，山茱萸 10g，枸杞子 20g，甘草 6g，菟丝子 10g，当归 10g，鹿角胶 6g。

5. 气滞血瘀证

证候特点：局部肿痛青紫、凝滞强直、挛缩，抽筋，肢体麻木、痿弱，指甲晦暗。舌质紫暗，脉细涩。

治法：活血化瘀。

方药：桃红四物汤加减。

桃仁 12g，红花 12g，当归 15g，川芎 10g，赤芍 10g，熟地 15g，川牛膝 10g，川续断 15g，桑寄生 15g，鸡血藤 15g。

## 五、基于频数统计分析阎小萍教授辨治骨质疏松症的用药规律

### （一）用药统计

在 2 026 人次处方中统计出骨质疏松症的处方 52 份，录入

数据后统计每种药物的数量,并对其中药物频率大于20%的进行统计,制作表5-6-1、图5-6-1、图5-6-2。

表 5-6-1　52 例骨质疏松症患者用药数量及频率值表

| 药物 | 数量 | 频率值 | 药物 | 数量 | 频率值 |
|------|------|--------|------|------|--------|
| 茯苓 | 50 | 0.962 | 川续断 | 28 | 0.538 |
| 桑寄生 | 49 | 0.942 | 炙鳖甲 | 27 | 0.519 |
| 桂枝 | 44 | 0.846 | 知母 | 24 | 0.462 |
| 青风藤 | 43 | 0.827 | 龟甲 | 23 | 0.442 |
| 赤芍 | 42 | 0.808 | 生地黄 | 19 | 0.365 |
| 豨莶草 | 42 | 0.808 | 山萸肉 | 17 | 0.327 |
| 防风 | 40 | 0.769 | 生黄芪 | 17 | 0.327 |
| 延胡索 | 39 | 0.750 | 泽泻 | 16 | 0.308 |
| 秦艽 | 38 | 0.731 | 连翘 | 16 | 0.308 |
| 羌活 | 35 | 0.673 | 生杜仲 | 13 | 0.250 |
| 泽兰 | 35 | 0.673 | 生甘草 | 13 | 0.250 |
| 片姜黄 | 35 | 0.673 | 炒白术 | 13 | 0.250 |
| 桑枝 | 33 | 0.635 | 丹皮 | 12 | 0.231 |
| 独活 | 32 | 0.615 | 鸡血藤 | 12 | 0.231 |
| 补骨脂 | 32 | 0.615 | 山药 | 12 | 0.231 |
| 伸筋草 | 30 | 0.577 | 狗脊 | 11 | 0.212 |
| 骨碎补 | 30 | 0.577 | 络石藤 | 11 | 0.212 |

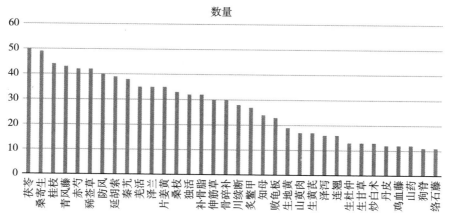

图 5-6-1　52 例骨质疏松症患者用药数量图

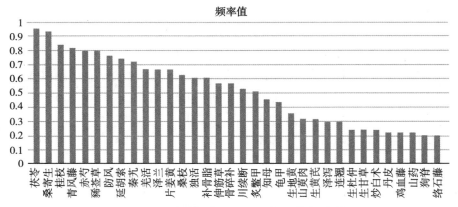

频率值

图 5-6-2　52 例骨质疏松症患者用药频率值图

## （二）用药规律

在阎小萍教授长期的风湿病的辨治过程中,骨质疏松症是一个常见的疾病,但是其往往合并其他疾病。在本次的统计过程中,患者很少是以单一骨质疏松症就诊的,多合并骨关节炎、类风湿关节炎、强直性脊柱炎等。而这些疾病都是在肾虚的基础上发病,因此在治疗上常加用补肾壮骨之品,因为先后天的关系,也在一定程度上加强了健脾和胃的作用。

在辨治骨痿之时,合并的疾病不同,在"补"的方面侧重不同。

1. 大偻（强直性脊柱炎）合并骨痿　大偻（强直性脊柱炎）的病因病机,内因与肾督亏虚相关,外因与寒湿、湿热等邪侵入相连。因此在用药方面,补肾的同时,更注意温补督脉之阳。常用的药物有:鹿茸,偏于通督脉、补肾阳,但其较为贵重,需考虑患者经济承受能力,亦可选用鹿角胶或鹿角霜替代;鹿角胶,味甘,性温,主要功用为温补下元,补阴中之阳,通督脉之血,生精血,止血崩,功用与鹿茸大致相似,但补力缓慢,久服方效;狗脊,味苦、甘,性温,能补肝肾,强腰膝,兼能除风湿,狗脊兼入督脉,偏治腰脊部僵痛。

2. 尪痹（类风湿关节炎）合并骨痿　尪痹发病之关键以肾虚为先，风寒湿热邪方可乘虚深侵入肾而致骨伤、筋损、肉削，甚至关节畸形。所以补肾必不可缺，只有肾阳得温，肾精得蕴，脏腑得充，气机得畅，脾胃得健，营卫得和，方可痹去身安。在尪痹的病程中，"骨损"治以补肾壮骨，"筋挛"治以养肝荣筋，"肉削"治以健脾和胃，"形尪"治以祛邪利节。因此尪痹合并骨痿之时，应根据患者出现病情的侧重，治疗有所倾向。具体到药物方面：常用骨碎补、补骨脂、川续断、桑寄生、杜仲、鹿角片（胶）等补肾壮骨；伸筋草、豨莶草以及藤类等养肝荣筋；脾肾双调之砂仁、莲肉补肾健脾；白术配山药、生炒薏苡仁合用以益脾阳滋脾阴，达到健脾和胃之功；并酌情配合祛邪利节、活血通络之品。

3. 燥痹（干燥综合征）合并骨痿　燥痹根本病因病机有三：一则肝肾亏虚，二则肺胃阴虚，三则邪痹肢节。因此在燥痹合并骨痿之时，除注重治疗骨痿之补阳之外，更重视滋阴。在补肝肾之阴时，方用六味地黄丸加味，药用熟地黄、天冬、石斛、枸杞子、龟甲等；补益脾胃之阴，药用山药、麦冬、沙参、玉竹、黄精、芦根等，并用蜜桑白皮、沙参、麦冬、百合等养肺阴。

4. 骨痹（骨关节炎）合并骨痿　骨痿的病因病机，其本虚在肝肾亏虚、筋脉失养，标实在风、寒、湿外邪，肾虚血瘀贯穿整个病理过程的始终。且骨痹和骨痿均好发于中老年人，中老年人肾虚益甚，骨痹、骨痿并见之时，补肾就显得更加重要。在用药方面，常用骨碎补、补骨脂、川续断、桑寄生等，且治疗剂量宜加大。

## （三）辨治骨痿健脾和胃法的用药特点

1. 注重温脾阳、滋脾阴，阴阳双补　骨痿发病以肾虚为本，但脾虚不能化生水谷精微，或脾失健运，不能濡养骨骼、筋脉，亦是骨痿发病的重要病因病机之一。在运用健脾和胃法之时应该注重温脾阳、滋脾阴相结合，"温脾阳"即补益脾阳，针对脾阳虚之证而言；"滋脾阴"即滋养脾阴，针对脾阴虚之证而言。脾阴具有滋生血脉的功能，脾阳固然重要，但是只有脾阴充足，才能助脾共同完成运化水谷和精微的生理功能。在用药方面，阎小萍教授常用生薏苡仁配炒薏苡仁合用，生薏苡仁其性甘淡，微凉，可滋脾阴，清虚热；而炒薏苡仁，其性则偏温，可健脾温阳。生、炒薏苡仁合用可以达到"温脾阳、滋脾阴"的目的，阴阳双补。在临证之时，根据患者阴阳虚实的程度，适当进行药量的调整，以达到"以平为期"。

2. 健脾和胃，治以动静结合　健脾和胃法在骨痿的治疗中具有重要的意义。其中"静"的含义为"补"，即补脾，常用药物如山药，甘，平，归脾、肺、肾经，既补脾气，又补脾阴，同时入肾经而益肾阴，温补而不骤，微香而不燥；"动"的含义为"行"，即补中寓通，补而不滞，常用药物如砂仁，其味辛，性温，主要有行气调中、醒脾开胃、助消化的作用，并能引气归肾，兼有温肾、化湿的作用。阎小萍教授一方面运用静动相结合的药物，"静"药常用山药，"动"药常用砂仁，来健运脾胃；另一方面即在补脾之时，注重配伍行气的药物，如防风、片姜黄，使补中寓通，补而不滞，达到健脾和胃之功。

3. 健脾之时注重消补兼施　在骨痿的发病过程中，"虚""瘀"是十分重要的致病因素。因此在治疗之时，注重补虚的同时，亦应关注"瘀"，治以活血通络、消瘀散结。而在临证用药之时，常常选用消补兼施的药物，如川续断，味苦、辛，性微温，一方面可以补肝肾、利关节，另一方面可以治疗腰膝腿足疼痛，兼能活血；又如骨碎补，味苦，性温，一方面能入肾，治疗肾虚久泻，另一方面入肝肾，可活血祛瘀，止血，接骨续筋，治疗外伤骨折。

# 第六章

# 典 型 验 案

## 医案一 强直性脊柱炎

姓名:段某。性别:男。年龄:14岁。

就诊日期:2012年4月8日。

主诉:间断性左膝关节疼痛1年余,双侧腹股沟疼痛4个月余。

现病史:患者于2010年初无明显诱因出现间断性左膝关节疼痛,休息后可缓解,未予重视。于2010年6月突然出现左膝关节肿痛,无发热,就诊于济宁医学院附属医院,诊断为"滑膜炎",给予抽液、封闭及静脉滴注青霉素后,症状消失。2010年9月无明显诱因出现双侧腹股沟间断性疼痛,左侧明显,在山东省枣庄矿业集团中心医院查C反应蛋白(CRP)1.96mg/dl,红细胞沉降率(ESR)36mm/h,HLA-B27阳性。左髋关节核磁示左侧骶骨、髂骨异常信号,考虑"幼年型强直性脊柱炎"。给予柳氮磺吡啶、白芍总苷、甲氨蝶呤等治疗,未坚持服用。2011年2月初就诊于解放军总医院,行骶髂关节核磁,报告未见,阅片示左侧骶髂关节炎Ⅱ-Ⅲ级,明确诊断为"幼年型强直性脊柱炎",为求进一步诊治来我科就诊。现症见:久行、久立后左侧腹股沟疼痛,左膝关节时有疼痛,无腰背痛、足跟痛,无口干,无明显畏寒,纳可,眠尚可,二便调。舌淡红,苔黄白相间,脉沉细尺弱。查体:枕墙距,0cm;颌柄距,0cm;左4字试验(±);Schober试验,8cm。

中医诊断：大偻，肾虚督寒证。

西医诊断：幼年型强直性脊柱炎。

治法：补肾强督，活血通络。

处方：

| | | | |
|---|---|---|---|
| 桑寄生 12g | 独活 8g | 川续断 12g | 狗脊 15g |
| 炒杜仲 12g | 桂枝 6g | 赤芍 6g | 白芍 6g |
| 焦白术 10g | 生山药 10g | 徐长卿 8g | 炙延胡索 8g |
| 青风藤 8g | 郁金 8g | 补骨脂 10g | 茯苓 15g |

14 剂，水煎服，日一剂，早晚分服。

二诊：2012 年 6 月 20 日。

患者未至，家属代述：活动剧烈时双腿疼痛，无腰痛，其余关节无明显不适，无怕冷，无口干，纳眠可，二便调。方药调整如下。

处方：

| | | | |
|---|---|---|---|
| 川续断 15g | 狗脊 20g | 郁金 10g | 青风藤 12g |
| 徐长卿 10g | 炙延胡索 10g | 补骨脂 12g | 桑寄生 18g |
| 独活 8g | 赤芍 10g | 豨莶草 10g | 知母 10g |
| 桑枝 15g | 络石藤 15g | 生杜仲 15g | 羌活 10g |
| 焦白术 10g | 生山药 15g | 骨碎补 12g | |

30 剂，水煎服，日一剂，早晚分服。

三诊：2012 年 8 月 16 日。

患者诉剧烈活动时稍感右膝关节疼痛，无腰痛，无晨僵，无怕冷，无口干、口苦，无腰酸，纳眠可，二便调。舌淡红略暗，苔薄白，脉沉略弦细。辅助检查：外院，CRP 10.8mg/L，ESR 7mm/h，血常规未见明显异常。

处方：上方川续断加至 18g，延胡索加至 12g，桑枝减至 12g，加山萸肉 12g，去郁金。

四诊：2012 年 10 月 18 日。

家属代诉：左侧下肢无力，大腿上部明显，右膝关节疼痛消失，无腰痛，无晨僵，无怕冷，无口干、口苦，纳眠可，二便调。

处方：上方延胡索加至 15g，独活加至 10g，知母加至 12g，杜仲加至 20g，桑枝加至 15g，焦白术加至 12g，山药加至 18g，山茱萸加至 15g。

五诊：2012 年 12 月 27 日。

患者诉双下肢无力感消失，其间左膝关节疼痛 1 次，持续 2 日后消失，无腰痛，无晨僵，无畏寒，无口干、口苦，纳可，眠可，二便正常。舌淡红略暗，苔白，脉沉略弦。辅助检查：血常规无异常，ESR 5mm/h，CRP 6.4mg/L。

处方：上方川续断加至 20g，延胡索减至 12g，络石藤减至 12g，加熟地 10g、砂仁 8g。

六诊：2013 年 2 月 28 日。

诉左膝关节活动后疼痛，其余部位无明显疼痛，无晨僵，食欲可，睡眠可，二便调。舌淡红略暗，苔白，脉沉略弦细。辅助检查：血常规、肝肾功正常，ESR 20mm/h，CRP 2.36mg/L。

处方：上方狗脊加至 25g，徐长卿加至 12g，补骨脂加至 15g，桑寄生加至 20g，络石藤加至 15g，去熟地、砂仁，加生地 10g、茯苓 15g。

七诊：2013 年 4 月 18 日。

家属代诉：患者右髋关节活动时疼痛，行动不利，无法爬楼梯，左膝关节活动后疼痛，其余部位无明显疼痛，无晨僵，食欲可，睡眠可，二便调。X 线显示：双侧骶髂关节显示关节面毛糙模糊，部分腰椎椎体前缘显示略平，强直性脊柱炎改变可能，双膝关节未见明显异常。

处方：上方川续断加至 25g，豨莶草加至 12g，桑寄生加至 25g，赤芍加至 12g，青风藤加至 15g，炙延胡索加至 15g，羌活加至 12g，生杜仲加至 25g。

八诊：2013 年 6 月 27 日。

服药后症状好转，只有长时间及剧烈活动后疼痛，现可爬楼梯，左膝关节无明显疼痛，无晨僵，食欲可，睡眠可，二便调。舌淡红，苔薄白，脉沉略弦细。

处方：予中成药口服。①补肾舒脊颗粒 6g，日三次；②白芍总苷胶囊 0.6g，日三次；③瘀血痹胶囊 3 片，日三次。

【按】患者少年男性，左膝关节疼痛 1 年余，伴见双侧腹股沟疼痛，HLA-B27 阳性，左髋关节核磁示左侧骶骨、髂骨异常信号。患者幼年性强直性脊柱炎诊断明确，中医当属"大偻"范畴，结合现症及舌脉，患者证属肾虚督寒范畴。治疗上给予患者桑寄生、川续断、狗脊、补骨脂、炒杜仲等补肾壮骨、温阳强督为君；桂枝、赤芍调和营卫，焦白术、山药、茯苓、徐长卿健脾和胃，共为臣药；延胡索、郁金活血、通络、止痛，为佐使药。在治疗过程中，我们可以看到以下几点：①患者年幼，应处于阳气渐盛的状态，但患者有肾虚督寒的表现，阎小萍教授在治疗之时仍以补肾、壮骨、强督为主；且阎小萍教授认为大偻之疾其根本的病因病机为肾督阳虚，随着病程的延长，患者可能会出现骨量减少、骨质疏松等中医辨为"骨痿"之证，故在治疗的过程中十分注重补肾。一方面治"已病"，一方面也是"治未病"的体现。②因患者年龄较小，脾胃不充，先天肾虚必将累及后天之脾，加之患者曾服用免疫抑制剂及非甾体类药物，故在治疗之初给予健脾和胃。③此外，调和营卫、活血通络亦为大偻治疗中必不可少的部分。因患者双侧腹股沟疼痛，此处为肝胆经循行之处，故在治疗上加用郁金以活血通络，这是阎小萍教授循经辨证的具体体现。④二诊中我们可以看到阎小萍教授将药物剂量进行了调整，用药量较一诊有所增加，一方面因为患者年幼，脾胃欠充，在治疗过程中不忘助其脾胃，以利脾健胃和；另一方面，患者稚阳之体，久服热药，易从热化，故于方中加入清热之品。⑤三诊、四诊患者病情稳定，处方上进行了适当调整。至五诊之时，加入熟地、砂仁，二者相伍为用，补而不滞，滋而不腻。六诊之时，患者症状稳定，治疗改用中成药。在应用中成药时，阎小萍教授注重中成药之间的君臣佐使，补肾舒脊颗粒为君，白芍总苷胶囊为臣，瘀血痹胶囊为佐使，共奏补肾强督、养肝荣筋、活血通络之功。

在治疗中处处体现健脾和胃法。患者年幼,脾胃不充,故在治疗之初即给予健脾和胃之品,山药、白术为阎小萍教授常用健脾和胃对药。白术苦、甘、温,归脾、胃经,《医学启源》曰"除湿益燥,和中益气,温中,去脾胃中湿,除胃热,强脾胃,进饮食,和胃,生津液,主肌热,四肢困倦,目不欲开,怠惰嗜卧,不思饮食,止渴,安胎";山药,甘,平,归脾、肺、肾经,《神农本草经》言"主伤中,补虚羸,除寒热邪气,补中益气力,长肌肉,久服耳目聪明"。二者合用,益脾阳,滋脾阴,共同健运中土,起到很好的健脾和胃之效。此外就是熟地与砂仁的配伍运用,熟地黄养阴,味厚而滋腻;砂仁可化湿开胃,又有行气温中的作用。砂仁配熟地黄,一方面可以使气下行,以引熟地黄入肾;另一方面又可以避免熟地黄过于滋腻,有碍脾之嫌。此外在阎小萍教授运用茯苓治疗患者膝关节肿胀疼痛,一方面可健脾,另一方面可利湿、渗湿,有利于体内湿热之邪的驱除。纵观整个治疗过程,阎小萍教授在补肾为本的治疗之上,发挥了健脾和胃法的重要作用。

### 医案二 类风湿关节炎

姓名:祁某某。性别:女。年龄:60岁。

就诊时间:2019年6月7日。

主诉:体检发现类风湿因子升高9年,双手近端指间关节肿痛5年。

现病史:患者9年前体检时发现类风湿因子(RF)40IU/L,无关节肿胀疼痛,未予重视。2014年患者劳累后出现双手近端指间关节肿痛,就诊于中日友好医院。查RF 200IU/L,抗CCP抗体400U/ml,诊断为"类风湿关节炎"。给予硫酸羟氯喹0.2g,2次/d;白芍总苷胶囊0.6g,3次/d。症状稍有好转。服药2年后患者自行停药。3个月前患者劳累后出现双手掌指关节、近端指间关节以及双腕肿痛,伴晨僵,约30分钟。患者就诊于北京协和医院,查抗CCP抗体610U/ml,RF 327IU/L。给予甲氨蝶呤片 10mg,1 次 / 周 + 次日叶酸片 10mg,1 次 / 周 + 来氟米特片 10mg,1 次 /d,口服控制病情。患者自 2019 年 5 月 16 日服药至今,症状稍有缓解,但仍关节肿痛。现患者为求进一步治疗就诊于我科门诊。现症见:双手掌指关节、近端指间关节、双腕关节肿痛,双肘、双膝、右足疼痛,活动稍有受限,汗出较多,潮热盗汗,偶有胃部不适,纳眠可,二便可。舌淡红略暗,白苔,脉沉细略弦。

中医诊断:尪痹,肾虚寒盛证。

西医诊断:类风湿关节炎。

治法:补肾壮骨,养肝荣筋,健脾和胃。

处方:

| | | | |
|---|---|---|---|
| 骨碎补 20g | 补骨脂 15g | 桑寄生 25g | 炒杜仲 25g |
| 桂枝 10g | 赤芍 10g | 防风 15g | 片姜黄 15g |
| 桑枝 25g | 炙延胡索 25g | 青风藤 25g | 秦艽 25g |
| 伸筋草 25g | 羌活 12g | 独活 12g | 淫羊藿 10g |
| 徐长卿 15g | 葛根 25g | 豨莶草 15g | 络石藤 25g |

14 剂,水煎服,日一剂,早晚分服。

二诊:2019 年 7 月 4 日。

患者主诉症状明显缓解,疼痛肿胀感明显减轻,偶有双足趾疼痛,伴晨僵 5~10 分钟,诉胃部不适,余周身关节无明显不适,眠尚可,小便可,大便不成形,2~3 次 /d。舌淡红略暗,白苔少津,脉沉细略弦。

中药处方:患者胃部不适,大便不成形,处方中加用茯苓 30g 以健脾渗湿;患者足趾疼痛,加海桐皮 15g 以加强祛风湿、通经络、止痛,并加牛膝 15g 增强补肝肾之功、引药下行;减络石藤、徐长卿;加减补骨脂 18g、桑寄生 30g、桑枝 30g、秦艽 30g、羌活 15g、独活 15g、葛根 30g,以增强补肾壮骨、养肝荣筋之功;同时适当加强清热之品,以防补肾之温热药物有化热之嫌。

三诊:2019 年 8 月 2 日。

患者诉服药后胃部不适较前稍有缓解,腹泻明显,6~7 次 /d,食欲减退,关节疼痛明显好转,偶有僵硬不舒,无明显活动受限,余周身关节无明显不适,潮热盗汗,纳眠尚可,小便可。

中药处方:患者仍有胃部不适,处方中加入乌药 12g 以行气止痛;加高良姜 6g、香附 10g,寓"良附丸"之义,以增强温胃理气之功;加入炒薏苡仁 30g,以加强健脾渗湿止泻之效;同时减伸筋草、豨莶草、葛根、牛膝;加减炒杜仲 30g、炙延胡索 30g、秦艽 25g、桑枝 25g、羌活 12g、独活 12g。

四诊:2019 年 8 月 23 日。

患者症状稳定,服药后仍有胃部不适,较前稍有缓解,嘈杂似饥,偶有双手肿胀感,余周身关节无明显不适,怕热,汗出较多,纳眠尚可,小便可,大便不成形,2~3 次/d,舌淡红略暗,白苔,脉沉细略滑。

中药加减:患者仍有胃部不适,嘈杂似饥,加乌贼骨 15g 以收敛制酸,乌贼骨又叫海螵蛸具有抑制胃酸、收敛止血、固涩肾精、止带的作用,可以治疗幽门螺杆菌感染,胃及十二指肠球部溃疡;减海桐皮;加减乌药 15g、防风 12g、香附 10g、片姜黄 12g、高良姜 10g 以温胃止痛,行气散瘀。

五诊:2019 年 9 月 6 日。

患者诉症状较前明显缓解,偶有口腔溃疡,疼痛明显,偶有双手近端指间关节肿胀感,余周身关节无明显不适,无口干、眼干,纳眠可,小便可,大便不成形,2~3 次/d。舌淡红略暗,白苔,脉沉细略弦滑。

中药处方:加伸筋草 25g、川黄连 6g、吴茱萸 1g,其中黄连与吴茱萸相伍为左金丸,患者口腔溃疡为体内有热之象,故加入左金丸一方面可泻其火,另一方面可行湿开痞;减茯苓、乌贼骨;加减补骨脂 20g、防风 15g、片姜黄 15g、羌活 15g、高良姜 8g、香附 12g。

六诊:2019 年 9 月 20 日。

患者胃部症状明显好转,症状稳定,偶有双手近端指间关节肿胀感,中药处方减黄连、吴茱萸,并适当加减,现患者仍规律复诊,症状稳定。

【**按**】类风湿关节炎中医当属"尪痹"范畴,阎小萍教授认为肾虚是尪痹发病的根本病因病机,且患者为中老年女性,类风湿关节炎确诊多年,故在整个治疗过程中以补肾壮骨为本。本病患者除肾虚之外,胃肠不适也是其突出的症状,一方面由于先天之本肾虚可累及后天,另一方面因患者服用非甾体抗炎药物造成胃部损伤。除此之外,患者长期患病,情志不舒,日久肝郁犯脾,也会造成脾失健运、脾胃失和之证。故在治疗上除补肾之外,亦注重健脾和胃,加入健脾且祛邪利节的徐长卿。二诊处方中加用茯苓,以健脾、渗湿、止泻。在三诊处方上加用良附丸,方中高良姜温中暖胃,散寒止痛,为君;香附疏肝开郁,行气止痛,为臣。君臣两药相合,一以散寒凝,一以行气滞,如此则寒散气畅,疼痛自止,共奏温胃理气之功。除此之外,还加用了健脾利湿的炒薏苡仁。《神农本草经疏》云:"性燥,能除湿,味甘能入脾补脾,兼淡能渗湿,故主筋急拘挛不可屈伸及风湿痹。除筋骨邪气不仁,利肠胃,消水肿,令人能食。"四诊患者症状较前好转,但觉嘈杂似饥,时有吞酸,灼热不舒,加用乌贼骨,其主入肝,疏肝理气解郁,防其克伐脾胃。结合现代药理学研究,乌贼骨中所含碳酸钙,可中和胃酸,缓解呕酸及烧心症状,又可促进溃疡面炎症吸收,阻止出血,减轻局部疼痛,可作制酸剂。同时加强了行气之品的运用,如乌药及片姜黄。五诊之时,患者兼见口腔溃疡等热象,治疗上用加用了左金丸,《素问·至真要大论》说:"诸逆冲上,皆属于火。""诸呕吐酸,暴注下迫,皆属于热。"左金丸中黄连为君,既能清泻肝火,又可清泻胃热,一药两清肝胃,达到标本兼治;然气郁化火之证,纯用大苦大寒之黄连既恐郁结不开,又虑折伤中阳,故又少佐辛热之吴茱萸疏肝理气解郁,佐制黄连之寒,和胃下气降逆,引领黄连入肝。二药合用,辛开苦降,一清一温,肝胃同治,泻火而不至凉遏,降逆而不碍火郁,相反相成,使肝火得清,胃气得降,诸症自愈。至六诊之时,患者胃部不适明显缓解,关节症状亦明显减轻,目前仍在规律复诊中,临床疗效颇佳。

### 医案三　干燥综合征

姓名:侯某。性别:女。年龄:57 岁。

初诊时间:2019 年 3 月 8 日。

主诉:口干 10 年。

现病史:10 年前患者无明显诱因出现口干,程度较轻,无明显眼干及其他不适,未予重视。5 年前患者出现胃部不适,舌苔减少,查胃镜提示萎缩性胃炎,Hp(－),仍口干,患者间断服用中药治疗,症状反复。1 年前患者口干加重,查抗核抗体谱示 ANA 1∶1 000,抗 Ro-52 弱阳性,抗 dsDNA 抗体弱阳性,抗 AMA-M2 抗体阳性。诊断为"结缔组织病",给予硫酸羟氯喹 0.2g,2 次 /d。患者未服用,症状逐渐加重。2018 年 9 月患者于解放军第 306 医院查抗核抗体谱示:ANA 着丝点中心型 1∶320,胞浆颗粒型 1∶100,抗 Ro-52(＋)。患者仍未重视,并未予处理。现患者为求进一步治疗就诊于阎小萍教授门诊。现症见:口干明显,眼睛干痒,胃部不适,反酸烧心,周身关节无明显不适,怕冷,腰以下明显,潮热盗汗,眠可,小便可,大便 4 次 /d,成形,舌嫩红,少苔少津,脉沉细尺弱。

中医诊断:燥痹,肝肾阴虚证。

西医诊断:干燥综合征。

治法:补益肝肾,滋阴清热,活血通络。

处方:

| | | | |
|---|---|---|---|
| 生地黄 12g | 山萸肉 20g | 生山药 20g | 茯苓 25g |
| 丹皮 10g | 泽泻 12g | 焦白术 15g | 石斛 12g |
| 玉竹 12g | 麦冬 12g | 芦根 20g | 莲子肉 15g |
| 炒扁豆 15g | 知母 15g | 炒黄柏 10g | 车前子 15g |
| 青风藤 25g | 桑寄生 25g | 炒杜仲 25g | 补骨脂 15g |

14 剂,水煎服,日一剂,早晚分服。

二诊:2019 年 4 月 5 日。

患者诉胃部不适较前有所改善,食欲好转,口干、眼干均有所改善,但症状仍在,夜间明显,偶有左侧膝关节疼痛,腰部酸痛,余周身关节无明显不适,反酸烧心,怕冷,眠可,小便可,大便4次/d。舌淡红略暗,裂纹少苔,脉沉细尺弱。辅助检查:2019年3月22日于中日友好医院唇腺活检,示淋巴细胞浆细胞浸润灶(3灶)。

处方:加陈皮15g;减黄柏;加减山萸肉25g、茯苓30g、泽兰30g、泽泻15g、麦冬15g、芦根25g、知母18g、补骨脂18g、桑寄生30g。

三诊:2019年6月7日。

患者诉症状较前缓解,仍有口干,夜间明显,舌涩痛,怕冷,偶有左侧膝关节疼痛,余周身关节无明显不适,纳差,欠馨,眠尚可,小便可,大便不成形,4次/d,舌淡红略暗,薄苔,脉沉细尺弱。

处方:加制附片3g、干姜3g、炒黄柏6g;减炒白扁豆、车前子、莲子肉;加减山药25g、泽泻20g、石斛15g、玉竹12g、知母20g、炒杜仲30g、补骨脂20g。

四诊:2019年7月5日。

患者症状较前缓解,口干,无涩痛,畏寒明显,左膝关节疼痛较前缓解,纳眠可,梦多,大便溏泄,4次/d,小便可。舌淡红略暗,少薄白苔,脉沉细尺弱。

处方:加淡竹叶10g、连翘30g、生甘草10g;减陈皮、制附片、干姜;加减泽泻25g、芦根30g。

五诊:2019年8月2日。

患者诉症状较前有所缓解,口干较前进一步减轻,周身关节无明显不适,偶有泛酸烧心,潮热,纳眠可,二便可。舌淡红略暗,薄白苔,脉沉细尺弱。

处方:加川黄连10g、吴茱萸1.5g;减玉竹、淡竹叶;加减黄柏8g、山萸肉20g、泽泻15g、炒白术18g、芦根25g、知母18g,补骨脂18g。

此后患者症状稳定,规律复诊至今,虽时有口干,但胃部不适诸症好转,患者生活质量明显提高,对于疗效十分满意。

【按】阎小萍教授在辨治燥痹之时以"辨五液,调五脏"为要。唾依肾阴所生化,肾阴精不足,必致生化唾液减少,而为口干之症;肝肾同源,肾阴精不足必致肝精不足,肝开窍于目,在液为泪,肝肾不足,致泪液不能生化,而见眼干之症;此外,叶桂说"齿为肾之余",肾气不足则不能养齿,故本病常可见牙齿片状脱落,甚至狷獗龋。此患者为中年女性,口干明显,眼睛干痒,故在处方中以六味地黄丸补益肝肾之阴;同时在处方中加用了桑寄生、补骨脂等温阳药物,一方面因为肾阳对津液的生成、疏布都起主宰作用,另一方面补肾阳之品可防滋阴药物滋腻之性,使诸药补而不腻,温而不热,动静结合。在辨治燥痹之时,阎小萍教授以补益肝肾为本,同时亦注重健脾和胃。涎为口津,为脾胃所化生,"龈为胃之络",为胃阴所养;脾肾为先后天之本,肾虚常致脾虚,脾虚加重肾虚,脾肾双补方能获效。治疗上,阎小萍教授常从三方面着手:一者补益脾气、脾阳,如白术、益智仁、补骨脂、炒薏苡仁等;二者补脾胃之阴,如山药、麦冬、沙参、玉竹、黄精、芦根等;三者尚需配伍理气和胃之品,如陈皮、砂仁、木香、千年健、木瓜等。我们可以看到此患者除典型的口干、眼干症状之外,还存在胃部不适,因此更有运用健脾和胃药物的意义。一诊处方中,阎小萍教授运用山药、莲子、白扁豆、茯苓滋补脾胃之阴。其中山药,归脾、肺、肾经,本品甘平,既补脾气,又补脾阴,不热不燥,补而不腻;莲子,甘、涩、平,功用补脾止泻,益肾固精,养心安神。除补脾胃之阴外,阎小萍教授还运用了白术,甘温之品,归脾、胃经,炒用以补气健脾;在补脾胃之阳方面还运用了补骨脂,味辛、苦,功用补肾壮阳,温脾止泻,脾肾双补。而在二诊当中,加用了陈皮。阎小萍教授认为行气药物一方面可以健运脾胃,另一方面也可防止滋腻之品碍胃。三诊患者表现为畏寒怕冷,大便溏泄,此为脾肾阳虚为主的征象,故加用了在临床中相对少用的辛热之品,制附片 3g、干姜 3g。附子乃辛热之品,能上助心阳,中温脾阳,下补肾阳,配伍干姜温热之力更甚。干燥本为阴虚,加用助阳之品恐耗液伤阴,故阎小萍教授在治疗时适当加大了滋阴之品如石斛、玉竹、知母等用量,并且在四诊时就不再运用。患者病情逐渐稳定,口干、眼干症状明显好转,胃部不适也有所缓解,从整个治疗过程中可见阎小萍教授十分注重健脾和胃运用之法。

### 医案四 多发性肌炎

姓名:王某某。性别:男。年龄:48 岁。

就诊日期:2012 年 10 月 15 日。

主诉:反复四肢无力 23 年。

现病史:患者于 23 年前无明显诱因开始出现四肢无力,在当地医院就诊,诊断为"进行性肌营养不良"。予营养神经、体外反搏治疗后症状基本消失。1996 年 1 月因工作疲劳,再次出现四肢无力,以下肢为重,在南京脑科医院就诊,肌活检提示多发性肌炎,肌电图示轻度肌源性损害。给予静脉甲泼尼龙 480mg/ 次,每日 1 次,共 6 天;后改为泼尼松 45mg/ 次,每日 1 次,症状明显减轻。出院后泼尼松逐渐减量,半年后停药。2010 年患者再次出现四肢无力,且症状较前明显加重,在当地医院就诊,查 AST 106U/L,ALT 87U/L,LDH 802U/L,CK 610U/L,诊为多发性肌炎。予泼尼松 30mg/ 次,每日 1 次,配合中药治疗。患者感觉效果不佳,在半年内自行停用激素,仅服用中药治疗。坚持服用中药 1 年,自觉症状逐渐减轻。2010 年 12 月 2 日,查 CK 211U/L,LDH、AST 正常。此后复查肌酶有逐渐上升趋势,四肢无力症状时轻时重。2012 年 9 月 18 日,患者于上海长海医院完善检查示 ALT 129U/L,AST 112U/L,LDH 819U/L,CK 1 402U/L。患者求诊至阎小萍教授处,现症见四肢无力,易疲劳,久走后肌肉酸胀,口渴,不怕冷,纳眠可,二便调。舌淡红暗,白苔略腻,脉沉弦滑。

中医诊断:肌痹,脾肾两虚证。

西医诊断:多发性肌炎。

治法:补肾健脾,活血通络。

处方：

| | | | |
|---|---|---|---|
| 焦白术 12g | 生山药 15g | 太子参 12g | 茯苓 15g |
| 川续断 20g | 桑寄生 25g | 陈皮 12g | 黄芪 15g |
| 青风藤 20g | 鸡血藤 20g | 葛根 15g | 伸筋草 20g |
| 防风 15g | 桑枝 20g | 徐长卿 20g | 羌活 12g |
| 独活 10g | 生甘草 10g | | |

14 剂，水煎服，日一剂，早晚分服。

二诊：2012 年 11 月 19 日。

四肢肌肉酸胀感减轻，无力感较前减轻，无肌痛及萎缩，无功能受限，无恶心呕吐，无关节肿痛，纳眠可，二便调，双眼无不适。舌淡红略暗，白苔兼黄，脉沉略弦滑，尺弱。2012 年 11 月 5 日于凤阳县人民医院检查，CK 1 077U/L，ALT 120U/L，AST 69U/L，CK-MB 66U/L，LDH 761U/L；2012 年 11 月 15 日检查示 CK 494U/L，ALT 68U/L，AST 37U/L，LDH 403U/L。现口服泼尼松 30mg/ 次，每日一次。背部出现皮疹，色红，硬结 2 周余。今检查回报：ALT 98U/L，AST 78U/L，CK 1 207U/L，LDH 48U/L，CK-MB 101U/L，RF 20.6IU/mL，CRP 0.126mg/dL，ESR 2mm/h，血常规（ − ）。

处方：予泼尼松 30mg/ 次，每日 1 次。

| | | | |
|---|---|---|---|
| 徐长卿 15g | 羌活 12g | 川续断 30g | 桑寄生 30g |
| 陈皮 15g | 生黄芪 20g | 青风藤 30g | 葛根 20g |
| 伸筋草 20g | 防风 15g | 桑枝 25g | 独活 12g |
| 茯苓 25g | 焦白术 15g | 党参 12g | 山药 25g |
| 生甘草 10g | 知母 20g | 盐炒黄柏 10g | 丹参 20g |
| 黄芩 10g | 盐补骨脂 15g | | |

30 剂，水煎服，日一剂，早晚分服。

三诊：2012 年 12 月 17 日。

四肢无力较前好转，疲劳减轻，无怕热，怕冷，多汗，口渴等症状，纳眠可，二便调，舌淡红，略白苔，脉沉略弦滑。2012 年 11 月 29 日，凤阳第一人民医院查 CK 706U/L，AST 45U/L，CK-MB 32U/L，ALT 68U/L，LDH 427U/L；2012 年 12 月 11 日，凤阳第一人民医院查 CK768U/L，AST 32U/L，CK-MB 32U/L，ALT 66U/L，LDH256U/L；2012 年 12 月 17 日中日友好医院查 ESR 2mm/h，CRP 0.148mg/dL。

治疗调整泼尼松 30mg 至 25mg；中药加强活血通络之功，故在中药处方加玄参 12g 以加强健脾益气之功，处方加生甘草 10g，生黄芪 20g 加至 25g，茯苓 25g 加至 30g，同时加淫羊藿 10g 以补肾温阳、祛风除湿，加旱莲草 12g 以滋补肝肾之阴，葛根 20g 加至 25g，伸筋草 20g 加至 25g，减桑枝、补骨脂，减炙甘草，盐炒黄柏 10g 加至 12g。

四诊：2013 年 1 月 17 日。

四肢肌肉酸胀、乏力改善，全身无皮疹，无关节疼痛，无咳嗽，无口干眼干，无怕冷怕风，纳眠可，二便正常，舌淡红，略白苔，脉沉细。2013 年 1 月 16 日检查示 ESR 2mm/h，CRP<0.1mg/dL，RF<20IU/mL，血常规：WBC $4.99 \times 10^9$/L，HGB 166g/L，PLT $156 \times 10^9$/L。生化：ALT 32U/L，AST 20U/L，GGT 59U/L，CK 505U/L。

治疗减量激素至 20mg/ 次，每日 1 次；中药加减，葛根 25g 加量至 30g，黄芪 25g 加量至 30g，伸筋草 25g 加量至 30g，玄参 12g 加量至 15g，去黄芩、黄柏、淫羊藿、旱莲草，加蜜桑皮 12g，补骨脂 15g，山萸肉 20g，患者症状改善后适当减少清热之品，以防寒凉伤及脾胃，加入甘寒之蜜桑皮，同时加滋补肝肾阴之山萸肉，以及脾肾双补之补骨脂。

五诊：2013 年 2 月 21 日。

全身状况良好，诸证皆不明显，无明显乏力、疲劳感，纳眠可，二便调。舌淡红，苔略白，脉沉略弦滑。2013 年 2 月 20 日查 ESR 2mm/h，AFU 55U/L，CK 236U/L。余未见明显异常。

治疗上减量激素至 15mg/ 次，每日 1 次；患者症状明显改善，处方适当微调，玄参 15g 加量至 20g，补骨脂 15g 加量至 20g，山茱萸 20g 加量至 25g，去蜜桑皮。

六诊：2013 年 3 月 21 日。

患者诉目前无明显肌肉酸胀、乏力、疼痛，无明显关节疼痛，无眼干口干,无畏寒发热,无怕风,纳眠可,大便稀,2~3 次 /d,小便调。舌略暗淡红,白苔,脉沉弦细。复查红细胞沉降率、C 反应蛋白、血常规、肝肾功未见明显异常。

调整激素用法:泼尼松逐渐减量。中药加减:补骨脂 20g 加量至 25g,山药 25g 加量至 30g,淫羊藿 10g 加量至 12g,山茱萸 25g 减量至 20g。

此后患者规律复诊,中药处方以补肾健脾、活血通络为主,同时在中药的配合下,患者激素用量逐渐减少,近年仅需 7.5mg 小剂量维持治疗,症状稳定至今。

【按】本例患者为中年男性,肌痹病史多年,病情反复,并逐渐加重,辨证为脾肾两虚。患者先天不足,后天失养,脾肾两虚,故可见四肢肌肉乏力为甚,首诊治疗上阎小萍教授以补肾健脾为主,其中焦白术、生山药,一可益脾阳,一可滋脾阴,两者合用,共同健运中州;川续断、桑寄生温补肾阳,四药共用补肾健脾,为君。茯苓健脾渗湿,醒脾可解湿困;陈皮健脾,又可行气;配伍黄芪、防风、太子参,使补而不滞,共为臣药。鸡血藤、青风藤、桑枝取"藤类通达四肢"之意,以活血通络;患者本为寒证,但见口渴,有化热之嫌,故用桑枝清热通经,用羌活、独活、葛根祛风湿、强筋骨,又可引药入经,是阎小萍教授循经辨治的体现。二诊时,患者热象已现,加强清热之品,如黄芩、黄柏等,同时加用丹参以增强活血通络之功。此后患者症状逐渐好转,阎小萍教授以补肾健脾为本,根据患者症状酌情加减化裁,患者指标逐渐正常,同时在中药的配合下激素的量也逐渐减少,取得了较好的临床效果。

在这个病例中我们可以看到阎小萍教授治疗肌痹的学术思想以及治疗理念。第一,在治疗肌痹时以补肾健脾为本,认为脾肾两虚是本病发生的根本病因,治疗上善用脾肾双补之品,如补骨脂、山药等;第二,在治疗肌痹时注重活血通络,认为"瘀"是肌痹的重要致病因素,因此将活血通络贯穿疾病之始终,常用丹参、泽兰以及藤类;第三,注重从化理论,善于观察疾病的变化,预测疾病的发展趋势并提前给予干预,这是"治未病"的充分体现和运用。另外一个重要的方面就是阎小萍教授辨治风湿病注重中西医结合,明确西药的作用机制、疗效以及副作用,在"知彼"的基础上,发挥好中医的作用,以达到更安全、更有效的临床效果,值得我们学习和借鉴。

### 医案五 系统性硬化症

姓名:郭某某。性别:女。年龄:53 岁。

就诊时间:2018 年 7 月 12 日。

主诉:双手、双侧小腿皮肤紧硬 2 年。

现病史:患者 2 年前无明显诱因出现双手、双下肢小腿皮肤紧硬,伴肿胀,兼见恶心、呕吐,休息后可缓解,未予重视。后因发作频率增加,行 MRI 检查发现颈动脉狭窄,未系统诊治。2017 年 9 月患者就诊于顺义区医院,完善检查(具体不详),诊断为系统性硬化症、类风湿关节炎。后患者先后就诊北京协和医院、北京大学第三医院、北京人民医院均认同诊断,给予甲氨蝶呤片 10mg/ 次,每周 1 次 + 次日叶酸 10mg;硫酸羟氯喹片 200mg,每日 2 次,并给予中药口服,效果欠佳。现患者为求进一步治疗就诊于我院我科。刻下症见:双手、双侧小腿皮肤僵硬,皮色苍白,双手近端、远端指间关节僵硬,伴恶风寒、多汗,偶有口干、眼干,纳眠可,二便调。舌暗淡,白苔,脉沉略细弦。

中医诊断:痹证,肾气亏虚、寒邪凝滞证。

西医诊断:系统性硬化症。

治法:补肾健脾,温阳散寒,活血通络。

处方:

| | | | |
|---|---|---|---|
| 霜桑叶 25g | 白芷 20g | 骨碎补 20g | 补骨脂 15g |
| 土贝母 20g | 连翘 25g | 玄参 10g | 青风藤 25g |
| 羌活 12g | 独活 12g | 防风 15g | 片姜黄 15g |
| 伸筋草 20g | 制附片 5g | 干姜 5g | 知母 12g |
| 丹参 30g | 徐长卿 15g | | |

14 剂,水煎服,日一剂,早晚分服。

二诊：2018年8月6日。

患者自述口服中药2周后症状改善不明显，双手近端指间关节仍僵硬，双手远端指间关节皮肤发硬，伴恶风，上半身、背部易汗，口干、口苦，伴见咳嗽，白痰，纳眠尚可，二便可。舌淡红略暗，白苔，脉沉略弦细。

中药处方：加桂枝10g、生牡蛎30g、赤芍12g；加减桑叶30g、补骨脂12g、连翘30g、玄参15g、伸筋草25g、知母15g。

三诊：2018年9月7日。

患者诉服药后症状有所改善，双手皮肤僵硬感稍有缓解，右足外侧皮疹，红痒，伴脱屑，余周身关节无明显不适，易眼干、口干，纳可，眠欠佳，易醒，小便可，大便干，2~3天一行，舌淡红略暗，白剥苔，脉沉细略弦。

中药处方：加炒枳壳15g、炙山甲6g；加减白芷25g、补骨脂10g、土贝母25g、玄参20g、羌活15g、独活15g、伸筋草30g、干姜6g、赤芍15g、桂枝12g、制附片6g。

四诊：2018年11月2日。

患者诉服药后症状改善，双手指间关节质地变软，左侧好转明显，关节活动度较前明显好转，余周身关节无明显不适，怕冷，口干，纳可，眠欠佳，小便可，大便不成形，舌淡红略暗，白苔，脉沉略弦细。

中药处方：加减玄参25g、干姜8g、制附片8g、炙山甲10g、知母18g、桂枝15g、赤芍18g、炒枳壳18g。

五诊后，患者仍继续复诊。至2019年11月1日，患者双手指间关节僵硬感明显缓解，质地明显变软，双手肿胀感减轻，左手皮色较前亦有所改善，疗效显著。

【按】系统性硬化症，根据《素问·痹论》"痹在于骨则重，在于脉则血凝而不流，在于筋则屈不伸，在于肉则不仁，在于皮则寒"的论述，本病总体应归为"痹证"范畴。阎小萍教授认为本病的病因病机为脾肾阳虚，营卫失和，卫外不固，寒邪乘虚侵袭，凝结于腠理经络，导致经络痹阻、气血凝滞不通而发病。患者为中年女性,病程日久,迁延失治,脾肾阳虚,瘀血阻络,故见素体虚寒,手指不温,关节活动不利,偶有口干、眼干。恐其有寒邪日久化热之象,在一诊处方中以温补脾肾之阳为本,运用附子、干姜温阳之力较强之品驱散寒邪,补骨脂温补脾肾,共同起到温补脾肾的作用;并配合丹参、玄参、土贝母、片姜黄等活血通络之品;知母一味,滋阴清热,一方面患者稍有寒邪日久化热之象,另一方面也防温热之品有耗液伤津之嫌。二诊患者症状改善不明显,加用调和营卫之品,同时适当加强了化瘀散结之品的用量。三诊患者症状有所改善,处方中加强了温阳之品附子、干姜、桂枝、赤芍的用量;同时加入了炒枳壳,深寓"推气散"之意,因寒邪日久,血瘀气滞络阻,加入行气之品,一方面通行瘀滞气血,另一方面配合温阳药物,使四末气血通行。四诊患者手指僵硬情况明显改善,双手指间关节质地变软,左侧好转明显,关节活动度较前明显好转,治疗上继续加强温阳通络之品的用量。五诊后患者仍规律复诊,在温补脾肾、调和营卫、活血通络的治疗原则指导下,疗效显著。在此患者的诊疗过程中,健脾和胃法有所体现,阎小萍教授在治疗系统性硬化症时注重补肾,亦注重补脾,临证用药常选用脾肾双补之品如补骨脂;同时因阎小萍教授认为系统性硬化症本病阳虚为本,寒象较甚,故在治疗上加用了附子、干姜温补脾肾之阳,同时助胃气下降,燮理脾胃气机,也体现了阎小萍教授注重行气健脾的运用。由此可见,在本病的诊治过程中健脾和胃法是十分重要的。

### 医案六　重症肌无力

姓名:辛某。性别:女。年龄:64 岁
初诊时间:2014 年 9 月 22 日。
主诉:吞咽困难 2 个月,加重伴双眼睑下垂 2 周。
现病史:患者 2 个月前无明显诱因出现进食后咀嚼时间长,吞咽困难,持续不缓解,无法进食干硬食物,无明显的声音嘶哑、饮水呛咳。近 2 周,患者自觉吞咽困难较前加重,说话带鼻音,饮水呛咳,并出现双侧眼睑下垂,左侧重,偶有复视,自觉晨起症状较轻,下午加重,无明显的四肢无力、抬头、梳头及上楼梯困难表现。于6周前就诊神经内科,查EMG:右侧尺神经、副神经、面神经重复频率电刺激未见明显异常。肺部CT:①右肺下叶微结节,建议随诊;②肝多发小囊性病变。头颅MRI:双侧额、顶叶皮质下多发缺血灶。予溴吡斯的明30mg,每日3次,及消旋山莨菪碱(剂量不详)口服,未见明显缓解。患者于5周前于神经内科住院治疗,肌电图可见重复神经电刺激(+),单纤维肌电图(+),新斯的明试验(+),单纤维肌电图(+),诊断为"重症肌无力、抑郁状态、脑梗死"。予血浆置换4次,醋酸泼尼松60mg、溴吡斯的明60mg日4次,消旋山莨菪碱5mg日4次,同时予补钾、护胃等对症治疗,米氮平抗抑郁治疗,症状稍有好转,但仍眼睑无力,吞咽困难,现患者为求中医治疗就诊于我科。现症见:左眼睑轻微下垂,声音嘶哑,食干食时吞咽困难,四肢乏力,无咳嗽、咳痰,纳眠可,排便无力,大便不干,小便正常。舌淡红,略胖有齿痕,苔薄白,脉沉弦细右略滑。

中医诊断:痿证,肺脾亏虚证。

西医诊断:重症肌无力。

治法:补中益气,健脾益肺。

处方:

| | | | |
|---|---|---|---|
| 焦白术 15g | 生山药 20g | 陈皮 15g | 茯苓 20g |
| 防风 15g | 片姜黄 12g | 枳壳 15g | 焦槟榔 10g |
| 黄芪 15g | 连翘 20g | 玄参 15g | 生地 12g |
| 砂仁 10g | 丹参 20g | 麦冬 15g | 芦根 20g |

14剂,水煎服,日一剂,早晚分服。

二诊:2014年9月27日。

患者自诉吞咽困难、双眼睑下垂症状较前明显好转,处于直立体位较长时间后自觉耳闷,活动后心慌气短,平躺时偶有气短憋闷感,全身肌肉无力,无咳嗽、咳痰,胃纳好,睡眠欠佳,二便调。舌淡红略暗,苔黄薄,脉沉弦滑。

上方改茯苓 25g、生地 15g,加厚朴 10g、苏梗 12g、生磁石 25g、蝉衣 6g。

三诊:2014 年 10 月 20 日。

患者诉吞咽困难、双眼睑下垂较前明显改善,全身肌肉乏力好转,颈部仍觉无力,口苦,头汗多,睡眠欠佳,纳可,时有便溏。舌淡红略暗,苔白黄相间,苔中根厚腻,脉沉弦滑。

上方改茯苓 30g、枳壳 12g、玄参 12g、黄芪 18g、生地 12g、生磁石 30g、蝉衣 8g,加佩兰 12g、白蔻仁 10g、伸筋草 20g、葛根 20g,去连翘、芦根、麦冬。

四诊:2014 年 11 月 3 日。

患者服药后症状减轻,尤其耳部不适症状明显好转,纳眠可,二便调。舌淡红,苔白厚腻,脉沉略滑。

上方改山药 25g、玄参 15g、黄芪 20g、伸筋草 25g、葛根 25g,加生甘草 6g,去苏梗。

五诊:2014 年 11 月 17 日。

吞咽困难、眼睑下垂好转,既往西药减量服用,肌肉无力症状好转,自觉左腿麻木,不影响行走,双手持物时手抖,食欲欠佳,时有恶心,睡眠一般,大小便调。舌淡红略暗,苔黄白相间,脉沉略弦细。

上方改山药 20g、黄芪 25g、生地 15g、生甘草 8g,加稻芽 12g,去蝉蜕。

此后患者规律复诊,症状进一步好转。

【按】本例为重症肌无力典型患者,中医辨证当属“痿证”。患者中老年女性,先天不足,后天失养,脾主肌肉功能失司,故见肌肉痿痹失用;眼睑,中医又称为胞睑、眼胞,属中医眼科五轮学说之肉轮范畴,在脏属脾,脾与胃相表里,故眼睑疾病常常责之于脾胃;同时患者肺气亏虚,气运无力,故可见声音嘶哑,因此阎小萍教授在辨证之时以补中益气、健脾益肺为法,一方面健脾可生肌肉,另一方面取培土生金之意。故在处方中以焦白术益脾阳、生山药育脾阴,共奏健运脾胃之功为君;黄芪补肺气,陈皮、茯苓健脾、理气、利湿为臣；防风、片姜黄、炒枳壳、焦槟榔、砂仁行气以推动气机运行，连翘、丹参、生地、玄参活血通络、清热散结，共为佐药；麦冬、芦根滋阴、益液为使药。全方以补中益气为主，并配伍补肺、行气、通络之品。从中我们可以看到阎小萍教授在健脾之时，注重"益脾阳，滋脾阴"药物相结合，白术振脾阳之气，山药性甘、平，其性涩，补脾阴的同时，又能益肾滋阴。而方中之砂仁，辛，温，归脾、胃、肾经，韩愗《韩氏医通》云："肾恶燥，以辛润之，缩砂仁之辛，以润肾燥"，又云："缩砂主醒脾调胃，引诸药归宿丹田"。砂仁之用，充分体现了阎小萍教授补肾阳以温脾阳治法的运用，同时砂仁行气化滞，在补药之中，配伍行气之品，以补而不腻，通而不滞。在整个遣药处方中我们可以看到阎小萍教授根据患者的症状调整温阳、滋阴药物的用量，同时在滋补脾之阴阳时配伍行气药物，阎小萍教授认为行气药物一方面可以健运脾胃，同时也可防止滋腻之品有碍胃之嫌。另一方面，在健脾胃的过程中，不忘燮理气机，既注意到脾胃升降，又注意到肝脾气机，燮理枢机贯穿治疗始终。

### 医案七　SAPHO 综合征

姓名：李某某。性别：女。年龄：50 岁。

初诊时间：2014 年 3 月 26 日。

主诉：肩背腰部疼痛十余年。

现病史：患者自 1998 年无明显诱因出现双肩及背部疼痛，其后双肩逐渐出现骨皮质增厚。1999 年月出现足底脓疮，高出皮肤，色白，直径 2~3mm，有脓头，愈后结痂。2000 年起出现右侧髋部及耻骨联合处疼痛，2001 年逐渐出现肩部僵硬，就诊于赤峰市宝山中医院。查骨盆 X 片，诊断为硬化性骨炎（报告未见），未系统治疗。2004 年逐渐出现腰痛。2007 年就诊于第二炮兵总医院，查 X 片考虑强直性脊柱炎改变，骶髂关节 CT 示双侧骶髂关节骨质形态改变符合强直性脊柱炎表现。未予系统治疗。就诊于北京积水潭医院，查 HLA-B27（－），未系统诊治。

2013年9月出现手掌大鱼际处脓疱,形同足底部脓疱,就诊于北京中医药大学东方医院,查骶髂关节CT平扫提示强直性脊柱炎可能性大。诊断:强脊性脊柱炎? SAPHO综合征? 予"雷公藤、扶他林"、中药汤剂治疗,症状好转。2013年12月就诊于协和医院,查全身骨显像:双肩关节、右侧锁骨、胸骨体两侧边缘、脊柱多个椎体和耻骨联合多发放射性增高区,性质待定。未系统治疗。现为求进一步系统诊治,收入我科。刻下症见:双肩、背部、腰部、耻骨联合处疼痛、僵硬,手大鱼际处、足底部脓疱,高出皮肤,色白,直径2~3mm,有脓头,愈后结痂,无四肢小关节疼痛及僵硬,无肘、膝关节僵硬疼痛,纳眠可,二便调。

中医诊断:痹证,脾肾两虚、湿热内蕴证。

西医诊断:SAPHO综合征。

治法:补肾健脾,清热祛湿,活血通络。

处方:

| | | | |
|---|---|---|---|
| 赤芍15g | 生地12g | 青风藤20g | 烫狗脊30g |
| 葛根30g | 羌活12g | 白鲜皮15g | 土茯苓30g |
| 丹参30g | 牡丹皮15g | 白芍15g | 独活12g |
| 地肤子15g | 水牛角粉10g | 红花10g | 炒薏米30g |
| 生薏米30g | 麸炒白术10g | 炒苍术10g | 桃仁10g |

14剂,水煎服,日一剂,早晚分服。

二诊:2014年4月28日。

颈肩背部僵痛好转,翻身时骶髂关节疼痛、酸痛,平卧活动疼痛加重,站立时活动无疼痛感,无其他关节疼痛,晨起僵硬感减轻,右手大鱼际处脓疱基本痊愈,双足底部脓疱尚未消失,脊柱活动度有改善,饮食佳,睡眠尚可,腹部怕凉,大便黏,排便不规律,小便正常。月经规律。舌淡红白,薄苔边著,脉沉略弦细。

上方生地、羌活加至15g,炒薏米加至35g,减炒苍术、桃仁,加桑寄生30g、白芷15g、桑叶20g。

三诊:2014年6月16日。

患者近期觉后背正中酸痛,腰部僵硬感较明显,后背正中怕冷,得热后疼痛、僵硬感缓解,久站后腰部僵硬,坐位、弯腰略受限,右手、双足脓疮好转,天气炎热时瘙痒加重,饮食佳,睡眠可。大便黏不成形,小便正常。舌淡红,薄白苔。

上方加减,白芍减至 10g,赤芍减至 12g,生地加至 18g,青风藤加至 25g,烫狗脊加至 35g,桑叶加至 25g,去白术、白芷,加连翘 20g,地丁 20g,炒枳壳 12g,茯苓 30g。

四诊:2014 年 7 月 21 日。

患者自觉后背正中酸痛缓解,近期觉左侧骶髂关节疼痛有加重,夜间翻身受限,劳累后加重,休息后缓解,右手鱼际及双足底脓疮数量减少,饮食佳,睡眠可,大便稀,日行 1~2 次,小便正常。舌淡红略暗,苔少薄白,脉弦细略滑。

上方加减,赤芍加至 15g,烫狗脊减至 30g,独活加至 15g,水牛角粉减至 8g,炒薏米加至 40g,桑叶加至 30g,连翘加至 25g,去地丁、炒枳壳,加白芷 20g,补骨脂 20g。

五诊:2014 年 9 月 11 日。

患者诉现右手掌部疱疹基本好转,双足底脓疱较前好转,现腰背僵硬不适,伴晨僵,持续 5~6min,活动后缓解,左侧骶髂关节疼痛,劳累后加重,休息时缓解,现畏寒较前好转,无明显乏力、汗出、口干渴,纳眠可,二便可。舌淡红略暗,薄白苔,脉沉细。

上方减白芍,赤芍加至 12g,白鲜皮减至 12g,牡丹皮减至 12g,地肤子减至 12g,连翘加至 30g,白芷加至 25g。

此后患者未来复诊,电话随访,患者病情稳定。

【按】SAPHO 综合征是一种少见的累及皮肤和关节的慢性、无菌性炎症,是以滑膜炎(synovitis)、痤疮(acne)、脓疱病(pustulosis)、骨肥厚(hyperostosis)和骨髓炎(osteomyelitis)命名的一组症候群。阎小萍教授认为其病因病机以肝肾亏虚为本,而风寒湿等邪气入侵,痹阻肌肉、筋骨、关节、经络,致气血运行不畅,表现为肌肉、关节疼痛;寒湿内蕴于里,从阳化热,热毒内生,化腐生脓,则表现为掌趾脓疱疮和重度痤疮。本病以平补肝肾、活络利节、解毒除湿为治疗大法,但在遣方用药中仍处处体现健脾和胃。在整个诊疗过程中,阎小萍教授将生、炒薏苡仁合用,可温脾阳、滋脾阴,共同起到健脾利湿之功。土茯苓,解毒除湿,通利关节,兼可散结消肿。《本草正义》记载:"利湿去热,故能入络搜剔湿热之蕴毒……专治杨梅毒疮深入百络,关节疼痛,甚至腐烂……一切恶症。"《本草纲目》:"健脾胃,强筋骨,祛风湿,利关节……治拘挛骨痛,恶疮痈肿。"在三诊时,阎小萍教授加用茯苓、炒枳壳,茯苓与方中白术相伍为用,健运脾胃以祛湿外出,配伍枳壳行气健脾,补脾而不滞脾。在治疗 SAPHO 综合征时,阎小萍教授强调脏腑辨证,在肾主骨、肝主筋、脾主肌肉、肺主皮毛的理论指导下,进行平补肝肾、健脾利湿、宣降肺气、调畅气机。SAPHO 综合征病机为寒湿内蕴于里,从阳化热,因此在健脾和胃的用药方面阎小萍教授常常选用健脾祛湿的药物,一方面可以防止清热之品伤及脾胃,另一方面又可以祛除湿邪,起到了很好的辅助治疗的作用,值得学习和借鉴。

### 医案八 交感性眼炎

姓名:王某。性别:男。年龄:15 岁。

初诊时间:2017 年 4 月 15 日。

主诉:视物模糊 11 年。

现病史:患者 11 年前左眼外伤后于当地医院行清创缝合术,2006 年诊断为交感性眼炎,9 年前行左眼球摘除术。术后右眼交感性眼炎多次反复发作,于当地医院对症治疗。后患者病情反复加重,6 年前就诊于北京同仁医院,予曲安奈德注射,右眼视力逐渐恢复。2 年前患者出现右眼视力下降,予阿托品 25mg 每日 1 次、醋酸泼尼松 35mg 每日 1 次等治疗,后患者视力逐渐稳定,但右眼视力不佳,遂来就诊。现症见:右眼视力下降,眼部分泌物较多,伴见食欲减退,时有胃部胀满不适,纳欠佳,眠可,二便可,舌红,白薄苔,脉略弦滑。

中医诊断:雀目,肝肺湿热证。

西医诊断:交感性眼炎。

治法：清肝明目，泻肺清热，健脾化食。

处方：

| | | | |
|---|---|---|---|
| 蜜桑皮 8g | 地骨皮 6g | 柴胡 8g | 炒黄芩 8g |
| 连翘 12g | 金银花 12g | 薄荷 8g | 地丁 10g |
| 青葙子 6g | 草决明 8g | 密蒙花 6g | 枸杞 10g |
| 白菊花 8g | 夏枯草 6g | 焦白术 8g | 生山药 12g |
| 陈皮 8g | 焦山楂 6g | 焦麦芽 8g | |

14 剂，水煎服，日一剂，早晚分服。

二诊：2015 年 4 月 29 日。

服用上方 14 剂后，患者视力稍有好转，眼睛伴有分泌物，饮食较前有所好转，时有脘腹胀痛之感。

治疗上减去地丁，加用茺蔚子 6g、知母 8g。

三诊：2015 年 5 月 17 日。

服用上方 20 剂后，患者视力进一步好转，眼部分泌物较前减少明显，已无胀满之感，仍伴有纳谷欠馨之感。

处方上加用玄参 8g、茯苓 12g、野菊花 8g、香稻芽 8g，减焦山楂、青葙子、菊花；改薄荷为 6g、柴胡 6g、知母 6g、茺蔚子 8g，继服。

此后患者每 1~2 个月规律复诊，症状稳定。

【按】此患者为交感性眼炎，在治疗上阎小萍教授用清肝、泻肺、明目之品以治肝疾。以泻白散为主，桑白皮甘寒性降，专入肺经，清泻肺热；地骨皮甘寒，清降肺中伏火；配合柴胡、黄芩以达清肝、泻肺、明目之功。另外针对患者出现的脘腹胀满及受纳欠佳之症，阎小萍教授以焦白术温补脾阳，生山药补益脾阴；并配以健脾化食之焦山楂、焦麦芽，山楂善消肉积，而麦芽可解谷积，配以行气醒脾之陈皮，共奏消食导滞之效。同时，阎小萍教授认为，小儿年幼，脾胃不充，加之在治疗中为增加清热解毒之功采用了大量的寒凉之品，如连翘、金银花、薄荷、地丁、青葙子等，久服则更易损伤脾胃。因此阎小萍教授在治疗上更加注意脾胃功能，在治疗上即便患者脾胃失和的症状有所缓解，仍在遣药处方中加入健脾和胃之品,一方面以保证脾胃功能的正常运行,另一方面也能使患者的治疗得以延续。这是阎小萍教授辨治风湿病"治未病"的具体体现。

### 医案九　白塞综合征

姓名:蔡某某。性别:男。年龄:35 岁。

初诊时间:2014 年 1 月 12 日。

主诉:下肢胀痛、结节红斑,伴反复口腔溃疡 2 年,加重 7 天。

现病史:患者 2 年前无明显诱因出现左下肢肿胀疼痛,活动后加重。于当地县医院检查后诊断为筋膜炎,未予特殊治疗。后患者下肢肿胀疼痛加重,就诊于当地市医院,查下肢血管超声示深静脉血栓。后就诊于解放军总医院血管外科,予华法林 3mg 日一次、泼尼松 25mg 日一次等药物治疗,后症状好转出院。1 年前患者出现双下肢肿胀疼痛,伴有结节红斑,反复发作性口腔溃疡,再次就诊于解放军总医院血管外科,考虑为免疫性疾病,故转诊到风湿免疫科,检查后(具体不详)诊断为白塞综合征合并深静脉血栓。予华法林 3mg 日一次、泼尼松 25mg 日一次、沙利度胺 25mg 日一次、来氟米特 10mg 日一次、骨化三醇 0.25ug 日一次及脉络舒通颗粒 20g 日三次等治疗后,症状有所缓解。后泼尼松逐渐减量,3 个月前减至 5mg 日一次,维持治疗。半年前患者后背出现一包块,大小约 3cm×1cm,解放军总医院检查超声提示血肿,停用华法林后血肿消失。7 天前患者受凉后出现右下肢疼痛,大腿肿胀,胸骨疼痛(停华法林后好转)。为求系统治疗就诊于我科。现症见:右下肢肿痛,大腿肿胀,活动后加重,口腔溃疡,生殖器溃疡,纳眠可,大便溏,日 1 次,小便调。舌淡红略暗,苔白黄相兼,脉沉略弦滑。

中医诊断:狐惑,湿热中阻证。

西医诊断:白塞综合征。

治法:清热利湿,活血通络。

处方：

| | | | |
|---|---|---|---|
| 鳖甲 30g | 生石膏 30g | 甘草 10g | 秦艽 25g |
| 延胡索 20g | 青风藤 25g | 木瓜 15g | 蚕沙 10g |
| 桑寄生 25g | 川续断 25g | 补骨脂 20g | 骨碎补 20g |
| 土贝母 20g | 苦地丁 20g | 竹叶 10g | 连翘 25g |
| 山药 20g | 茯苓 30g | 玄参 10g | 生地 15g |
| 炒黄柏 10g | 知母 15g | 山茱萸 20g | 牡丹皮 12g |
| 泽泻 10g | | | |

14 剂，水煎服，日一剂，早晚分服。

二诊：2014 年 1 月 27 日。

右下肢肿痛较前无明显改善，双下肢红斑已消退，口腔及外阴溃疡均消失，余关节无不适，纳眠可，服药后胸口、腹部稍不适，二便调。舌淡红略暗，白苔，脉沉略弦细。

上方加减，补骨脂加至 25g、连翘加至 30g，牡丹皮减至 10g，去木瓜、黄柏、泽泻，加海桐皮 15g、砂仁 10g。

三诊：2014 年 3 月 16 日。

患者双下肢胀痛及红斑已基本消失，仅间断发作口腔溃疡，每月 1~2 次，2~3 天可缓解，余关节及皮肤未诉不适，纳眠可，大小便可。舌淡红略暗，薄白苔少津，脉沉弦细。

上方玄参加至 12g，延胡索减至 15g、青风藤减至 20g、土贝母减至 15g、连翘减至 25g，去鳖甲、甘草、苦地丁、竹叶、山茱萸、蚕沙，加泽兰 20g。

四诊：2014 年 5 月 15 日。

双下肢肿痛明显好转，服药后未再发作结节红斑，口腔溃疡发作次数明显减少，近 2 个月发作 1 次。畏寒怕冷，无明显乏力，时口干，无眼干，纳眠可，二便调。舌淡红略暗，苔白，脉沉弦细。

上方桑寄生加至 30g、土贝母加至 18g、连翘加至 30g、玄参加至 15g、知母加至 18g、丹皮加至 12g，延胡索减至 12g、补骨脂减至 20g。

五诊：2014 年 7 月 12 日。

患者诉周身关节无明显不适，口腔溃疡发作次数减少，无口干眼干，怕冷，纳眠可，二便调。舌淡红略暗，苔白，脉沉略滑。

上方延胡索加至 15g、土贝母加至 20g、知母加至 20g，桑寄生减至 25g、泽兰减至 15g，去砂仁，加淡竹叶 10g。

此后患者因个人原因未继续复诊，经电话随访，患者症状稳定。

【按】此患者为青年男性，西医诊断为白塞综合征，中医诊断为狐惑病。《金匮要略·百合狐惑阴阳毒病脉证治》云："狐惑之为病，状如伤寒，默默欲眠，目不得闭，卧起不安，蚀于喉为惑，蚀于阴为狐，不欲饮食，恶闻食臭，其面目乍赤、乍黑、乍白。蚀于上部则声喝，甘草泻心汤主之。""蚀于下部则咽干，苦参汤洗之。""蚀于肛者，雄黄熏之。""病者脉数，无热，微烦，默默但欲卧，汗出，初得之三四日，目赤如鸠眼；七八日，目四眦黑。若能食者，脓已成也，赤小豆当归散主之。"依据《金匮要略》及古代诸医家认识，狐惑的病因多为伤寒外感之后，余热未尽，湿热虫毒内蕴所致，主要与中焦脾胃有关，并兼及瘀血。湿热之邪内蕴成毒，或上熏口眼诸窍，则见口舌生疮，溃烂不愈，两目红赤；流注关节经络，则关节肿痛；下注二阴，则见生殖器、尿道口、肛周等处糜烂。

本患者右下肢肿痛，大腿肿胀，口腔溃疡，生殖器溃疡，湿邪侵袭程度较重，在治疗上阎小萍教授运用健脾利湿与清热之品相结合。健脾利湿之品木瓜、蚕沙、茯苓等，清热之品石膏、知母、连翘、生地、黄柏等；为避免清热药物寒凉伤脾胃，加用山药以温中土，同时处方中运用牡丹皮、玄参以活血通络。此外还应该注意的是，本病反复发作，缠绵难愈，日久必然损伤脾肾之阳，使阳气既不能托举生肌，又不能温煦血脉，导致溃疡色淡、久不愈，皮肤结节无色或青紫，因此在治疗上阎小萍教授还加用了桑寄生、川续断、补骨脂、骨碎补等。同时患者湿邪较甚，加用温补脾肾之阳的药物，一方面防止寒凉之品伤阴之弊，一方面顾护脾肾,同时也防病进一步对脾肾造成损伤,是"治未病"的具体体现。二诊患者诸症即有所缓解,但是存在脾胃不和之征象,于是加用砂仁。《神农本草经疏》:"气味辛温而芬芳,香气入脾,辛能润肾,故为开脾胃之要药,和中气之正品,若兼肾虚气不归元,非此为向导不济。"除补脾润肾外,砂仁行气,可推动湿邪外出。三诊患者热象减轻,故适当减少清热药物的运用。四诊、五诊之时患者症状稳定,继续服药,巩固疗效。在整个诊疗过程中,我们可以看到,健脾利湿、温补脾肾、活血通络是贯穿疾病治疗始终的,而白塞综合征虽本为湿热毒邪所致,但不可过用寒凉,谨守病机,详细四诊合参,且本病迁延,在治疗过程中应注意顾护脾肾,防病且治病,这是十分重要的。

### 医案十　复发性风湿病

姓名:杨某某。性别:女。年龄:60 岁。

就诊日期:2013 年 10 月 24 日。

主诉:多关节肿痛 18 年,加重 2 年。

现病史:患者 18 年前因长期接触凉水后出现右侧拇指掌指关节、远端指间关节肿痛,皮肤出现红点,逐渐蔓延成片状;后双手掌指关节、近端指间关节以及双腕、膝、踝关节均先后出现红点,继之关节肿痛,自行外用膏药,肿痛反复发作。2006 年开始就诊于九江市中医院(具体检查不详),考虑类风湿关节炎,先后服用过美洛昔康、雷公藤及中药(具体不详),症状有所缓解。但仍反复发作。主要表现为双手、腕、膝等关节游走性疼痛,每次发作 5~10 天不等,服上述药物后可缓解,近 2 年来发作频繁。患者 1 周前于我科住院查 RF、ANA 谱、ENA 四项均为( - ),眼科诊断眼干燥症。唇腺活检:送检小唾液腺组织,局灶腺泡轻度萎缩,导管轻度扩张,间质内但见淋巴细胞及浆细胞浸润,未见明显淋巴聚集灶。现为求进一步诊治就诊于门诊。现症见:右手二三掌指关节稍有红肿,无疼痛,无关节僵硬,其余关节无明显不适,时有胸闷、头晕,无皮疹,无脱发及光敏,稍口干、眼干、畏寒,活动后汗出,纳差,眠可,大便时干时稀,一日一行,小便可。舌淡红略暗,白苔,脉沉细略弦滑。

中医诊断:周痹,脾肾两虚证。

西医诊断:复发性风湿病。

治法:补肾壮骨,健脾和胃,活血通络。

处方:

| | | | |
|---|---|---|---|
| 骨碎补 20g | 补骨脂 20g | 川续断 25g | 桑寄生 25g |
| 桂枝 10g | 赤芍 15g | 防风 15g | 片姜黄 12g |
| 桑枝 25g | 炙延胡索 20g | 青风藤 20g | 鸡血藤 20g |
| 羌活 15g | 独活 12g | 淫羊藿 10g | 郁金 15g |
| 焦白术 15g | 生山药 20g | 陈皮 12g | 威灵仙 15g |

14 剂,水煎服,日一剂,早晚分服。

二诊:2013 年 12 月 9 日。

患者 11 月 15 日左右发作左手腕部红肿热痛,外用"扶他林",约 3 日后好转,至今未再发作。右肩胛部疼痛,过度运动后加重,口干,眼干,饮食可,二便调,睡眠可。

方药加减,补骨脂 25g,川续断 30g,桑寄生 30g,桑枝 30g,炙延胡索 25g,鸡血藤 25g;减淫羊藿、山药、陈皮、威灵仙;加淫羊藿 12g,伸筋草 25g,知母 15g,葛根 20g。

三诊:2013 年 12 月 27 日。

患者出院后关节肿痛发作 3 次,主要有右手、左手关节,治疗后发作间隔时间及持续时间缩短,病情较前轻,近日未发作时无异常,偶于夜间睡眠出现右手近端指间关节酸胀、眼干,无明显口干,纳眠可,大便稀,小便可。

二诊方加减,盐补骨脂加至 30g,桂枝减至 6g,知母加至 18g,淫羊藿减至 10g,伸筋草加至 30g,加秦艽 20g,加沙苑蒺藜 15g,加忍冬藤 30g,加砂仁 10g,减焦白术、郁金、葛根。

四诊:2014 年 3 月 3 日。

患者诉服药后症状好转,约 10 日前左手出现肿胀疼痛,肤色偏红,三四日后症状消失,大便溏,1~2 次 /d,时有头晕,心慌感,停药后症状消失。

12 月 27 日方加减,桂枝加至 8g,青风藤加至 25g,知母加至 20g,秦艽加至 25g,减砂仁,加徐长卿 15g。

五诊:2014 年 4 月 21 日。

患者诉服药后症状好转,约 18 日前右手指掌关节出现肿胀疼痛,肤色红,5 日后症状消失。今左手指掌关节僵硬,怕冷,遇冷后前胸、肩部以右侧为主疼痛,口干较前好转,仍时有头晕,心慌感。

3 月 3 日方加减,盐补骨脂减至 25g,忍冬藤减至 25g,秦艽加至 30g,减淫羊藿,青风藤加至 30g,加茯苓 30g。

此后患者 2 个月复诊一次,总体症状较前好转,怕冷好转,纳眠可,二便调。

【按】复发性风湿病的特点为急性关节炎和关节周围炎为特征的反复发作,发作间歇期无任何症状。而周痹的发病特点与此酷似。《灵枢·周痹》云:"周痹者,在于血脉之中,随脉以上,随脉以下,不能左右,各当其所。"又云:"风寒湿气,客于外分肉之间,迫切而为沫,沫得寒则聚,聚则排分肉而分裂也,分裂则痛,痛则神归之,神归之则热,热则痛解,痛解则厥,厥则他痹发,发则如是。"经文指出,周痹的特点为风寒湿热诸邪气侵入人体,客于血脉之中,随着血脉或上或下,邪气流窜各处,易出现不通则痛的病症,其症状为发病时疼痛剧烈、红热肿胀、单侧多见、速发速止、反复发作、发则症著、止则如常。故言复发性风湿病当从"周痹"论治。阎小萍教授认为,本病的病因病机以体虚为本,风夹诸邪侵袭为标。结合该患者情况,患者感受风寒之邪,寒邪痹阻关节,经络气血不通,故见关节疼痛;风性多行善变,风邪挟寒湿诸邪侵入分肉之间,真气不得周转,病情发作频繁,时发时止,关节疼痛游走不定。故在治疗上,以骨碎补、补骨脂、川续断、桑寄生补肾壮骨,山药、白术健脾和胃。山药,《神农本草经》言其"主伤中,补虚羸,除寒热邪气,补中益气力,长肌肉,久服耳目聪明";白术,《医学启源》言其"除湿益燥,和中益气,温中,去脾胃中湿,除胃热,强脾胃,进饮食,和胃,生津液,主肌热,四肢困倦,目不欲开,怠惰嗜卧,不思饮食,止渴,安胎"。二者既可滋脾阴,又可益脾阳。陈皮理气行气,与诸药共同起到脾肾双调之功。同时加用桂枝、赤芍、防风、片姜黄调和营卫,羌独活祛风胜湿止痛,藤类药、威灵仙通达四肢、舒肝荣筋,郁金活血通络。上述诸药,共奏补肾健脾、通经活络之功。二诊、三诊之时,患者症状已经有所改善,发作频率减少,治疗上继续加强补益脾肾。其中,沙苑子,《本草通玄》言"走肾、肝二经",可补肝益肾;砂仁,辛,温,归脾、胃、肾经,杨士瀛云其可"和中,行气,止痛,安胎"。四、五诊时,患者仍有右手指掌关节肿胀疼痛发作,治疗上加强运用藤类药,取其通达四肢的作用。嗣后患者规律复诊,总体症状较前好转。此患者为复发性风湿病患者,其致病之本因为脾肾阳虚,故在治疗时健脾和胃是十分重要的一个方面;且本病以风邪为主,风邪合并寒湿之邪致病,因此健脾祛湿也是治疗的重点;再加之患者病程较长,长期服药,脾胃易受损伤,因此健脾和胃贯穿该患者治疗之始终。